THE MEISTER OF OPHTHALMIC PRACTICE

眼科診療マイスター Ⅲ

処置と手術手技

■編集
飯田知弘
東京女子医科大学眼科学教授

中澤 徹
東北大学大学院医学系研究科眼科学教授

堀 裕一
東邦大学医療センター大森病院眼科教授

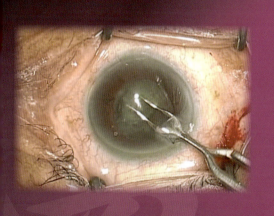

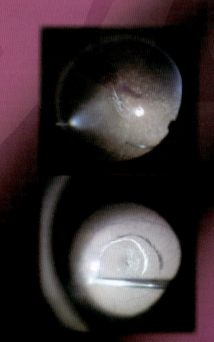

MEDICAL VIEW

本書では，厳密な指示・副作用・投薬スケジュール等について記載されていますが，これらは変更される可能性があります．本書で言及されている薬品については，製品に添付されている製造者による情報を十分にご参照ください．

The Meister of Ophthalmic Practice III
（ISBN 978-4-7583-1628-6 C3347）

Editors : Tomohiro Iida
　　　　　Toru Nakazawa
　　　　　Yuichi Hori

2017. 3. 10 1st ed

©MEDICAL VIEW, 2017
Printed and Bound in Japan

Medical View Co., Ltd.
2-30 Ichigayahonmuracho, Shinjukuku, Tokyo, 162-0845, Japan
E-mail ed@medicalview.co.jp

『眼科診療マイスター シリーズ』刊行にあたり

　一般眼科医が遭遇する疾患は，白内障，緑内障，角結膜疾患，網膜疾患，全身病の合併で発症する眼疾患など多岐にわたります。昨今，眼科検査機器の機能向上が著しく，眼科一般診療レベルが日々進化しております。また新しい治療薬の登場や新たな疾患分類，ゲノム医療の登場により，診療体系も大幅に変化しつつあります。そのために，一般眼科医であっても常に診療をアップデートする必要があり，その範囲も日々拡大しているのが現状です。

　これまでに眼科の一般的な知識を網羅している教科書は多く刊行されております。しかし，日常診療で疑問に思う点，手術手技のコツを掘り下げて学ぶことのできる環境が少なくなってきている今，これらを学べる書籍の需要は高まっていると考えられます。

　ベテラン医師は長年の経験から，教科書には記載のないさまざまな診療の技を身に付けており，自ら実践しています。その技は先生同士で交わす会話や言葉の端々から習得するしか機会がないのが現状です。大学病院や総合病院など，複数人数で診療していた若い頃は，診療に苦慮すると多くの先輩の先生から耳学問で対処法を学ぶことが出来たと思います。しかし，ある程度の年齢になると，こういった耳学問から知識を得る機会は殆どなくなってしまいます。そこで，経験豊富な専門医によるコツ（「匠の技」）を伝授し，若手眼科医だけでなく，診療所の先生方に向けても，診療の要を解説していく書として本シリーズを企画しました。

　本書籍の内容は前眼部から後眼部まで幅広く取り扱い，若手眼科医が日常診療で疑問に思う点，つまづきがちな点などをＱ＆Ａとして取り入れながら解説する形式をとっています。診療の心構えから小さな疑問点，今さら聞けないが知りたい点，患者とのコミュニケーションに際しての疑問点等に至るまで幅広く盛り込み，日常診療の悩みを解決できる書となっております。執筆者には「匠の技」として相応しい，経験豊富な各領域のスペシャリストの先生方に執筆いただいております。出来るだけ気楽に必要な情報を得ていただくために，写真やイラストを多用し，必要十分な文章に抑えた，簡潔でコンパクトな印象の紙面構成としております。全3巻で，Ⅰ.診察と検査，Ⅱ.診断と治療，Ⅲ.処置と手術手技の順に発刊を行ってまいります。是非多くの先生方に「匠の技」に触れていただき，日常診療の糧として頂きたく思います。

飯田知弘
中澤　徹
堀　裕一

目 次

視機能

LASIK ...... 戸田郁子　2
- **Q1** 老視年齢はLASIKの適応にならないのでしょうか？
- **Q2** 術後に眼圧が不正確になるので，緑内障は禁忌でしょうか？
- **Q3** 術後ドライアイが治らなくなることがありますか？
- **Q4** 術後白内障手術が必要になった場合，IOL計算に誤差が起こりやすいでしょうか？

SMILE ...... 神谷和孝　8
- **Q** LASIKと比較してどのような違いがありますか？

フェムトセカンドレーザーを用いたLASIK ...... 山村　陽，稗田　牧　11
- **Q1** LASIKが禁忌とされるものには何がありますか？
- **Q2** LASIKのフラップは術後にずれたりすることはないのでしょうか？

phakic IOL ...... 荒井宏幸　14
- **Q1** ICL™のサイズ決定のための角膜径計測はどのように行えばよいですか？
- **Q2** phakic IOL挿入眼が白内障になった場合，IOL度数計算はどのようにすればよいですか？

眼瞼

眼瞼手術のコツ ...... 渡辺彰英　22
- **Q** 眼瞼手術の際に出血をうまくコントロールできません。どうすればよいでしょうか？

眼瞼下垂手術 ...... 野田実香　26
- **Q1** 術中に患者に確認させる際の注意事項はありますか？
- **Q2** 術後のドレッシングではどんなことに注意をしたらよいでしょうか？

霰粒腫切開 ...... 太田　優　32
- **Q** 霰粒腫と脂腺癌の鑑別について，また脂腺癌の可能性がある場合はどのように対処すればよいでしょうか？

眼瞼腫瘍切除術 ...... 田邉美香，吉川　洋　36
- **Q1** 悪性か良性かわからない場合，どのような切除をしたらよいでしょうか？
- **Q2** 腫瘍専門医に紹介するタイミングはいつがよいでしょうか？
- **Q3** 外来処置室で腫瘍切除を行う際に，便利な道具があれば教えてください。

眼瞼裂傷 ...... 忍足和浩　42
- **Q1** 眼瞼の解剖は？
- **Q2** 破傷風予防はすべきなのでしょうか？

涙道

涙道内視鏡を用いた涙道チューブ挿入　　　井上　康　48
- Q　鼻涙管閉塞であることは確認できたのですが，どこを穿破してよいのかわかりません。

涙小管結石（涙小管炎）　　　後藤　聡　51
- Q　涙道内視鏡がないと涙小管炎の治療はできないのでしょうか？

涙囊鼻腔吻合術　　　宮崎千歌　54
- Q1　鼻涙管閉塞，慢性涙囊炎に対して抗菌薬はどのように使ったらよいでしょうか？
- Q2　鼻の内視鏡を使用するときには，どのようなことに注意したらよいでしょうか？
- Q3　術中術後の出血への対応はどうしたらよいでしょうか？
- Q4　抗凝固・抗血小板療法を受けている患者への手術はどうしたらよいでしょうか？
- Q5　術後の処置はどのようにしたらよいでしょうか？

ジョーンズチューブ設置を用いた結膜涙囊鼻腔吻合術　　　鈴木　亨　58
- Q　白内障手術はできますか？

涙小管断裂手術のコツ　　　上田幸典，嘉鳥信忠　62
- Q　涙小管を見つけるコツは？

角結膜

角膜移植後の抜糸　　　臼井智彦　66
- Q　乱視調整のための抜糸時期はいつごろがよいのでしょうか？

翼状片手術のコツ　　　横倉俊二　70
- Q　翼状片手術での有茎弁は必ず上方から採取しなければいけないのでしょうか？

涙点プラグ挿入のコツ　　　渡辺　仁　74
- Q　プラグの挿入はスリット下でも可能かと思いますが，それではいけないのでしょうか？

結膜弛緩症手術のコツ　　　田　聖花　78
- Q1　結膜弛緩症があれば積極的に手術をしたほうがよいのでしょうか。勧め方がわかりません。
- Q2　焼灼法，伸展縫着法，切除縫合法のどれを選べばよいか，悩みます。

角膜鉄片異物除去　　　相馬剛至　82
- Q1　鉄錆がとりきれません。どうしたらよいでしょうか？
- Q2　術後，抗菌薬に加えてステロイド点眼を使用したほうがよいでしょうか？

瞼板縫合　　　清水映輔，山口剛史　86
- Q　初心者がうまく行うコツを教えてください。

羊膜移植　　　佐竹良之　88
- Q　羊膜の表裏の判定方法を教えてください。

結膜乳頭切除術 ……………………………………………………………… 藤島　浩　92
- Q1 乳頭切除患者は10歳代の男性が多いので，手術を怖がる小児もいますが，対策はありますか？
- Q2 小児などで術途中に患者が耐えられなくなった場合にはどうしますか？
- Q3 洗眼はどうしますか？
- Q4 術後も角膜潰瘍などで痛みが強そうな場合には何か補助療法はありますか？
- Q5 アトピー眼瞼炎が強い症例にはどう対処しますか？

水晶体・白内障

超音波白内障手術装置のセッティング ……………………………… 石井　清　98
- Q1 サージとはなんですか？また灌流液を少なくした場合のメリットは？
- Q2 なぜPEAとI/Aでは吸引設定が違うのでしょうか？
- Q3 粘弾性物質と吸引流量を変えることにより何のメリットが得られるでしょうか？
- Q4 横振動と縦振動はどうして核の破砕力が同じパワーでも違うのですか？

角膜混濁眼の白内障手術 ……………………………………………… 柴　琢也　106
- Q 適したライトガイドの光源は何ですか？

Zinn小帯脆弱例に対する白内障手術 ………………………………… 松島博之　110
- Q どのような症例でZinn小帯脆弱が予測できますか？

無水晶体眼に対する眼内レンズ縫着術と強膜内固定術 ……………… 太田俊彦　114
- Q IOL縫着術と強膜内固定術に適したIOLはなんですか？

脱臼したIOLの眼内固定術 …………………………………………… 塙本　宰　118
- Q1 脱臼したIOLをそのまま使用してよいものか，摘出交換したほうがよいのか，その判断基準を教えてください。
- Q2 脱臼したIOLを前房に出してくる際にどの程度なら前眼部アプローチで行えますか？

トーリックIOL白内障手術 ……………………………… 西　恭代，根岸一乃　122
- Q 術後IOL回転を生じる原因にはどのようなものがありますか？

フェムトセカンドレーザーを用いた白内障手術 ……………………… 稗田　牧　126
- Q1 フェムトセカンドレーザー白内障手術の第1例目にはどのような症例を選択すべきですか？
- Q2 フェムトセカンドレーザー白内障手術を行うべき難症例はどのような症例でしょうか？

小児白内障の処置と手術 ……………………………………………… 德田芳浩　130
- Q1 小児の連続前嚢切開は難しいと感じますが，何かよい方法はありますか？
- Q2 小児期にIOLを挿入すると成長に従って近視化しないでしょうか？

緑内障

濾過手術（線維柱帯切除術） ……………………………………………………… 丸山勝彦 134
- **Q1** 平坦な濾過胞でも眼圧下降に有効でしょうか？
- **Q2** レーザー強膜弁縫合切糸術とニードリングのタイミングを教えてください。

流出路再建術 ………………………………………………………………… 安達さやか，芝 大介 140
- **Q1** 術後の一過性眼圧上昇の対処方法を教えてください。
- **Q2** 線維柱帯切開術（眼内法）で糸が途中で止まってしまい先に動かない場合はどうすればよいでしょうか？
- **Q3** 隅角鏡を用いた手術のコツを教えてください。

チューブシャント手術 ……………………………………………………………… 宗正泰成 146
- **Q1** マイトマイシンCは必要ですか？
- **Q2** 硝子体腔内への挿入には硝子体専門術者による硝子体手術は必要ですか？

レーザー治療 ………………………………………………………………………… 高橋秀肇 149
- **Q** レーザー治療の合併症とその予防策はありますか？

毛様体破壊術 ………………………………………………………………………… 石田恭子 154
- **Q1** 眼圧は，毛様体破壊術処置後すぐ下がるのでしょうか？
- **Q2** 合併症にはどのようなものがありますか？
- **Q3** 術後成績はどうですか？

あたらしい緑内障手術 ……………………………………………………………… 谷戸正樹 158
- **Q** MIGSの登場により，手術適応が変わることはあるのでしょうか？

網膜疾患

硝子体手術の基本手技 ……………………………………………………………… 柿木雅志 164
- **Q** 意図的裂孔に対する網膜光凝固がうまくできません。

硝子体手術における広角観察システム …………………………………………… 柴 友明 168
- **Q** すべての硝子体手術を広角観察システムで完遂可能ですか？

内境界膜剥離 ………………………………………………………………………… 森實祐基 170
- **Q1** 黄斑円孔に対する"内境界膜を活用する手術"にはどのようなものがありますか？
- **Q2** 内境界膜剥離が困難な状況ではどのように対処すればいいですか？
- **Q3** 内境界膜剥離の特殊な活用法にはどのようなものがありますか？

黄斑下出血の手術 …………………………………………………………… 佐藤尚栄，門之園一明 176
- **Q1** 治療を開始する時期はどのくらいですか？
- **Q2** ガス注入術と硝子体手術はどのように選択すればよいですか？

裂孔原性網膜剥離の硝子体手術とバックリング手術 ················· 井上　真　179
Q1 すべての網膜剥離を硝子体手術で治療すべきでしょうか？
Q2 網膜剥離に対する硝子体手術のコツを教えてください。

増殖糖尿病網膜症の硝子体手術 ················· 國方彦志　184
Q1 術中裂孔が形成されてしまいました。どうすればよいでしょうか？
Q2 術後に新生血管緑内障になってしまいました。どうすればよいでしょうか？

増殖性硝子体網膜症の硝子体手術 ················· 國方彦志　187
Q1 液体パーフルオロカーボンの使い方を教えてください。
Q2 どうしても網膜が伸展しません。どうすればよいでしょうか？

硝子体内注射 ················· 長谷川泰司　190
Q1 抗VEGF薬硝子体内注射投与レジメンにはどのようなものがありますか？
Q2 糖尿病黄斑浮腫に対する抗VEGF薬とステロイド薬の使い分けの目安は？

レーザー光凝固 ················· 野崎実穂　192
Q1 網膜レーザー光凝固の波長はどう選べばよいですか？
Q2 パターンスキャンレーザーで網膜裂孔を凝固する際，注意する点はどこですか？

ぶどう膜炎

細菌性眼内炎の硝子体手術 ················· 馬詰和比古　196
Q 硝子体手術の設備が整っていない場合，転院までの間にすべきことはあるでしょうか？

ぶどう膜炎の手術治療 ················· 岩橋千春，大黒伸行　200
Q 前房水生検の実際の手技を教えてください。

Tenon囊下注射，硝子体内注射 ················· 中井　慶　202
Q 硝子体混濁に対し，トリアムシノロンのTenon囊下注射を施行しました。混濁が少しは改善するのですが，明らかな消退は認めません。すぐに再投与すべきでしょうか？

小児眼科

小児の外来処置 ················· 木村亜紀子　206
Q 小児というだけで苦手です。どうしたらよいでしょうか？

斜視手術 ················· 森　隆史　208
Q 点眼麻酔の適応について教えてください。

小児の眼瞼手術 ················· 渡辺彰英　213
Q 小児の先天眼瞼下垂に対して挙筋短縮術を選択する場合の注意点を教えてください。

小児の網膜レーザー治療，硝子体手術 ················· 近藤寛之　218
Q レーザー凝固を上手に行うコツは？

神経眼科，眼窩

神経眼科疾患の外科手術
麻痺性斜視に対する斜視手術 .... 林　孝雄　224
- **Q1** 手術のタイミングを教えてください。
- **Q2** 再発の頻度や追加の手術について教えてください。

神経眼科疾患の外科手術
眼窩減圧術 .... 井上立州　228
- **Q** 甲状腺眼症における眼窩減圧術の適応について教えてください。

ボツリヌス毒素注射 .... 三村　治　230
- **Q1** 眼瞼けいれんでは最初効果があったのに徐々に効果が弱くなってきたと患者にいわれています。そのようなことはあるのでしょうか？また，ボツリヌス毒素注射の効果持続期間について教えてください。
- **Q2** 眼瞼けいれんではボツリヌス毒素注射でも効果を自覚しない，あるいは反復注射で効果減弱を自覚する患者がいます。このような患者ではどのようにしたらよいのでしょうか？

眼窩腫瘍の生検・切除 .... 坂口貴銳, 鈴木康夫　232
- **Q1** どのようなときに涙腺腫瘍を疑いますか？
- **Q2** 涙腺の腫大が見られた場合はどう考えますか？

ロービジョン

眼の再生医療 .... 平見恭彦　238
- **Q** 再生医療でどのくらいの視力が得られるのでしょうか？

人工網膜―人工網膜でどこまで見えるようになるのか？ .... 森本　壯, 不二門　尚　242
- **Q** 人工網膜でどこまで視機能は回復しますか？

索引 246

執筆者一覧

●編集
飯田知弘	東京女子医科大学眼科学教授
中澤 徹	東北大学大学院医学系研究科眼科学教授
堀 裕一	東邦大学医療センター大森病院眼科教授

●編集協力
關 保	たまがわ眼科クリニック院長

●執筆者（掲載順）

戸田郁子	南青山アイクリニック院長		德田芳浩	井上眼科病院副院長
神谷和孝	北里大学病院眼科准教授		丸山勝彦	東京医科大学臨床医学系眼科学分野講師
山村 陽	バプテスト眼科クリニック副院長		安達さやか	慶應義塾大学医学部眼科学
稗田 牧	京都府立医科大学眼科学教室学内講師		芝 大介	慶應義塾大学医学部眼科学
荒井宏幸	みなとみらいアイクリニック主任執刀医		宗正泰成	聖マリアンナ医科大学眼科学講師
渡辺彰英	京都府立医科大学眼科学		高橋秀肇	東北医科薬科大学医学部眼科学准教授
野田実香	慶應義塾大学医学部眼科学専任講師		石田恭子	東邦大学医療センター大橋病院眼科准教授
太田 優	慶應義塾大学医学部眼科学		谷戸正樹	松江赤十字病院眼科部部長
田邉美香	九州大学大学院医学研究院眼科学		柿木雅志	滋賀医科大学眼科学講座学内講師
吉川 洋	九州大学大学院医学研究院眼科学特任講師		柴 友明	東邦大学医療センター大森病院眼科准教授
忍足和浩	忍足眼科医院院長		森實祐基	岡山大学医学部眼科学講師
井上 康	眼科康誠会井上眼科院長		佐藤尚栄	横浜市立大学附属市民総合医療センター眼科
後藤 聡	東京慈恵会医科大学眼科学講師		門之園一明	横浜市立大学大学院医学研究科視覚再生外科学教授
宮崎千歌	兵庫県立尼崎総合医療センター眼科部長		井上 真	杏林大学医学部眼科学教授
鈴木 亨	医療法人鈴木眼科クリニック院長		國方彦志	東北大学大学院医学系研究科眼科学准教授
上田幸典	聖隷浜松病院眼形成眼窩外科主任医長		長谷川泰司	東京女子医科大学眼科学
嘉鳥信忠	聖隷浜松病院眼形成眼窩外科顧問		野崎実穂	名古屋市立大学大学院医学研究科視覚科学講師
臼井智彦	東京大学大学院医学系研究科眼科学准教授		馬詰和比古	東京医科大学臨床医学系眼科学分野講師
横倉俊二	東北大学大学院医学系研究科眼科学講師		岩橋千春	住友病院眼科
渡辺 仁	関西ろうさい病院眼科部長		大黒伸行	JCHO 大阪病院眼科部長
田 聖花	東京歯科大学市川総合病院眼科		中井 慶	淀川キリスト教病院眼科部長
相馬剛至	大阪大学大学院医学系研究科眼科学学部内講師		木村亜紀子	兵庫医科大学眼科学准教授
清水映輔	東京歯科大学市川総合病院眼科		森 隆史	福島県立医科大学眼科学講師
山口剛史	東京歯科大学市川総合病院眼科講師		近藤寛之	産業医科大学眼科学教授
佐竹良之	東京歯科大学市川総合病院眼科講師		林 孝雄	帝京大学医療技術学部視能矯正学科教授
藤島 浩	鶴見大学歯学部附属病院眼科教授		井上立州	オリンピア眼科病院副院長
石井 清	さいたま赤十字病院眼科部長		三村 治	兵庫医科大学神経眼科治療学特任教授
柴 琢也	東京慈恵会医科大学眼科学講師		坂口貴鋭	医療法人渓仁会 手稲渓仁会病院眼科主任医長
松島博之	獨協医科大学眼科学准教授		鈴木康夫	医療法人渓仁会 手稲渓仁会病院眼窩・神経眼科センター医長
太田俊彦	順天堂大学医学部附属静岡病院眼科教授		平見恭彦	先端医療センター病院眼科医長
塙本 宰	小沢内科眼科病院副院長		森本 壮	大阪大学大学院医学系研究科感覚機能形成学准教授
西 恭代	慶應義塾大学医学部眼科学		不二門 尚	大阪大学大学院医学系研究科感覚機能形成学教授
根岸一乃	慶應義塾大学医学部眼科学准教授			

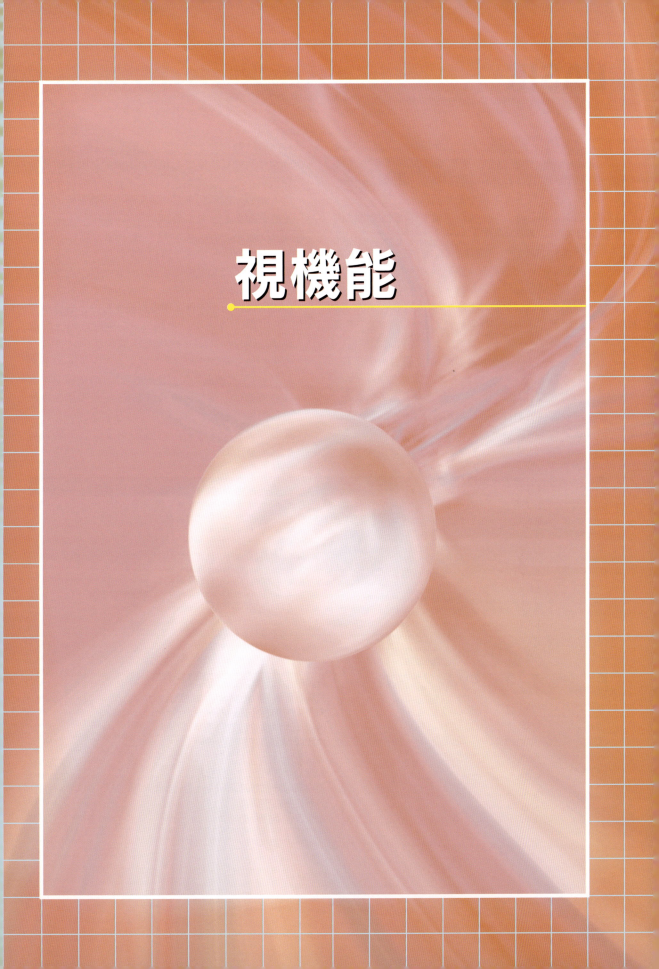

視機能

視機能

LASIK

- LASIK (laser in situ keratomileusis) は，開発後20年以上が経過し，全世界においてすでに数千万件が施行されている屈折矯正手術のなかでも最もポピュラーな手術である。
- LASIKの利点は，①手技が平易で術者の技量に依存するところが少なく，いつも安定した結果が得られる，②効果の予測性が高く，その持続性(安定性)が高い，③安全性が高い，④視力低下や痛みなどのダウンタイムがほとんどなく，生活への制限が少ない，などである。
- 上記により症例数が爆発的に増加した結果，不適切なインフォームド・コンセントや経過観察の不足によって手術結果に不満を抱く患者も生まれ，これがLASIKへのネガティブな情報流布につながってしまったというマイナス面もある。また，一部の眼科医が行う特殊な治療というイメージもできてしまっている。
- LASIKは適切に行えば，quality of lifeの向上に非常に有効な治療であり，白内障や角膜手術後の屈折矯正やコンタクトレンズ不耐症への医学的適応も多い。眼科医として最低限の知識を備えておく必要があると考える。

手術の適応

- LASIKの適応と禁忌を表1に示す。
- 適応選択に際して特に注意すべき点は，近視度数(角膜の切除量)，角膜厚，角膜形状である。
- LASIKの良い適応は，術後視機能維持の観点から−8.0D程度までで，それ以上の強度近視は有水晶体眼内レンズ(IOL)が適応と思われる。
- 術後の最も避けるべき合併症であるケラトエクタジア(角膜拡張症：医原性円錐角膜)の発症を防止するために，術後の角膜厚を400μm残せることと，円錐角膜疑いがないこと，リスクファクターをもつ患者を避けること(表2)が重要である。

表1 LASIKの適応と禁忌(目安)

適応	禁忌
・近視度数<約−8.0D ・乱視度数<約5.0D ・角膜厚>450μm ・術後の角膜厚≧400μm ・20歳以上 ・医師の説明を理解している	・術後の角膜厚<400μm ・円錐角膜(疑いも含む) ・遺伝性角膜変性症 ・活動性の眼炎症 ・重度のドライアイ ・妊娠中 ・一部の向精神薬服用者 ・創傷治癒に影響のある全身疾患 　(糖尿病，膠原病など)

表2 ケラトエクタジアのリスクファクター

- 角膜前面形状異常(非対称など)
- 角膜後面異常(posterior elevationが高い)
- 角膜中央部から周辺部への角膜厚分布が急峻
- 角膜頂点が偏位している
- 角膜厚が薄い(500μm未満)
- 強度近視
- 強度乱視，斜乱視，倒乱視
- 手術時の年齢が若年(10〜20歳代)
- アトピー性皮膚炎
- 眼をこする癖がある

術前検査

- 術前の検査は適応検査と最終検査の2回行う。
- 適応検査(表3)では,屈折度数や角膜の状態が上記適応条件に合うかどうかを判断するとともに,屈折異常以外の眼科疾患がないことを確認する。
- 適応検査でLASIK適応となった場合は,術前1週間以内に最終検査を行う。この際にコンタクトレンズの影響を排除するため,最終検査前には,ソフトコンタクトレンズは3日間,ハードコンタクトレンズは4週間装用を中止して来院してもらう。
- 最終検査では患者の希望に添って(完全矯正,低矯正,モノビジョンなど)矯正度数を決定する。自覚屈折値を中心に,散瞳下と無散瞳下の他覚屈折値を参考にし,再現性のあるデータを採用する。

表3 LASIK術前術後検査項目

検査項目		術前検査	術後検査 1日後	術後検査 1週後	術後検査 1カ月後	術後検査 3カ月後
問診表		◎			◎	◎
収差計		◎			◎	◎
角膜形状解析		◎		◎	◎	◎
コントラスト感度		◎				◎
屈折検査	正常	◎	◎	◎	◎	◎
屈折検査	薬剤	◎			◎	
眼圧		◎		◎	◎	◎
視力検査	遠方裸眼	◎	◎	◎	◎	◎
視力検査	遠方矯正	◎	◎	◎	◎	◎
視力検査	近方裸眼,矯正	◎	◎	◎	◎	◎
視力検査	遠方矯正下近方	◎	◎	◎	◎	◎
視力検査	実用視力	○			○	○
優位眼確認		◎				
Schirmerテスト		◎			◎	◎
細隙灯顕微鏡	無染色	◎		◎	◎	◎
細隙灯顕微鏡	フルオレセイン染色	◎	◎	◎	◎	◎
細隙灯顕微鏡	BUT	◎			◎	◎
瞳孔径(暗,OPD)		◎				
内皮スペキュラー		◎				
角膜厚測定		◎			◎	
眼軸長測定		◎				
眼底検査		◎			◎	
眼底三次元画像解析		◎				◎

○:必要に応じて
3カ月以降は術後半年,その後は1年ごと。

手術の実際(図1)

- 現在著者の施設では,フラップ作製はフェムトセカンドレーザー(FS)にて行っているが,本稿ではマイクロケラトーム(MK)を用いた方法を解説する。
- イソジン®(ポビドンヨード)にて眼周囲の消毒の後,睫毛の侵入を防止するようにテガダーム™を用いてドレーピングを行い,開瞼器を装着する(図1①)。
- フリーフラップに備え角膜周辺にマーキングをする(図1②)。
- MKを眼球に固定し吸引をかける(図1③)。
- 眼圧が十分上昇していることを確認し(90mmHg以上),フットスイッチにてブレードを前進させ角膜を切開する(図1④)。
- ブレードを後退させた後吸引を解除する(図1⑤)。
- 専用スパーテルにてフラップを翻転し(図1⑥),角膜ベッドの厚さを測定する(図1⑦)。
- ヒンジとベッドが二重照射にならないようヒンジにカバーをかけ,水分を避けるためにドーナツ型ドレーンを置く(図1⑧)。
- 角膜ベッドの水分を拭き取った後,エキシマレーザーを照射する(図1⑨)。この際の照射中心は角膜頂点周辺が最も視軸に近いとされているため,そこを中心に照射を行う。眼球や顔の傾きがなく水平であることに注意を払う。現在のレーザーにはトラッキングシステムが装備されており,偏心照射はほとんどない。
- 照射後はフラップを戻し,辺縁を合わせて皺がないことをライトガイドにて確認し,1〜2分待って終了となる(図1⑩〜⑬)。
- 術後は抗菌薬とステロイド点眼1日5回を1週間,ドライアイ点眼(0.3%ヒアルロン酸)を1〜数カ月行う。

図1 LASIK手術の実際

①睫毛を避けるドレーピング ②マーキング ③MKの吸引固定 ④眼圧測定

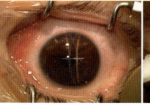 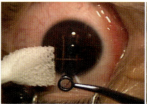 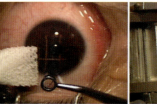 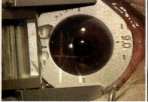

⑤MKの作動(角膜切開) ⑥フラップの翻転 ⑦角膜ベッド厚の測定 ⑧ヒンジカバー

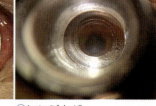 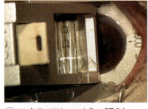 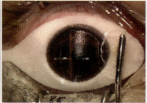 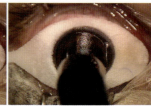

⑨エキシマレーザー照射 ⑩フラップ整復 ⑪フラップ下洗浄 ⑫フラップ位置修正

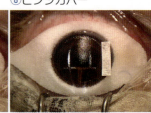 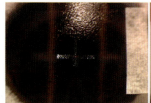 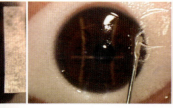 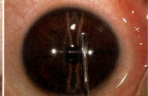

⑬フラップ辺縁と位置確認

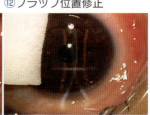

術後経過観察

- 術後の経過観察においては，LASIK後早期では，視力と屈折のほか，フラップの状態，合併症の有無を念頭に置く（表4）。
- 眼表面の詳細な観察のためフルオレセイン染色は必須である。
- 術後早期では，最も頻度が高い合併症はドライアイであり，ほとんどの患者が1～数カ月ドライアイ症状を訴える。術前からドライアイがある患者では長く続くこともあり，また視機能に影響を及ぼし術後の満足度低下の原因になりうるため，適切な治療をする必要がある。
- diffuse lamellar keratitis（DLK）は発生率1％ほどの原因不明の無菌性フラップ下炎症で，ステロイドが著効するが，stage 3に進行したらフラップ下洗浄が必要である（図2）。

表4 LASIKの術中と術後合併症

術中合併症	・不完全フラップ（部分フラップ，フリーフラップなど） ・角膜上皮剥離 ・照射ずれ
術後早期合併症	・上皮迷入（epithelial ingrowth） ・フラップの位置ずれ，皺 ・DLK ・ドライアイ ・グレア，ハロー（視力の質の低下） ・矯正誤差（低矯正，過矯正）
術後長期合併症	・ケラトエクタジア ・屈折変化

図2 diffuse lamellar keratitis
stage 1 フラップ辺縁の一部の細胞浸潤が始まる。
stage 2 フラップ下全体に細胞が広がる。
stage 3 細胞が凝集し始める。
stage 4 角膜中央に細胞が集束し，角膜実質の融解と混濁が起こる。

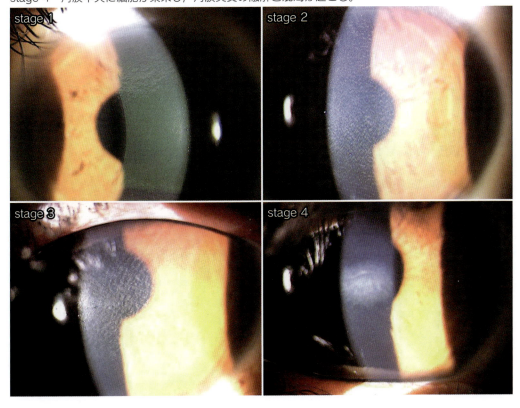

- 上皮迷入は角膜中心に進行する場合は洗浄除去が必要である（図3）。
- 3カ月以降の中期では，視力のみならず患者の自覚症状を参考に，矯正誤差の有無，高次収差の増加程度，角膜形状変化に注意を払い，収差測定や角膜形状解析を行う。
- その後術後長期で特に注意すべきはケラトエクタジアである。ケラトエクタジアは前述のように予防が最も大切であるが，不幸にして発症した場合は，円錐角膜の治療に準じて対応する。

再手術
- 術後3カ月以降に屈折変化が安定し，患者が希望すれば再手術を検討する。
- 再手術の際，裸眼視力の低下の原因が屈折異常であること，残存角膜厚が照射深度内であることを確認する。
- 再手術は既存のフラップをリフトし，レーザーを照射してフラップを戻し，治療用ソフトコンタクトレンズを1～7日間装用して上皮迷入などの合併症を防止する。

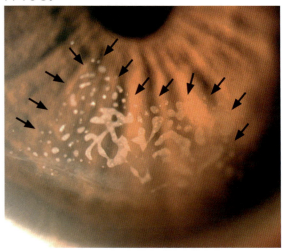

図3　上皮迷入
フラップの下方辺縁から矢印の範囲に上皮が侵入している。活動性が高い細胞群は透明で，活動性が低くなると白くなる。

Q1 老視年齢はLASIKの適応にならないのでしょうか？

A1 老視年齢であっても，遠方裸眼視力を向上させたいという希望があり，近方眼鏡は必要なことを理解していれば，LASIKは適応となります。また，中間距離への矯正やモノビジョンという選択肢もあります。モノビジョンを行う場合は，必ず術前にコンタクトレンズや眼鏡にてシミュレーションを行い違和感がないことを確認します。

Q2 術後に眼圧が不正確になるので，緑内障は禁忌でしょうか？

A2 軽度の緑内障であればLASIKは不適応ではありません。眼圧測定値が角膜厚に依存するので，術前からの緑内障点眼薬は継続し，術直後の眼圧を新たなベースとしフォローします。術後に開始する点眼は術後の眼圧値をそのままベースとして治療効果をフォローすればよいです。したがって，眼圧が安定していない緑内障に対しては手術不適応と考えます。

術後ドライアイが治らなくなることがありますか？

 LASIK術後のドライアイのメカニズムとして，フラップ作製に伴う角膜内神経の一時的切断による涙液分泌反射低下や，角膜由来ムチンの表出異常による涙液安定性低下などが推測されています(図4)。角膜内神経が再生されるとともにほとんどの患者で涙液機能は回復します。しかし，わずかの患者にドライアイ様症状(post-LASIK eye discomfort)が残ることがあり，角膜内神経の再生異常に関連した知覚過敏や中枢性疼痛が推測されています。

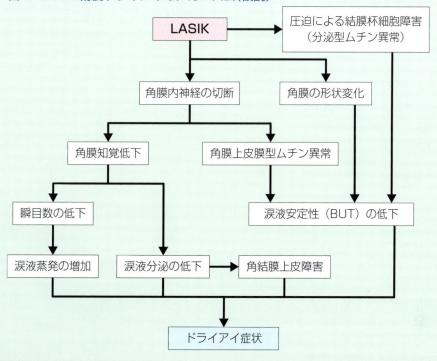

図4 LASIK術後ドライアイのメカニズム(仮説)

 術後白内障手術が必要になった場合，IOL計算に誤差が起こりやすいでしょうか？

 LASIK術後では角膜前面が極端に扁平化するため，角膜前面屈折値から予測される角膜後面屈折値や前房深度を使用するIOL計算式では誤差が生じます。このため，より正確な角膜屈折値を測定できる機器の使用や，より多くのパラメータの使用と経験値などによって補正されたIOL計算式の使用により，正確なIOL計算が可能になりました。現在では非LASIK眼と同等の精度が得られるようになっています。

視機能

SMILE

SMILEとは
- フェムトセカンドレーザーは近年最も進化を成し遂げたレーザーテクノロジーの1つであり，任意の深さや方向で自由自在に角膜組織を加工できることから，眼科領域にも広く応用されている．従来LASIKにおけるフラップ作製に使用されてきたが，現在ではさまざまな角膜移植，角膜内リング，老視矯正から白内障手術にまで適応が拡大しつつある．
- 屈折矯正手術分野においては，エキシマレーザーを使用せず角膜の一部をレンチクルとして抜去する屈折矯正手術(refractive lenticule extraction；ReLEx)が開発されている．ReLExとは，femtosecond lenticule extraction (FLEx)とsmall incision lenticule extraction (SMILE)の総称として用いられており，本稿では，フラップレスサージェリーとして注目されるSMILEについて焦点を当てて概説する．

手術原理
- ReLExはエキシマレーザーを一切用いず，Carl ZeissMeditecのフェムトセカンドレーザーVisuMax™を使用して行う(図1)．
- FLEx・SMILEの手術方法は，角膜の一部をレンチクル片として抜去する手技は共通であり，フラップを作製するか否かに違いがある．
- 現在の標準術式であるLASIKでは，アイトラッキングを用いても微細な眼球運動による照射ずれやエキシマレーザーによる周辺切除効率の低下が避けられず，フラップ作製後に角膜含水率が変化し続ける．一方，ReLExでは，角膜組織を圧平コーンによって固定するため，眼球運動による照射ずれがなく，周辺切除効率の低下も生じず，レーザー照射を行う際に角膜含水率は一定のままであることが本質的な違いとなる(表1)．

手術適応
- 基本的にエキシマレーザー屈折矯正手術のガイドラインに準じて手術適応を決定している．現在遠視矯正プログラムは開発中であり，近視および近視性乱視が手術適応となる．
- SMILE手術適応は角膜内部のレンチクル片を除去する手術であり，矯正量に応じて摘出するレンチクル片の厚みは厚くなる．そのため－1D未満の矯正ではレンチクル片が薄くなり摘出困難となることがある．そのような症例では慎重を要する．また現在のSMILEではLASIKのような眼球回旋補正やカスタム照射がないため，強度乱視や不正乱視例はあまり適していない．

図1　VisuMax™ (Carl Zeiss Meditec)の外観

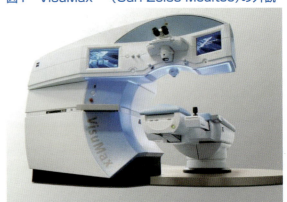

表1　LASIK，FLEx，SMILEの術式比較

	LASIK	FLEx	SMILE
エキシマレーザー	要	不要	不要
フラップ作製	要	要	不要
眼球運動による照射ずれ	あり	なし	なし
周辺切除効率低下	あり	なし	なし
角膜含水率変化	あり	なし	なし
眼球回旋補正	あり	なし	なし
バイオメカニクス低下	＋	＋	±
ドライアイ	＋	＋	±
高次収差	＋	±〜＋	±〜＋
長期予後	あり	なし	なし

- 著者の施設におけるSMILEの適応基準は，①18〜45歳，②屈折異常以外に眼科疾患を有さない，③進行を認めない安定した近視および近視性乱視（−1D〜−6D未満の軽度・中等度近視，乱視度数3D未満の正乱視），④予想残存ベッド厚250μm以上としている。

手術方法

① 点眼麻酔を行い，角膜表面にアプラネーションコーン（圧平コーン）をドッキングさせてから吸引固定する。

② フェムトセカンドレーザーを用いてレンチクル作製のベースとなる前後面切開とサイドカットを行う（図2）。

③ フラップに該当する辺縁に約3mmの弧状切開を加え，スパーテルを用いてレンチクル前面と後面を鈍的に剥離する（図3，4）。

④ 鑷子を用いて遊離したレンチクルを切開創より引き抜き（図5），最後に創間を洗浄して手術を終了する。

図2 フェムトセカンドレーザー照射
角膜表面にアプラネーションコーンを密着させた後にフェムトセカンドレーザー照射を行う。内側の円がレンチクルの切開線であり，外側の弧はサイドカット（▶）となる。

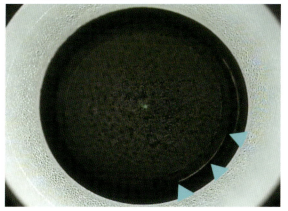

図3 レンチクル前面の鈍的剥離
フェムトセカンドレーザーによる切開面はミシン目状となっており，マニピュレータを用いてレンチクル前面を鈍的に剥離する。

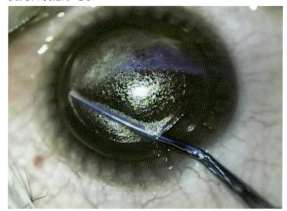

図4 レンチクル後面の鈍的剥離
レンチクル前面を剥離した後にレンチクル後面を剥離するが，前面に比較して後面剥離はやや抵抗を感じる。後面をうまく剥離すると，レンチクルが円状に浮かび上がる。

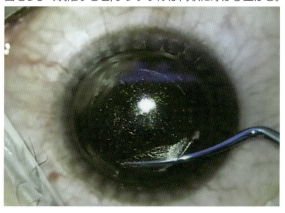

図5 レンチクル除去
レンチクルを前後面剥離した後，専用の鑷子を用いてレンチクルを引き抜く。

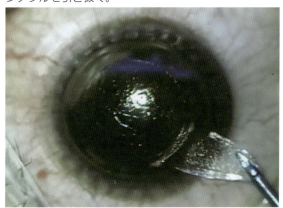

術後管理
- SMILE術後の前眼部写真を図6に示す。
- 術直後の診察では当然のことながらフラップ位置ずれや皺を生じることはなく，よく切開縁を観察しないと術前との差異がわかりにくい。
- 術当日の疼痛はLASIKに比べ軽度であるが，視力改善は緩やかな傾向があり，術直後の視力は良好でないことがある。前もって車で来院することは避けるように伝えておく。
- 施設によって術後投薬は異なるが，自施設ではベタメタゾン点眼を1週間行い，その後フルオロメトロン点眼に適宜漸減している。
- 術後早期に創間混濁を生じた症例(図7)に対しては，眼圧上昇に注意してステロイドを漸増する。
- 他の屈折矯正手術後と同様に，通常，術翌日，1週間，1カ月，3カ月，6カ月，1年に経過観察を行っており，術後1年以降は年に1回の定期受診を勧めている。

図6 SMILE術後の前眼部写真
フラップレスサージェリーであり，よく切開縁を観察しないと術前との差異がわかりにくい。

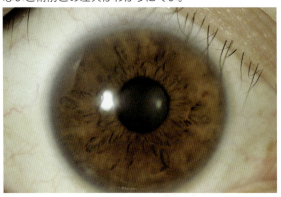

図7 SMILE術後の一過性層間混濁
ReLEx（FLEx・SMILE）特有の合併症の1つとして，一過性に創間混濁を生じることがある。

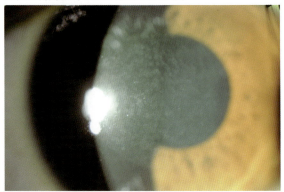

Q LASIKと比較してどのような違いがありますか？

A 従来のLASIKと異なり，ReLEx（FLEx，SMILE）は，①エキシマレーザーを必要とせず患者の移動が不要，②手術室の室内環境の影響を受けにくい，③レーザー照射による個体差のある角膜創傷治癒反応の影響を受けにくい，④本来角膜が有する優れた生理的形状(prolate shape)の変化が少なく，眼球高次収差(特に球面収差)への影響が少ない，⑤しかもその変化が矯正量に依存しないこと，がメリットとして考えられます。さらにSMILEでは，フラップ作製に伴う角膜生体力学特性の低下やドライアイも起こりにくいことだけでなく，外傷に対する強度という点では明らかに優れており，ボクシングなど格闘技を行う患者にとっては新たな選択肢となりうるでしょう。FLEx，SMILEともに長期予測性や安定性も良好であり，LASIKに認められる遠視化(overshoot)や再近視化(regression)が起こりにくい印象を受けます。
　その一方，現時点では虹彩認証による眼球回旋補正やウェーブフロント照射がなく，乱視が強い症例や不正乱視を認める症例ではLASIKがより適しています。また一部の症例において術後早期の裸眼・矯正視力の回復がやや遅い傾向がみられますが，原因として前方散乱の寄与が示唆されています。

視機能

フェムトセカンドレーザーを用いたLASIK

フェムトセカンドレーザー

- フェムトセカンドレーザーは，波長1,053nmの超短パルス（10^{-15}秒）近赤外線レーザーで，角膜実質内で光切断（photodisruption）した点を連続させて角膜を切開し，laser in situ keratomileusis（LASIK）のフラップを高精度に作製することが可能である（図1）。
- 初期のフェムトセカンドレーザーが眼科領域に登場したのは2000年ごろであるが，当時はレーザーの照射エネルギーが高く過剰な組織反応や炎症が生じたり，照射時間を1分以上要するため眼圧上昇などの問題があった。しかし，その後の技術進歩によりこのような問題は改善していき，現在ではLASIKだけでなく白内障や角膜移植などの手術ツールとしても使われるようになってきている。
- LASIKのフラップ作製にはフェムトセカンドレーザー以外にマイクロケラトームとよばれる金属ブレードが用いられるが，フェムトセカンドレーザーではフラップの大きさや厚みが任意に設定でき，しかもその精度が高く，さらにフラップ作製時のトラブルが生じにくいという利点がある。
- LASIKでは通常，フラップ作製後にエキシマレーザーを用いて角膜実質の切除を行うが，近年フェムトセカンドレーザーのみを用いて角膜の一部をレンチクルとして抜去する術式（refractive lenticule extraction；ReLEx）も登場した。本稿では前者について概説する。

フェムトセカンドレーザーを用いたLASIKの実際

フェムトセカンドレーザーを用いたフラップ作製

①強膜へのサクションリングの吸着はシリンジを使って陰圧をかけて行う（図2）。
②アプラネーションコーン（圧平コーン）を本体に装着した後センタリングに注意しながら角膜側に近づけていき，コーンの先端のレンズを角膜に圧平させる（図3）。

図2　強膜へのサクションリングの吸着

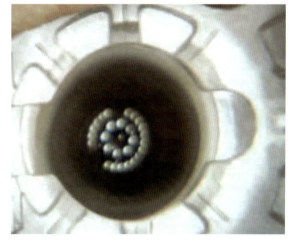

図1　フェムトセカンドレーザー（AMO）

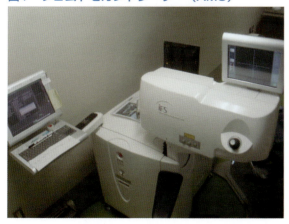

図3　アプラネーションコーンの角膜側への接近

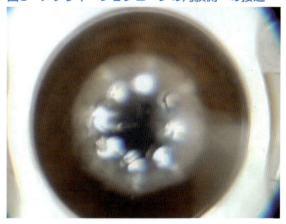

③レーザーを照射していくとヒンジ部分から遠ざかるように白色(フラップ下にガスが生じることによる)の面が広がっていき,フラップが作製される(図4)。

エキシマレーザーを用いた角膜実質切除(図5)
①フラップを専用のスパーテルを用いて翻転させ,角膜実質のエキシマレーザー照射面(ベッド)を露出させる(図6, 7)。
②虹彩紋理認証機能(iris registration;IR)によって角膜の位置を認識させ(図8),アイトラッキングによって眼球の動きを追尾しながらレーザー照射を行う(図9)。
③フラップを戻して終了となる。

図4 フェムトセカンドレーザーの照射
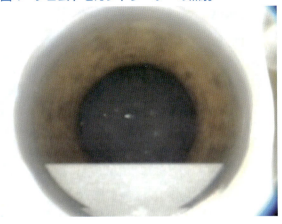

図5 エキシマレーザー(AMO)
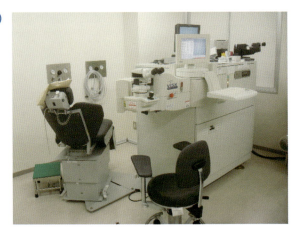

図6 フラップの翻転
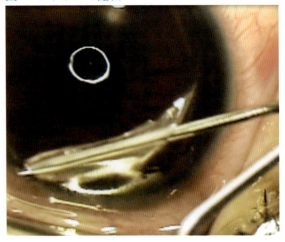

図7 角膜ベッドの露出
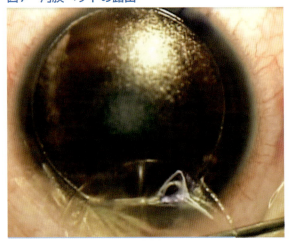

カスタムLASIK

- エキシマレーザーの照射方法として，術前に眼球全体の高次収差を測定し，それを切除デザインに組み入れて誘発される高次収差をできるだけ抑制しようとする方法がある（wavefront-guided ablation/LASIK）。
- 高次収差の増加はハロー・グレアなどの夜間視機能の問題やコントラスト感度の低下に関連すると考えられている。

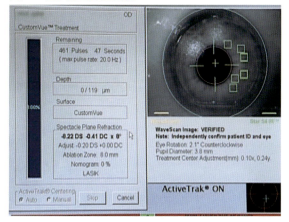

図8 虹彩紋理認証機能

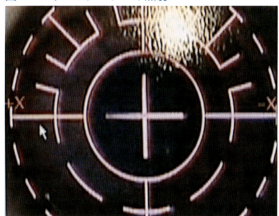

図9 エキシマレーザーの照射

Q1 LASIKが禁忌とされるものには何がありますか？

A1 日本眼科学会による屈折矯正手術のガイドラインによると，①円錐角膜，②活動性の外眼部炎症，③白内障（核性近視），④ぶどう膜炎や強膜炎に伴う活動性の内眼部炎症，⑤重症の糖尿病や重症のアトピー疾患など，創傷治癒に影響を与える可能性の高い全身性あるいは免疫不全疾患，⑥妊娠中または授乳中の女性，⑦円錐角膜疑いが禁忌とされています。特に①や⑦については術後にケラトエクタジア（角膜拡張症：医原性）が生じる危険性があるため注意しなければなりません。

Q2 LASIKのフラップは術後にずれたりすることはないのでしょうか？

A2 格闘技などの激しい顔面への接触が予想されるようなスポーツ競技を行う方においては，術後にフラップずれが生じる可能性があります。そのような場合，フラップを作製せずにエキシマレーザー照射のみで屈折を矯正するPRK（photorefractive keratectomy）などのsurface ablationとよばれる術式を選択します。ただし術早期の疼痛や視力回復の遅れなどのデメリットがあります。

視機能

phakic IOL

概要
- LASIKでは対応できない強度近視や角膜厚が薄いためLASIKの適応のない近視眼に対する屈折矯正手術である。当初は−10Dを超えるような強度近視が対象であったが，術後視機能に優れているため，最近では−6D程度の近視眼においてもphakic IOLが選択される症例も多くなっている。
- phakic IOLには前房型と後房型があり，前房型は虹彩支持型と隅角固定型に分類される（図1，2）。
- 虹彩支持型には約40年の歴史があり，現在も多くの実績がある。
- 後房型は近年においてはphakic IOLの主流であり，わが国でも2010年に認可されている。
- 隅角固定型は多くのモデルが開発されたが，現時点では普及には至っていない。

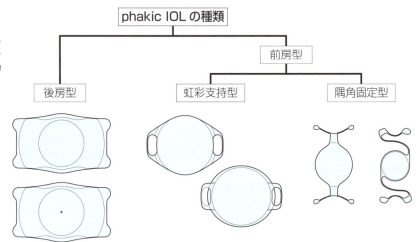

図1　phakic IOLの固定位置による分類
わが国では後房型ICL™が認可されており主流である。ICL™の下段は貫通孔付きのKS aquaport™である。

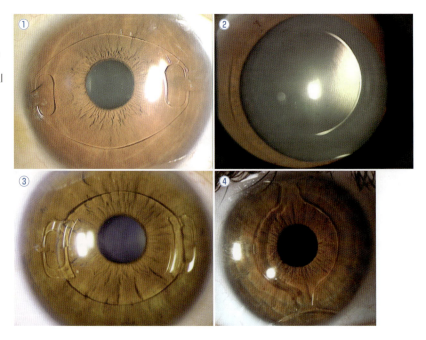

図2　phakic IOLの細隙灯顕微鏡写真（前眼部）
①Artisan®，②ICL™，③Artiflex®，④Cachet®
（①③Ophtec製，②Starr surgical製，④Alcon製）

適応

- 日本眼科学会の適応におけるガイドラインの抜粋を表1に示す。
- 最も重要なのは前房深度である。基準は2.8mm（内皮面より）以上であるが，手技に熟達するまでは3.5mm以上の症例を選択するとよいであろう（表2）。
- 検査結果の数値だけでなく，実際に虹彩の形状にも注意して観察することが重要である（図3）。
- 次に大切なのは角膜径である。特に後房型[ICL™(Starr Surgical)]においては，4種類のレンズサイズの選択が重要であり，角膜径からの換算値にてサイズ決定を行うため，正確に測定する必要がある。虹彩支持型[Artisan®，Artiflex®(Ophtec)]においても，11.0mm以下の小さい角膜に対しては通常のサイズでの手術は非常に難易度が高くなる（図4）。

適応度数

- ガイドラインにおける適応度数は−6.0D以上の強度近視となっている。LASIKにおいても，角膜厚が十分である場合には−8.0D〜−10.0D程度までは矯正が可能であることから，−6.0D〜−8.0D付近は術者の適応判断にて選択することとなる。
- LASIKの場合には，角膜の切除量が大きくなると術後の球面収差量が増加し，高次視機能が低下しやすい傾向があるため，そのような点を考慮しての術式選択となる（図5）。

禁忌または慎重適応

- 円錐角膜とその類縁疾患は，ガイドラインにおいては禁忌または慎重適応となっている。
- 海外においては，こうしたLASIK非適応眼の場合には軽度〜中等度近視においてもphakic IOLが選択される報告が多く，成績も良好である。
- 将来的には，長期的に安定した角膜変形性疾患に対しては，角膜クロスリンキング法などとの併用も踏まえて適応が拡大するものと思われる。

手術

ICL™の手術

- ICL™の手術は，極大散瞳下（ガイドラインでは8mm以上）にて行う。
- 耳側切開が基本であるが，軽度の直乱視の場合には，上方からの切開にて直乱視の軽減を図り，トーリックレンズを使用しなくても残余乱視が視力に影響しない程度になることも多い。
- 白内障手術に習熟した術者であれば，手技は比較的容易である。4カ所のフットプレートを虹彩下に潜らせる際に，なるべく虹彩を刺激しないように注意する（図6，7）。初めの1，2カ所の操作に

表1　有水晶体眼内レンズ手術における適応

年齢	21〜45歳
屈折矯正量	−6D以上
	円柱度数　2.5D以下
	−15D以上は慎重適応
内皮細胞数	21〜25歳　　2,800cell/mm^2
	26〜30歳　　2,650
	31〜35歳　　2,400
	36〜45歳　　2,200
前房深度	2.8mm（内皮面から）

日本眼科学会：屈折矯正手術ガイドラインより抜粋

表2　各phakic IOLの選択における特徴の差異
切開創・術前/術中における虹彩切除の有無などの違いがある。

	Artisan®	Artiflex®	KS Aquaport™	Cachet®
切開創(mm)	5〜6	3.2	3	3
必要前房深度(mm)（内皮面から）	2.5	2.8	2.8	2.8
切開方向	上方	上方	耳側・上方	指定なし
虹彩切除	1カ所	1カ所	なし (KS Aquaport™)	なし
必要な角膜径(mm)	10.5	11	11	11.25
乱視用レンズ	あり	あり	あり	なし

図3　前眼部写真における虹彩形状の違い
手術時にはvolcano型は実際の数値よりも前房は浅く感じられる。虹彩支持型ではvolcano型の場合，術後の虹彩とレンズが接触する可能性もある。

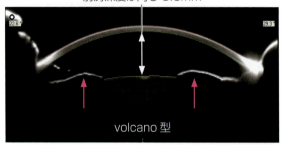
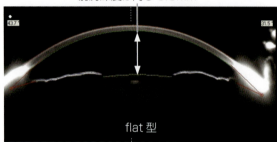

図4　前眼部画像解析装置による角膜径の計測例（Pentacam®）
各種計測機器の数値も参考にするが，機種による傾向もあるためキャリパー計測が基本である。

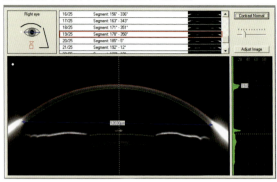

図5　屈折度数によるLASIKとphakic IOLの治療可能範囲
強度近視に対するLASIKや-6D以下の近視に対するphakic IOLは長期的な有効性と安全性を考慮して個々の症例において慎重に考慮されるべきであろう。

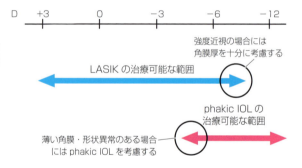

図6　ICL™を眼内に挿入している術中写真
切開創は3mmである。上方の突出部が虹彩下に挿入するフットプレート部である。

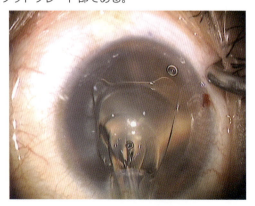

図7　ICL™を虹彩下に固定している術中写真
フットプレート部を専用のフックにて虹彩下に挿入している。

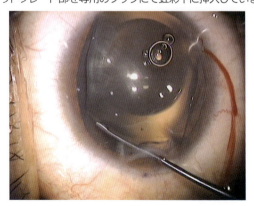

て縮瞳が始まると，残りのフットプレートの操作が難しくなるからである。
- ICL™挿入後の粘弾性物質の除去は十分に行い，術後の眼圧上昇を避ける。最新のKS Aquaport™では，光学部の中心にholeが空いているため，この部分からレンズ下の粘弾性物質を吸引することが可能である。
- 著者は約2分間程度，I/Aの操作を行っている。
- 術後は最低でも1時間程度は回復室にて安静とし，細隙灯顕微鏡検査と眼圧測定を行い，異常がないことを確認して帰宅させることが望ましい。

Artisan®，Artiflex®の手術
- Artisan®，Artiflex®の手術は縮瞳下に行う。
- 製造元のOphtecは，術前のLI（laser iridotomy）もしくは術中のPI（partial iridectomy）を行い術後の瞳孔ブロックを避けることを推奨している。
- 切開は上方切開である。
- レンズを前房内に挿入後(図8)，両端の虹彩把持部に虹彩を嵌頓させレンズを固定する(図9)。トーリックレンズの場合には，指定された角度にレンズを回転させる。
- PMMA製のArtisan®の場合には創を縫合するが，Artiflex®の場合には無縫合である。
- ICL™と同様，粘弾性物質を十分に吸引した後，手術を終了する。
- 手技としては虹彩把持の部分が習熟を要するが，慣れると10〜15分程度にて手術は終了する。

合併症
ICL™における合併症
- ICL™における合併症としては，レンズサイズの不適合によるhigh vaultもしくはlow vaultに起因するものが多い。
- vaultとはICL™と水晶体の距離であり，通常はCT（corneal thickness）という単位で表現する。1CTは角膜厚と同等の距離のことを指しており，細隙灯顕微鏡における観察所見で判断する。術後の正常値は0.5〜1.5CTである(図10)。
- 0.5CT未満のlow vaultの場合には，ICL™と水晶体が非常に近いか接しているため，中〜長期的に物理的接触による白内障が発生する可能性がある(図11)。
- 3CTを超えるhigh vaultの場合には，虹彩が前方にせり出し浅前房の様相を呈する。将来的に眼圧上昇発作を誘起する可能性がある。
- どちらの場合にも術後観察頻度を高くして，異常な徴候が認められた時点でICL™のサイズ変更を行うことが望ましい。
- ICL™に特徴的な合併症として，トーリックレンズの軸ずれがある。ICL™は虹彩下に挿入されているが固定はなされていない。決して多くはないが，軽微な眼外傷もしくは自然経過にてレンズが回旋し軸ずれが起こる症例は存在する。再度のレンズ位置補正にて改善するが，数回の位置補正にも同様な回旋が起こる場合にはレンズサイズを大きくし，虹彩との接触抵抗を増加させて回旋を予防する方法がある。

Artisan®，Artiflex®における術後合併症
- Artisan®，Artiflex®における術後合併症として，最も注意すべきは角膜内皮細胞数の減少と虹彩把持量の低下である。
- 規定どおりに固定されていれば，角膜内皮細胞に対する影響は限定的であるが，レンズの把持部と角膜内皮面が非常に近い場合や，虹彩把持が不十分でレンズが動揺しているような場合には，角膜内皮細胞の低下が起こりやすい。
- 経時的に虹彩把持量が少なくなってくることもあり，定期検査では把持量の確認が必須である。

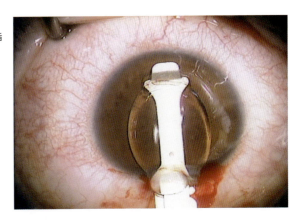

図8 Artiflex®を眼内に挿入している術中写真
専用のインサーターにレンズを固定し，押し込むように挿入する。

図9　Artiflex®を虹彩に固定している術中写真
専用のレンズ鑷子と虹彩鑷子にて，虹彩をレンズに把持させている。対側はすでに把持がなされている。

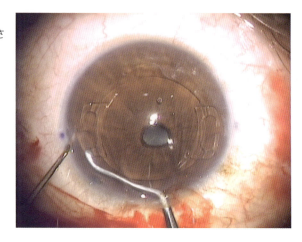

図10　ICL™の術後細隙灯顕微鏡写真
細隙灯を40°ほど傾けて観察する。適切なvaultは1〜1.5CTである。

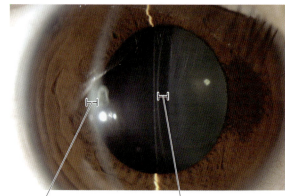

角膜厚（corneal thickness；CT）　　ICL™と水晶体の間隙（vault）

図11　ICL™挿入後に白内障が発生した症例
手術後2年3カ月にて発症した白内障の細隙灯顕微鏡写真。視力低下を認めず，1サイズ大きいICL™に入れ替えとなった。

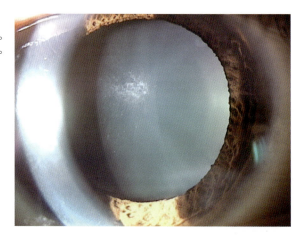

- 細胞数が極端に低下している場合には，眼を強くこするなどの物理的な接触が原因であることもある．こうした場合にはICL™や多焦点IOLへの入れ替えも考慮すべきであろう．
- 虹彩把持量の低下を認めた場合には，早期に再固定を行う（図12）．再固定の手技は比較的容易である．
- 遷延性前房内炎症や持続的眼圧上昇は，手術自体が問題なく終了している場合にはほとんど発生しない．

術後定期検査

- 前房あるいは後房内にレンズを挿入している点から，中長期での観察は必須である．術後の定期検査に来院できない場合には，手術を見合わせることも考慮すべきであろう．
- 本来，強度近視に行う手術であり，緑内障や網膜剥離などの発症率が高いこともあり，安定期においても年に1度程度の観察を行う必要があると思われる．

図12 Artiflex®の虹彩把持量が低下している症例の細隙灯顕微鏡写真
術後5年の定期検査にて観察されたため，再固定により整復を行った症例である．

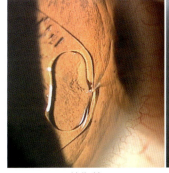 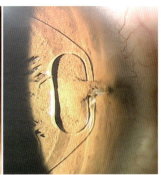

整復前　　　　　　　　　整復後

 ICL™のサイズ決定のための角膜径計測はどのように行えばよいですか？

A1 基本は手術用顕微鏡下で開瞼器を使用して，キャリパーで測定します（図13）．前眼部OCTや眼軸長測定装置による測定では，角膜輪部のパンヌスや半透明帯の影響で不正確になる場合があります．機械計測のなかではOrbscan®（ボシュロム）の計測値が比較的正確といわれています．慣れるまでは，キャリパー計測値と機械計測値を比較して，使用している機器の特性を把握するようにしたほうがよいでしょう．

図13 キャリパーにて角膜径を計測している様子
可能であれば，手術用顕微鏡下にて計測することが望ましい．

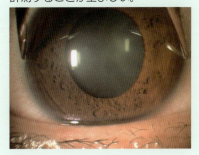

 phakic IOL挿入眼が白内障になった場合，IOL度数計算はどのようにすればよいですか？

A2 通常どおり，光学的眼軸長測定が可能です．もちろん，超音波での測定も可能です．算出されたIOL度数を選択して大きな誤差はありません．ただし，トーリックレンズが挿入されている場合には，改めて角膜乱視を考慮したトーリックIOLを算出する必要があります．手術の際には，3mm程度の切開創からphakic IOLの抜去を行い，同一の創からの白内障手術が可能です．

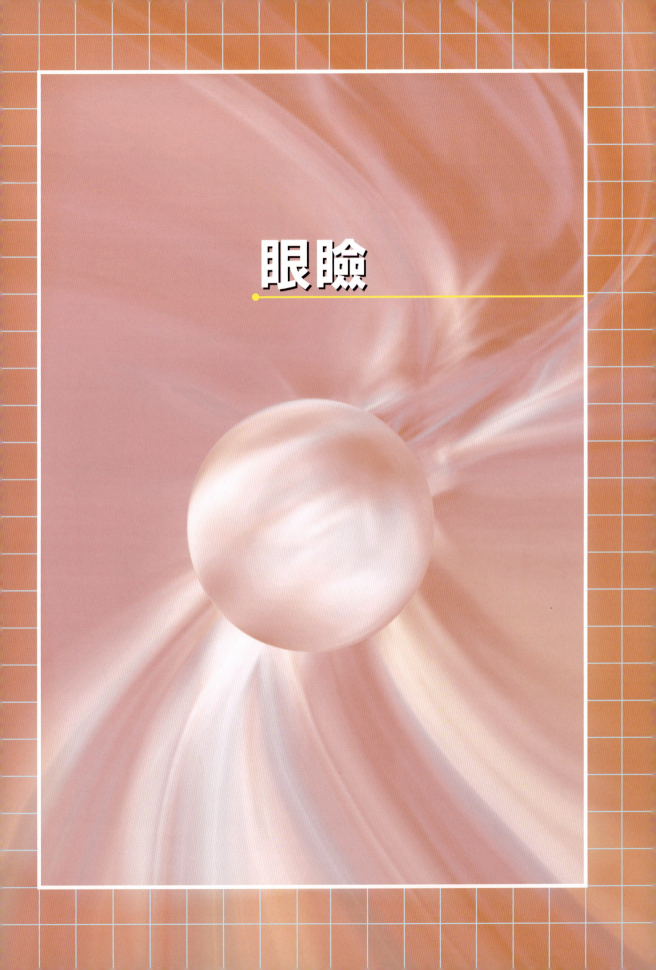

眼瞼

眼瞼手術のコツ

眼瞼手術の基本手技
- 眼瞼手術に必要な基本手技は，切開，止血，縫合である。
- 眼瞼手術の基本的な流れは，メスを用いた皮膚切開，バイポーラを用いた止血，鑷子や剪刀を用いた組織の剥離・展開・露出，皮膚の縫合である。

皮膚切開
- 皮膚切開を行う前に，切開デザインをどの位置に作製するかが重要である。
- 眼瞼皮膚をデザインする際には，皮膚の自然な皺［wrinkle line（図1）］と眼瞼周囲皮膚のesthetic unitに注意する。
- esthetic unitとは，皮膚の質感（硬度や厚さ）や凹凸，表情筋の流れや収縮の度合いなどからグループ分けされた領域で（図2），esthetic unitをまたぐような切開は瘢痕の原因となる。
- 眼瞼周囲では内眥部，上眼瞼，下眼瞼，外眥部をまたぐような切開は避けるべきである。

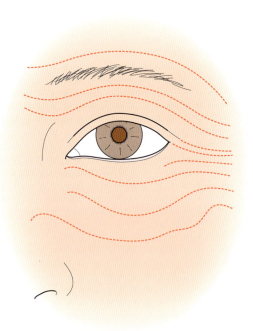

図1　眼瞼皮膚のwrinkle line

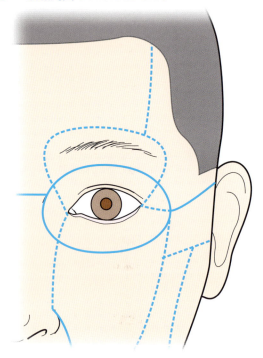

図2　眼瞼周囲のesthetic unit

- 皮膚の切開は，手指で皮膚を伸展させて一定の緊張を皮膚に与えながらメスを皮膚に対し垂直に当て，メスの腹で皮膚を真皮層まで切開する(図3)。
- 眼瞼の皮膚は薄いため，過剰な力が入るとすぐに眼輪筋の下まで切開してしまい出血しやすい。デザイン上をなぞるように切開してから再度切開の深さを足すほうがよい。

止血
- 眼瞼手術時の止血は必ずバイポーラを用いる。
- 創部の傍らにガーゼを置き，手指または鑷子で創に緊張をかけながら開き，出血をきれいに拭き取る。このときガーゼの一部を左手で押さえておくとガーゼをコントロールしやすい。
- 出血点はガーゼを少しずつずらしながら確認し，適宜バイポーラで焼灼する。その際，バイポーラの先端をやや開いた状態のままで出血点上に置くような形にすると止血しやすい(図4)。バイポーラは2つの先端部の間に通電することで凝固止血を行うからである。
- 動脈性の出血は拍動を伴い短時間で多く出血してくるため，直ちに止血すべきである。
- 眼瞼手術で挟瞼器を使用する場合は，挟瞼器が止血しているのではなく，一時的に血管を閉塞させているだけであるため，ネジ式の挟瞼器を徐々に緩めながら出血点を適宜凝固する。

組織の剥離・展開・露出
- 組織の剥離には，鋭的剥離と鈍的剥離がある。
- 鋭的剥離はスプリング剪刀や眼科剪刀などを用いて切開しながら剥離するもので，眼瞼手術ではほとんど鋭的剥離である。
- 鈍的剥離はシグマ剪刀などの先端を用いて鈍的に組織を剥離するもので，眼瞼手術では眼輪筋を分けるときや，前頭筋吊り上げ術の際に眉毛上から眼瞼に向けてトンネルを作製するような場合に鈍的な剥離・展開を行う。

皮膚の縫合
- 眼瞼周囲の皮膚は非常に薄いため，あまり太い糸を用いる必要はない。7-0ナイロン糸などのモノフィラメントが最も刺激も少なく有用である。眉毛上などのやや皮膚の厚い部分には，6-0ナイロン糸を用いる。
- 眼瞼周囲では真皮縫合はほとんど必要としないが，眉毛上の皮膚切除後など，縫合しようとする創縁に緊張がある場合は6-0Vicryl®糸や6-0ナイロン糸などで真皮縫合を行う。
- 皮膚縫合は，同じ深さ，同じバイト幅で縫うことを心がける。特にバイト幅はやや狭く，中で糸が円を描くようなイメージで面と面を合わせるように縫合する。
- 結紮の際には，まず1回目は皮膚を合わせる程度にして，2回目は糸をやや上方に左右均等に引き，1回目結紮部に2回目の結紮部を下方へずらして合わせるように糸を締める。そうすると糸が過剰に締まってしまうことがない。3回目も同様に行う。結紮は1-1-1もしくは2-1-1で行う。
- 皮膚の把持は最小限の力で行い，縫合中は創面に血液が残らないように適宜止血凝固やガーゼを使用する。

図3 皮膚切開

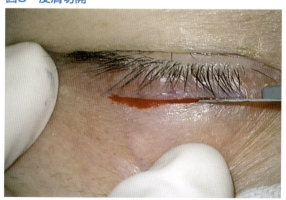

図4 バイポーラによる止血

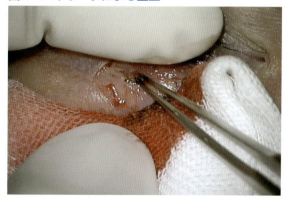

眼瞼形成手術に必要な器具

- 眼瞼手術の際に行う通常の皮膚切開にはやや小振りな円刃であるNo.15Cのメス刃が使いやすい(図5⑦)。
- No.11メスは尖刃で，瞼縁の切開や睫毛根部の切除など，メスの先端を利用して細かい部分を切開するのに使いやすい。
- 皮膚切開のデザインは，エタノール入りのピオクタニン®を用いて，竹串などを用いて行う(図5⑥)。皮膚マーカーペンを用いる際にはできるだけ先の細いものを用いる。
- 局所麻酔は30Gの針を用いて2.5mLのシリンジ(図5⑧)を使用するが，両側の余剰皮膚切除など注入量が多い場合は，5mLのシリンジを使用する。
- 眼瞼手術の際に用いる剪刀，鑷子類としては，スプリング剪刀(図5⑫)，Castroviejo鑷子no.3（図5⑩)，強角膜鑷子，Colibri鑷子(図5⑪)，鈎が大きめの有鈎鑷子(図5②) などの有鈎鑷子類，Castroviejo持針器(図5①)，シグマ剪刀(図5③)，直と曲の眼科剪刀(図5④⑤)などが用いやすい。
- 創の展開の際にあると便利なのは釣り針鈎(図6①) で，シルク糸を釣り針につけてモスキート鉗子などで糸をシーツに留めることで創を愛護的に展開できる(図6②)。

図5 眼瞼手術器具

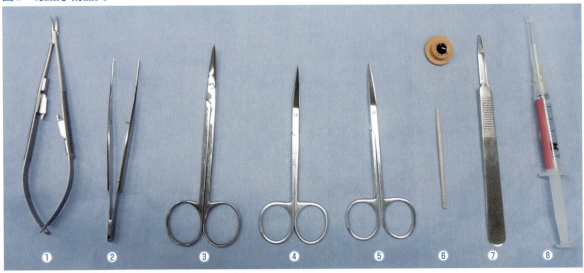

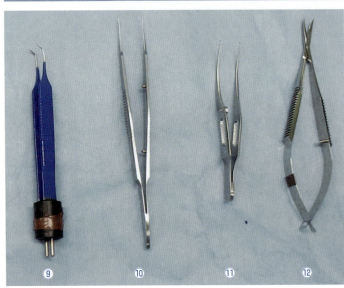

①Castroviejo持針器
②鈎が大きめの有鈎鑷子
③シグマ剪刀
④眼科剪刀(直)
⑤眼科剪刀(曲)
⑥エタノール入りのピオクタニン®と竹串
⑦No.15Cのメス刃
⑧局所麻酔用の30G針＋2.5mLシリンジ
⑨鑷子型バイポーラ
⑩Castroviejo鑷子no.3
⑪Colibri鑷子
⑫スプリング剪刀

- 挟瞼器を使用する場合は，ネジ式のものが使用しやすい(図7)。ネジを徐々にゆるめながら出血点を確認して止血しやすい。
- バイポーラは鑷子型バイポーラを用いる(図5⑨)。

眼瞼手術の際にはあまり大きめのものでなくてもよい場合が多いが，出血量がある程度見込まれる余剰皮膚切除などの手術の際には，バヨネット型バイポーラ(図8)を用いると止血がしやすい。

図6　釣り針鈎

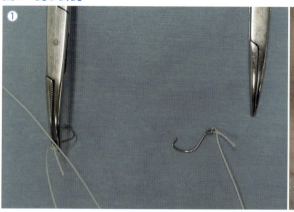
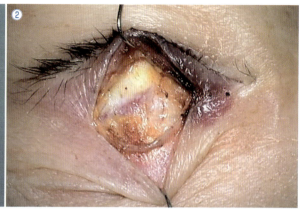

図7　挟瞼器

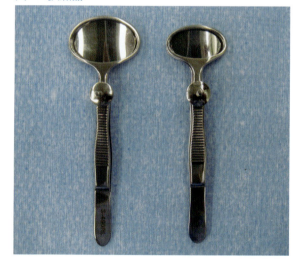

図8　バヨネット型バイポーラ

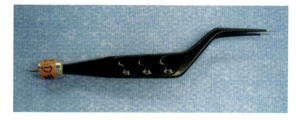

 眼瞼手術の際に出血をうまくコントロールできません。どうすればよいでしょうか？

 止血は眼瞼手術の際に最も重要な手技の1つです。まず左手の指を用いて創を可能な限り開き，ガーゼの折り目の部分を創の上に置き，左手の親指でガーゼを押さえて，出血点にガーゼを置いて出血を吸収させてからバイポーラの鑷子でガーゼをずらしてすぐに凝固を行います。止血はこの動作の繰り返しですが，あらかじめ血管がありそうな部位はバイポーラで焼灼してから切開するのも出血を減らすコツです。

眼瞼下垂手術

- 眼瞼下垂手術は症状や性別，年齢によって方法がさまざまである。またいくつかの施術を組み合わせることで，より良い効果を得ることもできる。
- 診断に加え，本人の希望なども鑑みて処置を進めていきたい。
- 表1に手術手技と適応をまとめた。

挙筋腱膜縫着術

概要
- 挙筋と瞼板の接合部の組織が弛緩し，低い位置での開閉しかできなくなった状態に対し，挙筋と瞼板を縫着する。
- 挙筋機能が低下していない症例が適応となる。
- 下垂は左右差があるもののほぼ両眼で起こるため，片眼のみ手術を行うと過矯正のように感じることを患者に話し，両眼の同時手術を施行してもよい。
- 上方視させて眼瞼挙筋の作用を調べるが，老人性は良好である。

手技
- 挟瞼器で上眼瞼を固定し15番メスで皮膚を切開する(図1①)。
- 瞼板を露出。予防的に焼灼する(図1②)。
- 挟瞼器をはずして釣り針鉤をかける。瞼板前の組織に深くかけて上下方向にピンと張る力を働かせる(図1③)。
- 瞼板の上縁をしっかり露出して上下に開創すれば腱膜裏面が出てくるため，綿棒で鈍的に割くように剥離する(図1④)。挙筋腱膜は裏から見つけ，白い組織(腱膜が露出されているところ)を把持する。
- 白い組織を把持したまま，眼輪筋を切開して腱膜の前面側を露出する(図1⑤)。
- 腱膜を瞼板に縫着する。腱膜の「折り返し」の位置の2mm近位寄りに通糸する。瞼板上縁から2mm程度の位置に，瞼板を眼表面から浮かせて半層で通糸する(図1⑥)。この手技に自信がなければ角板で眼表面を保護する。
- 片蝶結びで仮結紮して，座位にて確認する(図1⑦)。
- 仮結紮の糸を本結紮する。その左右に1針ずつ通糸して本結紮する(図1⑧)。耳側の通糸にて過度に挙上してしまうことが多いため注意する。耳側は鼻側より白目の量が多いので，挙上しすぎると白目が目立ちやすい。
- 必要に応じて皮下を腱膜とVicryl®糸で縫合して重瞼線を形成する。6-0Prolene®糸の残りで皮膚を縫合して終了。

表1 手術手技と適応

手術手技	適応
挙筋腱膜縫着術	腱膜性下垂(老人性，外傷性，CL装用)
挙筋短縮術	軽度の先天眼瞼下垂
挙筋短縮術＋Whitnall靱帯吊り上げ術	高度の先天眼瞼下垂
前頭筋吊り上げ術	挙筋機能障害[重症筋無力症，動眼神経麻痺，慢性進行性外眼筋麻痺症候群(CPEO)]，先天眼瞼下垂
眉毛下皮膚切除術	偽下垂(眼瞼皮膚弛緩症)

挙筋短縮術

概要
- 機能不全に陥った眼瞼挙筋を短縮する。
- 短縮量のわりに大きな挙上効果は期待できない。
- 挙筋機能が不十分な軽症例で，少しの改善を求める症例が適応となる。
- 本術式だけでほとんどの先天眼瞼下垂を治療することができる。

手技
- 挙筋短縮術は，挙筋腱膜縫着術にMüller筋の剥離を加えて大きく前転させるものである。
- Müller筋は挙筋から遠位側で分かれた組織なので，挙筋を大きく前転させる際にはこれも一緒に移動させなければ効果が得られない。
- Müller筋と結膜の剥離が困難であり習熟が必要である。

図1　挙筋腱膜縫着術

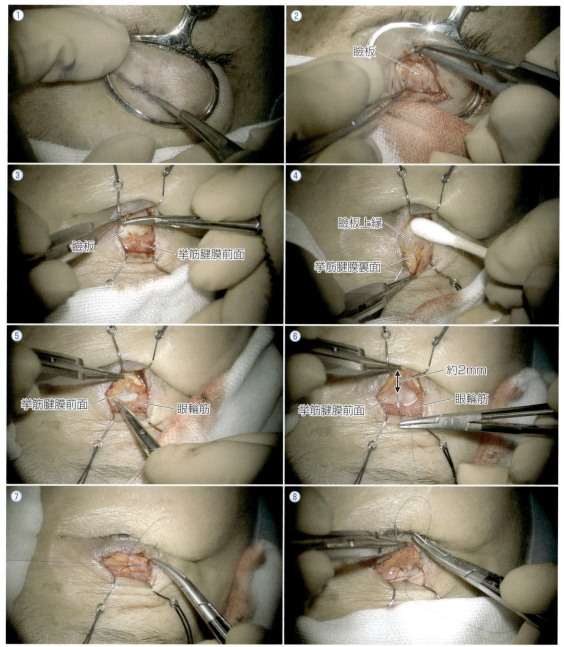

挙筋短縮術＋Whitnall靱帯吊り上げ術

概要
- 主に小児の高度な先天眼瞼下垂が適応となる。
- 先天性で小児期に手術が必要なほど高度な症例には，この術式が第一選択になる。

手技（図2）
- 挙筋短縮術にWhitnall靱帯への通糸による吊り上げ効果を加える。
- 挙筋短縮での効果が芳しくない場合，Whitnall靱帯に通糸することで挙上効果が増強する。
- 下方視時に瞼裂が開大したままとなるので定量に注意が必要である。
- 短縮量は仮縫合して開瞼高を見ながら調整する。

前頭筋吊り上げ術

概要
- 長所は挙筋機能の落ちた患者に使えることである（図3）。
- 既存の組織を切除しない術式であり，問題があれば吊り上げ材料を除去すればよい。
- 他の術式で満足が得られなかった場合に追加手術として行うことも多い。
- 瞼板の挙上される方向が挙筋の収縮する方向とは異なり，開瞼のためには眉毛を挙上しなければならないなど整容的に不利な点がある。
- Bell現象のない症例にも適応があるが，閉瞼時に角膜が露出しないように定量する必要がある。
- 重症の下垂や高齢者の先天下垂など，腱膜の手術で済まない可能性があると考えたら，あらかじめ吊り上げにコンバートする準備と心構えをしておくとよい。

図2　挙筋短縮術＋Whitnall靱帯吊り上げ術
小児の場合は全身麻酔下で行われるため，術中の定量には注意を要する。

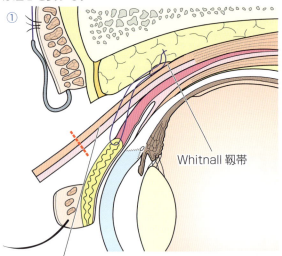
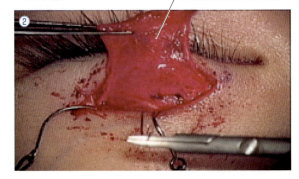

前転された挙筋腱膜とMüller筋　　挙筋腱膜とMüller筋　　Whitnall靱帯

図3　前頭筋吊り上げ術の適応症例

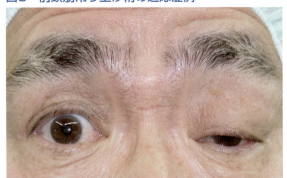

手技(図4)
- 重瞼線と眉毛上部に切開を入れる(図4①)。
- 2カ所の切開の間を,眼窩隔膜のレベルでモスキートを鈍的に入れてトンネルを形成する(図4②)。
- GORE-TEX®を瞼板側より差し込み,上部方向へ引いてトンネル内に留置する(図4③)。
- GORE-TEX®端の瞼板側の角を落として鈍にさせておき,瞼板にProlene®糸で1糸縫合。眉毛側からGORE-TEX®を引き,開瞼閉瞼が自然であるか,力が鼻側耳側に偏ってないかを確認して均等に力が働いていれば,瞼縁の形を確認しながら3針縫合する(図4④)。
- GORE-TEX®の前に眼輪筋を寄せて血流の良い組織を置き,皮膚を縫合する(図4⑤)。
- 眉毛上のGORE-TEX®を深部の眼輪筋に1糸仮結紮する。座位で確認(図4⑥)。
- 5-0 Prolene®糸による通糸を全部で3糸縫合して結紮する(図4⑦)。
- 眉毛部の閉創をする。眉毛付近は皮下組織が厚く,連続縫合でしっかり縫合しなければならない(図4⑧)。

眉毛下皮膚切除術
概要
- 眼瞼皮膚弛緩症にて瞼縁の皮膚が厚い場合に選択される術式。
- 眉毛の豊かな一重瞼の年配の男性が最もよい適応である。
- 眼瞼下垂を合併している場合はまず皮膚切除を行い,必要ならば後日下垂手術を追加する。
- 皮膚切除のみで訴えが解消することも多い。

図4 前頭筋吊り上げ術

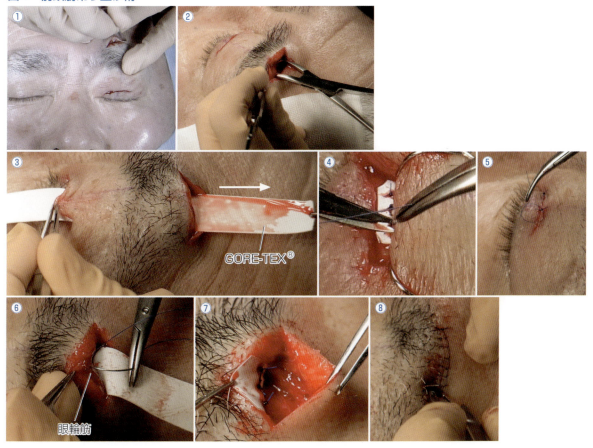

手技(図5)

- 麻酔は前頭神経麻酔と浸潤麻酔を併用する。
- 理想とする眉毛の下の線に沿って皮膚切除の上の線を描き(図5青線)，最も皮膚を多く取りたい目尻で最大の高さとなるようにしながら皮膚切除の下の線を描く(図5赤線)。
- 女性の場合，眉毛が薄く創が目立ちやすいためデザインには細心の注意を要する。眉尻の上下の線をとり，顔全体のバランスも考慮に入れながらデザインを行う。
- 切除皮膚を耳側から強く引っ張って剥がしていく方法は，血管床が保たれるためか出血が少なくてすむ。
- 抜糸は7～10日で行う。

図5 眉毛下皮膚切除術
男女のデザインの違い。

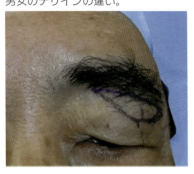
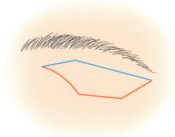
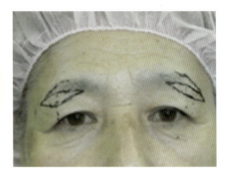

Q1 術中に患者に確認させる際の注意事項はありますか？

A1 仮結紮後，希望に応じて手鏡を持たせ一緒に確認します。術後数日は腫れるため，術中のほうが観察に適しています(図6)。確認の際に必要なことは，血で汚れてはいないか，創が開いてはいないか，左右のバランスはどうかなど，見せられる状態かを確認します。また前頭筋吊り上げ術では，座位で十分開瞼できるか，閉瞼は可能か，眉毛に力を入れてもらい行う確認は大変重要です。手鏡で本人に確認をさせる場合は，眉毛上に出ているGORE-TEX®を手で隠すなどする心遣いが必要だと考えます。

図6 術中の患者による確認

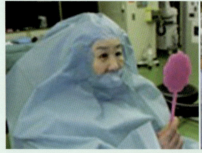
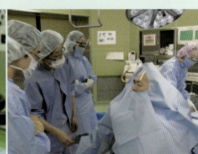

Q2 術後のドレッシングではどんなことに注意をしたらよいでしょうか？

A2 通常は眼瞼に軟膏を塗布し，ガーゼを当てます。両眼手術の場合は上半分だけ覆うようにします（図7）。この際，圧迫の必要はありません。あらかじめサングラスや帽子を準備していただくとよいでしょう。

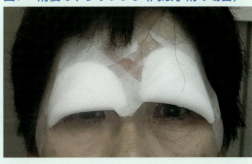

図7 術後のドレッシング（両眼手術の場合）

眼瞼

霰粒腫切開

疾患の概要
- 霰粒腫は瞼板内のMeibom腺から発生する。
- 多くの場合は，自然経過のみでも，時間はかかるが完治することが多い。しかし瞼板上に腫瘤が残ってしまい，摘出希望がある場合は手術を行う。
- 霰粒腫は，結膜側に突出している場合と，皮膚側に突出している場合がある（図1）。
- わが国では通例，結膜側に突出している場合は結膜側から（経結膜切開），皮膚側に突出している場合は皮膚側から（経皮膚切開）切開を行うようにといわれている。

経結膜切開
- 経結膜切開で行う際は，Meibom腺に沿うように，眼瞼に対して縦切開を入れる（図2）。
- 眼表面と接する部分を切開するため，開閉瞼の際に角膜に創がつかないよう，基本的には糸での縫合は行わず，切開し，内容排出後は止血のみで終了する。

経皮膚切開
- 経皮膚切開で行う場合は，皮膚割線やesthetic lineに沿うようにデザインし切開を行う（図3）。

図1　霰粒腫
Meibom腺からさまざまな形で発生する。
①瞼板内に限局しているもの　②結膜側へ穿破しているもの　③眼瞼前葉に及んでいるもの

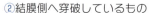
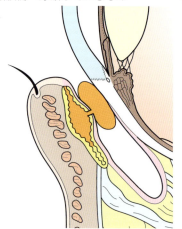
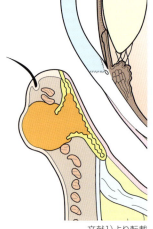

文献1）より転載

図2　マイボグラフィーによるMeibom腺の走行と経結膜切開
Meibom腺に沿うように切開。

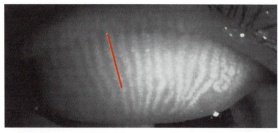

図3　esthetic line

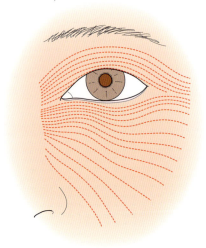

●経皮膚切開での手順を示す(図4)。
　①皮膚割線やesthetic lineに沿うように切開線をデザインする。上眼瞼の場合は重瞼線，下眼瞼の場合は下眼瞼稜に一致して切開が可能であれば，きれいな仕上がりとなる(図4①)。
　②局所麻酔薬を注入後，霰粒腫全体が入るサイズの挟瞼器で把持し，表皮をメス(円刃)にて切開(図4②)する。
　③霰粒腫の根部まで前葉を露出していく(図4③④)。
　④霰粒腫はMeibom腺から発生し，底面は瞼板内にあるため，どこかの段階で穿破せざるをえない。内容物をすべて娩出し，被膜が厚く硬くなっている場合があるため，そちらもすべて取り除く(図4⑤)。硬い被膜状の部分を取り除かないと，術後，腫瘤が残存してしまうことがある。
　⑤皮膚をモノフィラメント非吸収糸で縫合(7-0 crownjun®など)し(図4⑥)，術終了となる。

図4　経皮膚切開の手順

①上眼瞼の場合は重瞼線に沿うようにデザイン

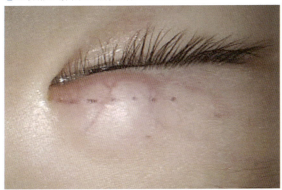

②皮膚を切開

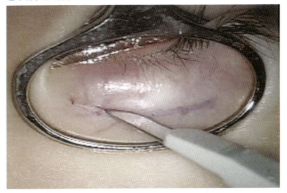

③展開

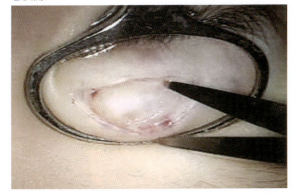

④霰粒種を露出

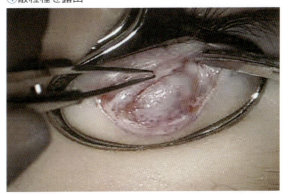

⑤内容物と周辺の変性組織を除去

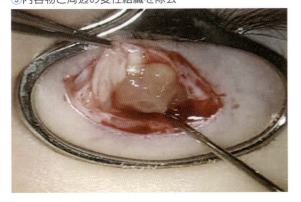

⑥皮膚縫合

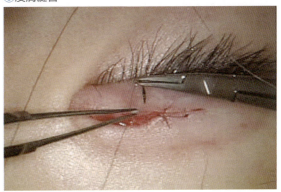

文献2)より転載

挟瞼器使用のコツ
- 術中，挟瞼器を使用すると出血のコントロールがつき，術操作を楽にしてくれる。
- 挟瞼器には，ネジ式（Desmarres氏挟瞼器）とバネ式（Kuhnt氏挟瞼器）がある（図5）。
- 術者の好みではあるが，挟瞼器をはずす際に止血不十分の箇所から出血するが，ネジ式は徐々に創部を挟む圧を緩めることができるため，ネジを緩める間にじわっと小さく出血してくる箇所を適宜止血すると大量の血で出血点が見えなくなることもなく，挟瞼器をはずしたと同時に止血が終了する。バネ式ははずす際に一気に圧がなくなるため，挟瞼器をはずす前に十分な止血が必要である。

経結膜切開，経皮膚切開，それぞれの利点と欠点
- 経結膜切開は，小さい切開で済ませるのであれば比較的簡便容易であり，外来診療中でもあまり時間をとらずに行える。しかし，大きな霰粒腫や厚い被膜ができたものを確実にすべて摘出するのは困難である。
- 経皮膚切開は，止血や縫合の操作があるため可能であれば手術室や整った処置室で行ったほうがよいものと思われる。大きな霰粒腫，時間が経った霰粒腫にも対応可能である。

図5　挟瞼器　①ネジ式（Desmarres氏挟瞼器）

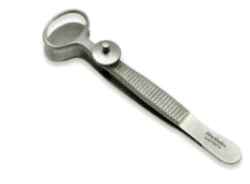

②バネ式（Kuhnt氏挟瞼器）

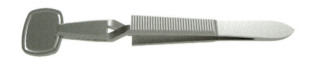

霰粒腫と脂腺癌の鑑別について,また脂腺癌の可能性がある場合はどのように対処すればよいでしょうか?

 『治らない霰粒腫は脂腺癌を疑え』と,研修医のころから上の先生によくいわれるものと思います。悪性腫瘍で瞼縁にできたものは,その箇所の睫毛が抜ける,不自然に睫毛が短い,睫毛列の乱れなど,睫毛の生え方になんらかの影響を及ぼします。

また必ずしもそうではありませんが,脂腺癌はMeibom腺に沿って縦方向に進展する傾向があるため,翻転して確認することが必須です。図6のように,一見,触らずに診ると霰粒腫のようにみえますが,翻転すると明らかに脂腺癌が疑わしいことがわかります。

図7の症例は,非常に小さいのですが,脂腺癌でした。半年以上治らず,ご本人が調べてほしいと近医で訴え,近医で少し削るように採取し病理検査を実施したところ脂腺癌の診断で,紹介となりました。睫毛が完全には抜けていませんが,睫毛の長さが正常な箇所と比べると短く,一度抜けたような状態のように見えます。

上眼瞼では横全長の1/4,下眼瞼では1/3は,年齢での眼瞼の緩みなどの兼ね合いもありますが,単純縫縮での切除縫合の手術が可能ですが,それ以上の距離を摘出せざるを得ない場合はswitch flapなど,さらに大きい場合は硬口蓋粘膜や耳介軟骨,皮弁を用いた拡大再建となることもあります。

脂腺癌に限らず,悪性腫瘍すべてにいえることですが,小さいうちに見つけ,小さいうちに取りきることが,患者のQOL向上のために最も大切なことと思います。

図6 脂腺癌が疑わしい症例

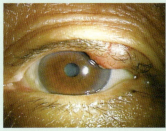
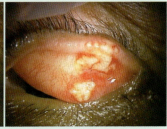

図7 脂腺癌

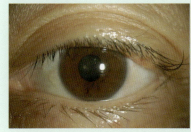
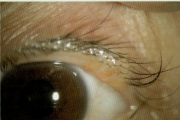
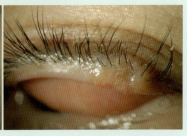

●文献
1) 太田 優:麦粒腫,霰粒腫.眼科診療マイスター Ⅰ.診察と検査 2016;30-31,メジカルビュー社.
2) 渡辺彰英:霰粒腫摘出術.顕微鏡下眼形成手術 2013;140-143,メジカルビュー社.

眼瞼

眼瞼腫瘍切除術

眼瞼腫瘍の概要
- 眼瞼は皮膚，結膜，瞼板(Meibom腺)，皮脂腺，汗腺，毛といったさまざまな組織から構成されているため，多種類の腫瘍が発生する。
- 頻度の高い眼瞼腫瘍を表1に示す。腫瘍が皮膚，結膜，内部(Meibom腺など)のどこから発生しているか考えると鑑別に有用である。
- 眼瞼はocular surfaceに大きな影響を与えることも考慮して治療方針を立てる必要がある。
- 良悪性の判断が難しい場合はあらかじめ生検を行って確定診断をつける。
- 切除の際は，必ず病理検査に提出する。

良性眼瞼腫瘍切除術の実際
- 基本的には切除に際して安全域は不要と考えてよいが，良性腫瘍でも再発するため1mm程度の安全域を設けて切除できれば理想的である。
- 眼瞼部は非常に血流がよく創傷治癒良好な部位であるため，径10mm以内の上皮欠損は自然治癒する。腫瘍切除後に上皮欠損の状態で創傷治癒を待つ方法をopen treatmentとよぶ。
- 良性腫瘍では通常は眼瞼全層切除までは不要なことが多く，単純縫合や局所皮弁での再建を行う(表1，2)。

症例提示1：右上眼瞼の瞼縁母斑に対するopen treatment (図1)
①1～2％エピネフリン含有キシロカインを腫瘍周囲の皮下に注入(結膜下は不要)し，局所麻酔を行う。
②11番メスなど尖刃刀で切除範囲を縁取りするように切開し，メスまたはスプリングハンドル剪刀で腫瘍を削ぎ落とす。
③術後は上皮が覆うまで，眼軟膏などで創部を湿潤環境に保つことが大切である。

表1　頻度の高い眼瞼腫瘍

	発生母地		
	皮膚	瞼板(Meibom腺)	瞼結膜
良性腫瘍	老人性角化症(老人性疣贅) 母斑	霰粒腫	乳頭腫
悪性腫瘍	基底細胞癌	脂腺癌	扁平上皮癌

表2　眼瞼の切除範囲と再建方法
再建にあたっては，前葉(皮膚～眼輪筋)と後葉(瞼板～瞼結膜)それぞれをどのように再建するか考える。

	切除範囲		
	眼瞼の1/3未満	眼瞼の1/3～1/2未満	眼瞼の1/2以上
前葉 (皮膚～眼輪筋)	・単純縫縮	・単純縫縮＋外眥切開 ◇Tenzel flap	・局所皮弁 ◇Glabellar flap ・筋皮弁 ◇Mustarde flap ・眼輪筋皮弁 ◇Cuter-Beard flap ・動脈皮弁 ◇Lateral orbital flap
後葉 (瞼板～瞼結膜)	・単純縫縮	・単純縫縮＋外眥切開	・口蓋粘膜 ・口唇粘膜＋耳介軟骨 ・健側瞼板 ・Hughes法 ※switch flap法の場合は後葉再建不要

症例提示2：右上眼瞼皮膚黄色腫に対する切除＋余剰皮膚遊離移植（図2）

①1〜2％エピネフリン含有キシロカインを腫瘍周囲の皮下に注入し，局所麻酔を行う。
②黄色腫と余剰皮膚切除を同時に切除するようにデザインする。
③No.15メスまたはNo.15Cメスで切除範囲を縁取りするように切開し皮膚全層で切除。
④鼻側の皮膚欠損部に耳側の余剰皮膚を移植し，7-0ナイロン糸で皮膚縫合。
⑤移植皮膚が生着するように圧迫して終了。
⑥術後，移植皮膚の色調不良があれば，プロスタグランジン軟膏塗布。

図1　右上眼瞼の瞼縁母斑に対するopen treatment

①術前

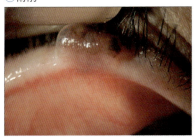

②術直後。腫瘍摘出後，創部はやや陥凹しており，毛根が透見できる。

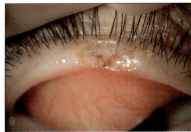

③術後1カ月。創部に上皮が張り，平坦になっている。

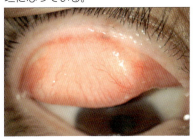

図2　右上眼瞼皮膚黄色腫に対する切除＋余剰皮膚遊離移植の症例

①術前

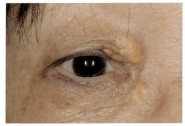

②術中(surgeon's view)。腫瘍部分を含め余剰皮膚を切除する線で，下縁を二重瞼線に合わせてデザインする。鼻側の皮膚欠損部に耳側の余剰皮膚を遊離移植し，7-0ナイロン糸で縫合する。

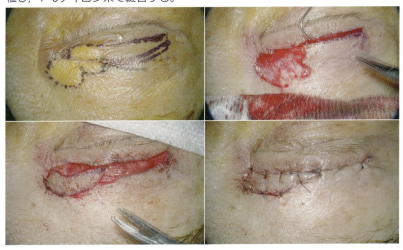

③術後1週間。移植した皮膚の色調は良好である。

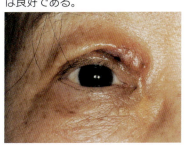

悪性眼瞼腫瘍切除術の実際

- 悪性腫瘍では一般的に安全域(safety margin)を3〜5mm設けて，眼瞼全層で切除する．よって，腫瘍径が5mmの場合，眼瞼切除幅は11mm以上となる．
- 再建にあたっては，前葉(皮膚〜眼輪筋)と後葉(瞼板〜瞼結膜)それぞれをどのように再建するか考える．
- 前葉のみの再建は良性腫瘍に準じて，単純縫合，植皮，局所皮弁(表3)を用いて行う．
- 眼瞼を全層で切除した場合は，切除幅に応じた再建が必要になる．その再建法を表2に示す．切除範囲が眼瞼横幅の1/3以下なら単純縫縮が可能であり，切除範囲が眼瞼の半分以上に及ぶ場合は図に示すような方法を用いて再建が必要になる．

症例提示3：下眼瞼基底細胞癌に対する切除＋菱形皮弁(図3)

① 1〜2％エピネフリン含有キシロカインを腫瘍周囲の皮下に注入し，局所麻酔を行う．
② 3mmのsafety marginをつけて腫瘍を皮膚全層で切除する．
③ 皮膚欠損部を菱形に見立て，皮弁をデザインする．
④ 皮弁を回して，6-0 PDS®IIなどの吸収糸で縫合し，皮膚は7-0ナイロン糸など非吸収糸で縫合する．
⑤ 局所皮弁には菱形皮弁(rhomboid flap)のほかに，VY伸展皮弁，dufourmental flap，眼輪筋皮弁などさまざまな皮弁があり(表3)，切除範囲や皮膚割線，esthetic unitを考慮して決定する．

症例提示4：右上眼瞼の脂腺癌(腫瘍径5mm)に対する単純縫縮＋外眥切開(図4)

① 切除範囲をデザインした後，切除範囲よりも遠位部から1〜2％エピネフリン含有キシロカインを皮下に注入し，局所麻酔を行う．
② 3mmのsafety marginをつけて腫瘍を眼瞼全層で切除する．
③ 外眥靱帯の上脚を切断し，上眼瞼の可動域を広げる．
④ 切除した瞼板部の瞼板同士を5-0ナイロン糸で縫合し，6-0 PDS®などの吸収糸で補強する．gray line(瞼縁の皮膚粘膜移行部)が一致するように合わせて7-0 Vicryl®糸で縫合する．皮膚は7-0ナイロンで縫合するが，縫合糸が眼表面に接する可能性がある箇所は7-0 Vicryl®糸など軟らかい糸で縫合する．

表3 使用頻度の高い局所皮弁

VY伸展皮弁	rhomboid flap（菱形皮弁）	dufourmental flap

図3 下眼瞼基底細胞癌に対する切除＋菱形皮弁の症例

①術前。前医で突出した腫瘤部分を切除され，病理検査で基底細胞癌の診断がついていた（→）。

②術中。腫瘍に3mmのsafety marginをつけて切除した後，皮膚欠損部を菱形に見立てデザインし，皮弁を回して縫合した。

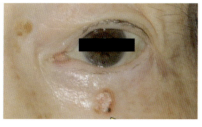

③術後1週間。皮弁の色調は良好で創部は目立たない。

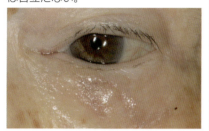

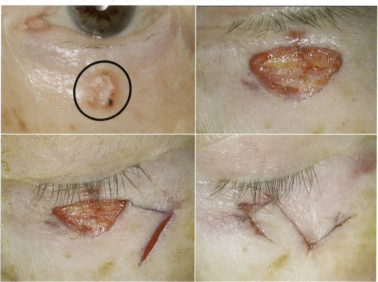

図4 右上眼瞼の脂腺癌（腫瘍径5mm）に対する単純縫縮＋外眥切開の症例

①術前術中。右上眼瞼に横径5mmの脂腺癌を認める。両端にsafety marginを3mmずつとり，切除幅は11mmとなる。

②瞼板縫合。まず眼瞼の支えになる瞼板同士を5-0ナイロン糸で縫合し，6-0 PDS®Ⅱで補強する。瞼縁同士，皮膚同士をそれぞれ縫合する。一番のポイントは瞼縁を段差がないように合わせて縫合することである。

③術翌日。上眼瞼の横のテンションが強く開瞼はまだ困難である。

④術後6カ月。開瞼良好であり創部は目立たない。

⑤術後6カ月。瞼縁の段差もない。

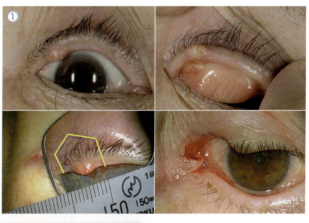

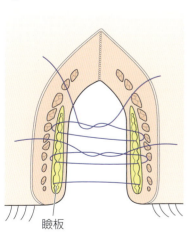

瞼板

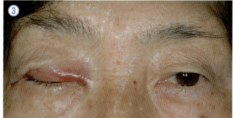

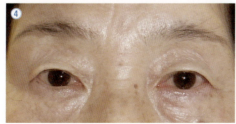

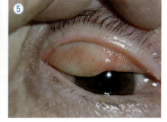

Q1 悪性か良性かわからない場合，どのような切除をしたらよいでしょうか？

A1 もしも悪性だった場合に，根治手術時の切除範囲に大きな影響が出ないように考えて切除することが大切です。悪性か良性か判断がつかない場合は必ず病理検査に提出しましょう。例えば図5は左上眼瞼腫瘍の症例ですが，この場合は腫瘍中央の突出した部分を切除生検することで，その後の根治手術の切除範囲に影響しないように気を付けています。

また，脂腺癌と霰粒腫の鑑別が困難なことがあると思います。脂腺癌でも切開で液状または粥状の内容物が出ることがあります（図6）が，霰粒腫の肉芽組織より硬く，白いのが特徴です。判断に迷うときは必ず病理検査に提出しましょう。

小病変で全摘出以外が困難な場合は1mm程度の切除安全域を設けて全摘出し，病理検査の結果，必要に応じて追加手術を行います。

図5　眼瞼腫瘍（脂腺癌）の生検
①生検前。腫瘍中央部の突出した部分（点線部）を生検した。
②生検後。

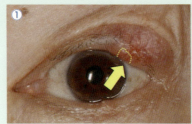
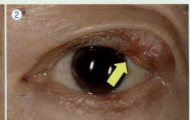

図6　眼瞼腫瘍（脂腺癌）の生検
①翻転すると瞼結膜側に一部嚢胞様の部分を認める。
②霰粒腫の内容物と比較すると，固く白い内容物が採取できる。

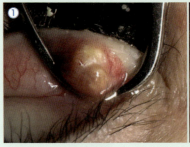
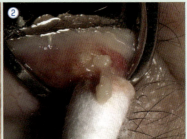

Q2 腫瘍専門医に紹介するタイミングはいつがよいでしょうか？

A2 眼瞼腫瘍で悪性も否定できない場合，紹介するタイミングは早ければ早いほどよいと考えます。増大傾向にあれば紹介ということで数年間の経過観察後に紹介される例もありますが，例えば脂腺癌ではAJCC cancer staging manualによる分類（図7）のT2bすなわち腫瘍径10mm以上で転移のリスクが高くなるという報告が散見されます。腫瘍径が小さければ侵襲の少ない手術で完治が得られますが，腫瘍径が大きいほど再建も困難になります（表2）。また，医者は悪性の可能性も考えて経過観察をしていたとしても，患者にはその重要性が伝わっておらず，患者は「また大きくなったら受診したらいいのだろう」と考え，10mm以上に進行してから受診するケースも少なくありません。疑わしい場合は病理検査で白黒つけるか，最低でも必ず通院するように説明しておく必要があると考えます。

図7　AJCC cancer staging manual, Seventh editionによるT分類のシェーマ

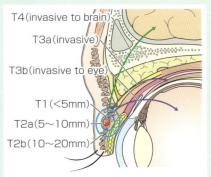

Q3 外来処置室で腫瘍切除を行う際に，便利な道具があれば教えてください。

A3 瞼縁の小病変では止血は不要なことがほとんどですが，止血の準備をしておくと心強いと思います。バイポーラが準備できない状況下では，パクレン（焼灼器）（図8）の使用が有用です。パクレンはペンライトのように単3電池を2個入れるのみで準備可能で，バイポーラのようなコード類がないので非常に使いやすいです。手元のスティック部（➡）をつかむと通電し先端部（▲）で凝固が可能です。また0.1％ボスミン®点眼（アドレナリン）を処置中に点眼することで血管収縮をきたし止血に有効です。

図8　パクレン（焼灼器）

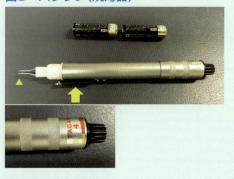

眼瞼

眼瞼裂傷

- 眼瞼部の外傷，特に図1のような症例が目の前に来たとき，どうやって対処していけばいいのだろうか？いきなり外来に来られた場合，どう処置すればよいのか戸惑ってしまうのではないかと思われる。
- 意識はあるのか，バイタルは大丈夫かといった基本的なことはすぐに思い浮かぶと思うが，どうやってこの状態を治療していけばいいのか，経験数が乏しく1人で診療している場合には不安になると思われる。
- 対処法に関するポイントはそれほど多くない。慌てず落ち着いて対処すれば問題なく治療できる。そのポイントを順を追って説明していきたいと思う。

治療のために必要なこと
- 眼瞼裂傷の治療の最も重要な点は解剖学的構造を修復し，その機能を復元させることにある。特に角膜表面などのocular surfaceの保護という機能を維持，回復させることである。
- そのためには解剖をよく知っておくこと（図2）。眼瞼組織は小さな範囲に数多くの組織が存在しているため，どの位置にどのような組織があり，どの組織と結びついて，どのような機能をもっているかを知っておかなければならない。

眼瞼裂傷は頭部・顔面の外傷の一部である
- 忘れてならないのは眼瞼裂傷は頭頸部外傷の一部ということである。したがって眼瞼以外の部位にも傷害が及んでいる可能性を考慮し，CTなどで頭蓋内や受傷付近の組織内のチェックを行っておくべきである。特に異物を疑った場合は入念に調べておいたほうがよい。
- もう1つ重要な点は眼外傷の一部であるということである。視機能は問題ないか，眼球は大丈夫かもチェックしておく。眼球にも傷害が及んでいる場合は，処置は眼球が優先となる。

眼瞼裂傷の処置に入る
- 創部をよく観察する。出血や異物などで汚れていた場合，まずは生食でよく洗い流すことが必要である。泥や木片などが創部に入り込んでいる場合は洗浄後に異物を完全に除去し，感染が起きないことを確認するまでいったん開放創のまま一晩様子をみても問題ない。なお，眼瞼の各組織は元々ボリュームもなく，皮膚に至っては全身のなかで最も薄いため，異物除去時に大きく組織も取り除いてしまうと思った以上の欠損になってしまうので，注意が必要である。

図1　眼瞼裂傷　①治療前

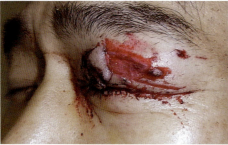
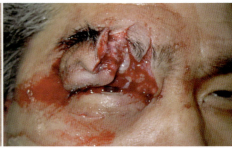

②治療後

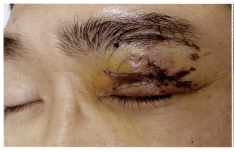
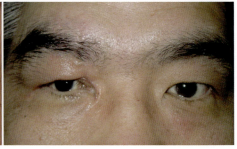

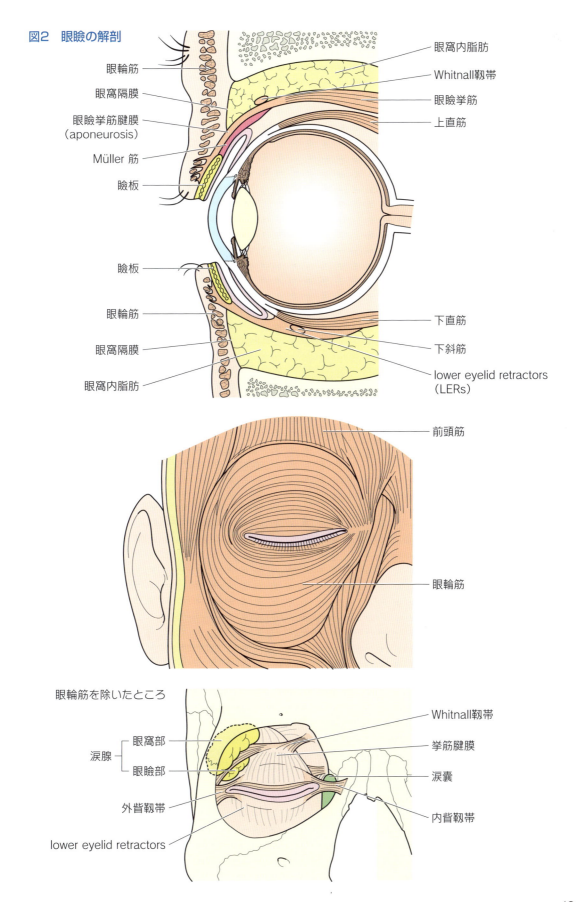

図2 眼瞼の解剖

- 創部を洗浄し，異物などを除去した後は，どの程度の裂傷かを確認する。創部の観察では，皮膚の偏位，どの深さまで創が達しているか，涙小管なども傷害されているかどうかなどを確認する。一見皮膚が脱落しているようにみえるが，眼輪筋などに引っ張られて偏位しているだけのことが多いので，ていねいに創部を合わせていくと組織の欠損などはないことが確認できる。眼瞼部は他の部位と違ってその小さな範囲に数多くの組織が混在している比較的特異な領域である。そのため外傷による眼瞼裂傷では，創部が小さくても多くの組織に傷害が及んでいる場合が多い。
- 組織の程度(ボリューム)の割には血管が豊富に存在しているため思った以上に出血に悩まされることがある。2%キシロカイン®(ボスミン®入り)をガーゼに浸して創部を軽く圧迫すると，止血と疼痛のコントロールもできるため，創部を観察しやすくなる。
- 犬咬傷では眼瞼を含めた組織が大きく損失していることもあるため注意が必要であるし，Pasteur菌などによるseptic shockの可能性もあるため早めに抗菌薬の全身投与を行う。なお，縫合はすぐに行わず，感染を確認するためいったん開放創のまま様子をみる。
- なんでもかんでも除去してはならない。例えば上眼瞼瞼板には眼瞼挙筋腱膜とMüller筋が付着しており，その前に眼輪筋が存在している。これらは眼窩隔膜で分けられているが，外傷のため眼窩隔膜が損傷していると眼窩脂肪と絡まってしまい，どこにどの組織があるか判断に迷うことがある。出てきた脂肪を大きく切除すると，一緒に挙筋腱膜や眼輪筋も大きく切除してしまう可能性がある。また，出てきた脂肪が眼窩からなのか皮下脂肪かも確認すべきである(若干色調が異なるが，激しい外傷時ではわからないことが多い)。

縫合時の注意

- 裂傷のため離れてしまった各組織をそれぞれ縫合していく。決していろいろな組織をまとめて縫合してはならない。術後の瘢痕による眼瞼の偏位や機能障害(閉瞼障害など)を引き起こす可能性がある。
- まずは瞼板を探す。特に複雑に裂けている場合は瞼板を中心に組織を修復していくとまとまりやすい。その際上眼瞼であれば挙筋群がどうなっているか，下眼瞼では牽引筋腱膜があるかを確認する。
- 眼輪筋は眼瞼縁を眼球に押しつけるように働いているので，裂けていた場合は眼輪筋もしっかり縫合する。
- 眼窩隔膜もしっかり縫合し，隔膜前後の組織が混じらないように固定する。特に脂肪の扱いは注意する。日本人の場合は眼瞼皮下にも脂肪があるため，眼窩脂肪と区別し処置したほうがよい。眼瞼皮下脂肪がじゃまになるからといって大きく切除すると挙筋も巻き込んでしまうことがあるので注意が必要である。
- 眼瞼縁に垂直な傷の場合は瞼縁縫合を行う。まず瞼板の断面にマットレス縫合を行い，瞼板を縫合する。これを怠ると後に眼瞼の偏位を伴うことになる。眼輪筋も縫合しておく。瞼板縫合後は睫毛のラインとgray lineがずれないように縫合する(図3)。

図3 瞼板・瞼縁縫合
睫毛のラインにマーキングを行う。瞼板同士を縫合し，眼輪筋同士も合わせる。最初に瞼板を縫合したほうがそのほかの組織が合わせやすくなる。gray lineに通糸した後，皮膚の縫合を行う。若干gray lineが盛り上がるように縫合する。結膜側は縫合しない。

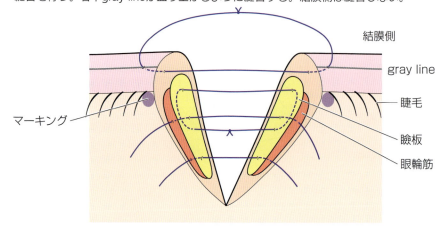

- 創口が眼瞼縁に対して平行な傷の場合は創が深くなく，皮膚の軽い裂傷であれば縫合せず様子をみても問題ない．眼輪筋に一部達していても皮膚の偏位がなければステリストリップ™などで押さえておけばよい．
- 外眼角や内眼角が損傷している場合は，内側眼瞼靱帯や外側眼瞼靱帯を確認し，骨膜へ縫合する．内側眼瞼靱帯は涙嚢盲端部の前面にあり，上顎骨の前頭突起に付着している．外側眼瞼靱帯は眼輪筋と眼窩隔膜との後ろにあり，眼窩口縁の数mm後方で頬骨に付着する．この部分を無視すると眼瞼偏位につながる．涙小管断裂を伴っている場合はp.62，涙小管断裂の項を参照していただきたい．
- 結膜まで裂けていたら結膜も縫合する．結膜嚢が形成されるように処置しないと，術後瞼球癒着や結膜嚢が短縮することによる眼球運動障害をきたすことがある．

特殊なケース

- 他で止血を目的に縫合された状態で来院する場合がある．救急などで縫合されていた場合は比較的太い糸(1-0や2-0のナイロン糸や絹糸など)でいろいろな組織を巻き込みながら縫合されている場合が多い．その際は麻酔をした後いったん縫合されていた糸をはずし，各組織がどこにあるかを確認する．確認できた後，前述の眼瞼裂傷の治療を行う．時間が経ってしまっているケースでも再度創を開き，瘢痕をていねいに処理すればあまり問題になることは少ない．
- 骨折などを伴う多発外傷の場合は，骨折の整復から始め根気よく1つ1つに対処していく．整容的な面だけでなく視機能を温存することが重要であることを忘れてはならない．
- 救急に携わっていない限りそれほど多くの症例に遭遇することは少ない．しかし，視機能を中心に考えながら処置していくのは眼科しかできない．他科と合同で治療を行っていても，その点を忘れずに治療に専念するべきである．

Q1 眼瞼の解剖は？

A1 図2を見ないで描けるようにしましょう．

Q2 破傷風予防はすべきなのでしょうか？

A2 破傷風トキソイドワクチンと破傷風免疫グロブリン投与の明確な基準はありませんが，破傷風を起こす可能性が高い創傷ではワクチンと免疫グロブリンの投与，破傷風を起こす可能性の低い創傷ではワクチンの投与が進められています．
ちなみに破傷風を起こす可能性が高いものは，受傷後数時間経っているもの，異物が存在しているもの，1cm以上の深い傷，感染の徴候があるもの，壊死組織があるもの，虚血や神経障害が合併しているものといわれています．
詳しくは国立感染症研究所感染症情報センターのホームページ(http://idsc.nih.go.jp/iasr/23/263/dj2632.html)を参照してください．

最後に，写真提供ならびに本文内容校閲にご協力いただいた慶應義塾大学眼科学教室野田実香先生に感謝いたします．

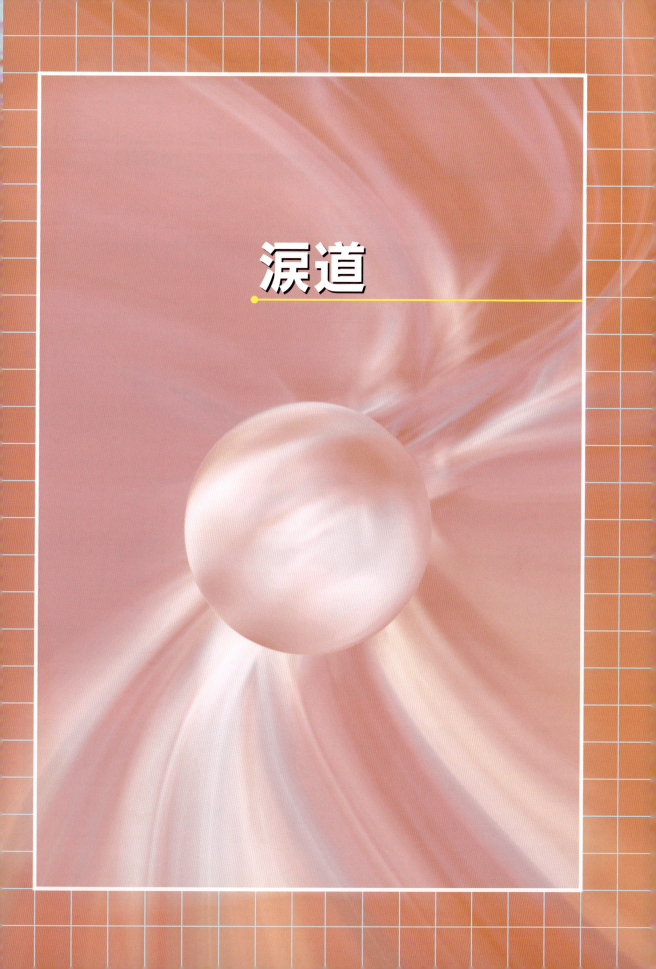

涙道

涙道

涙道内視鏡を用いた涙道チューブ挿入

涙管チューブ
- 2016年現在,わが国では3社の涙管チューブが使用可能である(表1)。

術式について
- すべて盲目的操作で行われていたため敬遠されがちな涙管チューブ挿入術であったが,涙道内を直接観察できる涙道内視鏡が2002年に発売されたのをきっかけとして広く普及するようになった。
- 涙管チューブ挿入には涙道内視鏡の外筒(以下シース)(図1)を使用するシース誘導チューブ挿入法(sheath guided intubation ; SGI)が標準とされているが,切れ目を入れたシースを涙点側から抜去することにより鼻内操作を必要としないgantlet-SGI(G-SGI,Goto-SGIという説もあり)や,シースを通して注入したキシロカイン®ゼリーにより拡張された涙道に涙管チューブを挿入するlidocaine jelly expanded intubation(LJEI)などの術式が行われている。
- SGIでは鼻内視鏡併用が必須となるため,ややハードルが上がる。術者のスキルに合った術式選択が望まれる。
- 本稿では著者が主に行っているSGIについて解説する。

消毒および麻酔
- 16倍希釈のポビドンヨード液により眼瞼,眼表面および涙道内を消毒する。
- 4%リドカインによる点眼麻酔および涙道内麻酔を行う。
- 4%リドカインおよび0.1%アドレナリン混合液による鼻粘膜浸潤麻酔を行う。
- 必要に応じ,1%リドカインによる滑車下神経ブロックを行う。球後出血を避けるためには短い注射針(27G1/2針,テルモ)を使用するとよい。
- 滑車下神経ブロックでは眼動脈の収縮による虚血を避けるためエピネフリン無添加のものを使用するのが望ましい。
- 場合により下涙点周囲の皮下および結膜下に1%リドカインを追加する。

シース誘導内視鏡下穿破法(sheath-guided endoscopic probing ; SEP)
- 閉塞部の開放にはシースを用いる。
- 外径1.1mm,内径0.9mm,長さ50mmのテフロン製シースが購入可能だが,血管内留置用の18Gエラスター針でも代用が可能である。
- 涙道内視鏡にて閉塞部を確認できたら,シースを1~2mmほど先行させる。
- シース先端で閉塞部を開放していく。
- 内視鏡直接穿破法(direct endoscopic probing ; DEP)では涙道内視鏡先端と閉塞部が接触すると強いハレーションのために観察が中断される。SEPではシースを先行させることによって閉塞部を開放する様子を後方から確認しながら涙道内視鏡を進めることができる。
- 涙小管水平部閉塞では,涙小管を直線化するために眼瞼を耳側へ牽引する手が必要であり,シースを把持することができない。その際には涙道シースストッパー(図2)を使用するとよい。
- 閉塞部が強固な場合は,DEPで対応する場合もある。

図1 涙道内視鏡に装着したシース
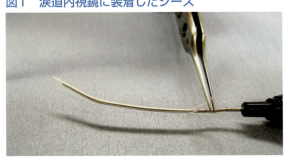

図2 涙道シースストッパー
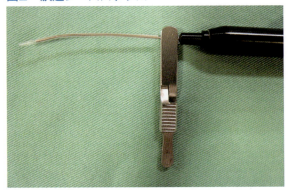

表1 わが国で使用可能な涙管チューブ

東レ	PFカテーテル
カネカメディックス	LACRIFAST
Carl Zeiss Meditec	N-ST(FCI NUNCHAKU®)

- 涙嚢内に溜まった粘液などで視界が悪い場合，介助者にしっかりと水圧をかけて灌流してもらう．
- 涙小管水平部閉塞の場合は，水圧をかけると開放時に眼瞼水腫となるため注意が必要である．

シース誘導チューブ挿入法(sheath guided intubation；SGI)（図3）

- SEPにて閉塞部を開放後，涙道内視鏡が鼻腔まで到達したらシースをそのまま残して内視鏡のみ抜去する．
- 涙点側のシース端と涙管チューブを連結する．
- 鼻内視鏡下にて極小麦粒鉗子（永島医科器械）を用いて，鼻腔からシースを引き出すと，涙道内視鏡で開放したスペースにそのまま涙管チューブが挿入される．
- 引き出したシースと涙管チューブの連結部分をはずす．
- もう一方の涙点から同様の処置を行えば，涙管チューブ挿入術が完了である．

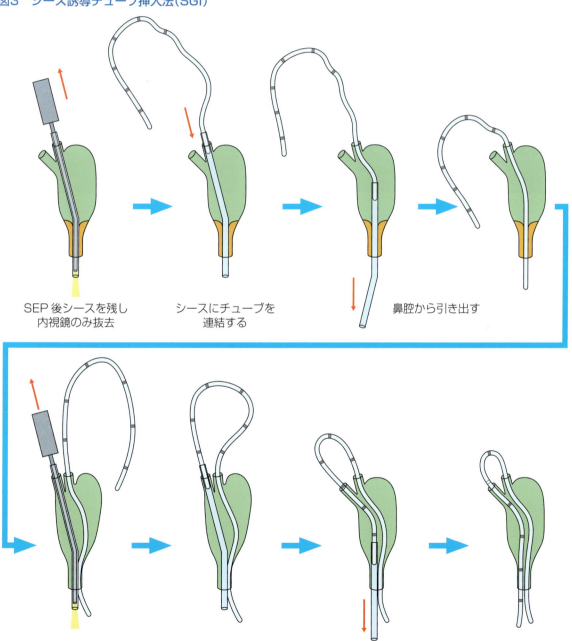

図3　シース誘導チューブ挿入法(SGI)

SGIの注意点とコツ

- シースと涙管チューブの連結をしっかりと行うこと。
- まれに涙道の全長が長い症例もある。シースが埋没してしまわないよう，少し長いシースも用意しておくとよい。
- 対側からのSEPを行う際，すでに挿入されているチューブとシースとの間に涙道粘膜が噛みこんで，粘膜ブリッジ（仮道）を形成しないように注意が必要である（図4）。
- チューブ内に希釈したフルオレセインを注入しておくと，涙道内視鏡下でチューブが視認しやすくなる（図5）。

図4　粘膜ブリッジ（仮道）形成
単一管腔に入らず粘膜下に迷入しているチューブ（▶）。

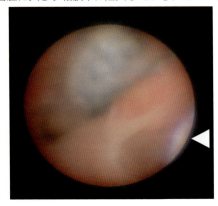

図5　希釈したフルオレセインを注入した涙管チューブ

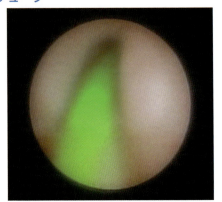

Q1 鼻涙管閉塞であることは確認できたのですが，どこを穿破してよいのかわかりません。

A1 通常の鼻涙管閉塞であれば多くの症例でdimple（凹み）が確認できると思いますが，病歴が長かったりすると確かに穿破する場所に戸惑う症例も存在します。涙嚢内をよく観察することはもちろん，涙道内視鏡の方向も確認してください。閉塞の中心部をシース先端で押してみて比較的軟らかい部分からSEPを始めてみてください。少し進んだら涙道内視鏡を引いて全体像を確認する動作を繰り返します。組織の疎な部分を探し当てて進んでいくのがコツです。また，涙道内視鏡を回転させることで方向転換ができますので，残存した鼻涙管を見落とさないように気をつけて下さい。閉塞が硬い場合でも遠位の鼻涙管が残っている場合がありますので，方向性を確認したらDEPなどで穿破を試みます。残存した鼻涙管が発見できれば以降の操作を続行します。硬い閉塞が続くようなら涙嚢鼻腔吻合術にコンバートするのがよいと考えています。

涙道

涙小管結石（涙小管炎）

疾患概念
- 涙小管結石は涙小管炎に伴ってできる菌石である。
- 涙嚢・鼻涙管内にできる涙石とは異なり，涙小管炎にできる菌石は感染に伴って形成される。逆に涙石は感染の足場となることがある。

治療の方法
- 原因菌として多い放線菌をターゲットとしたペニシリン系点眼による殺菌。他の細菌，真菌，ウイルスが原因の場合は効果がない。
- 鋭匙による掻爬による菌石の機械的除去。
- 涙小管から菌石を圧出する圧出法。

治療
- 著者は，菌石を涙小管粘膜より浮かせる目的で鋭匙で軽く表面をなぞり，浮いてきた粘膜を圧出にて涙小管外に押し出す方法で行っている。
- 鋭匙だけでこすり落とす方法は涙小管粘膜を傷つけ癒着による涙小管閉塞を起こす場合があり，また圧出だけでは涙小管粘膜に菌石が嵌頓して菌石の取り残しから再発になると考える。

使用する器具
- ①Wilder涙点拡張針，②5mLシリンジ×1本，③涙洗針（一段針・曲），④点眼麻酔薬，⑤鋭匙（小），⑥生理食塩水，⑦綿棒，⑧ベノキシール®（オキシブプロカイン）を用いて行う。

手順
- 著者が行っている涙小管掻爬の手順を述べる。
① 点眼麻酔下に上下ともWilder涙点拡張針を用いて涙点拡張を十分行う。この際出血を起こすことがあるがひるまず鋭匙（小）が十分入る大きさまで拡張する。
② 5mLシリンジにベノキシール®を満たして涙洗針（一段針・曲）を装着し，上下涙点より通水麻酔をする。涙道通過障害がないことが多いので，涙洗針の先は涙小管内に留まらせて，ゆっくり涙点側に逆流する要領で行う。この際，眼瞼の腫脹や過度の疼痛がみられる場合は涙点拡張時に涙小管粘膜を損傷している場合がある。
③ 鋭匙を内総涙点付近まで侵入させ，内総涙点から涙点へと軽く粘膜表面を滑らせる。あまり強く行うと涙小管癒着になるので気をつける。この要領で全周から菌石を浮かせる。
④ 綿棒を瞼結膜側に入れ，皮膚側を指で把持して，内総涙点から涙点に向けて涙小管をしごき，菌石を涙点から排出する(図1)。涙小管内の炎症性ポリープは圧出で涙点から脱落することも多い(図2)。

図1　左下涙小管炎の掻爬後の圧出
内総涙点から涙点側へ指と綿棒を使い菌石を圧出していく。

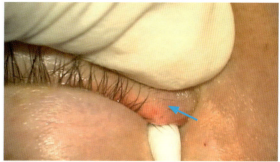
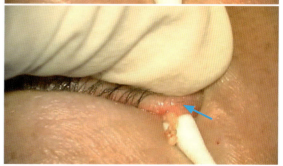

図2　炎症性ポリープの涙点からの脱落と菌石の排出

ゼリー状のポリープの多くは圧出時に涙点から排出される。菌石の色調も黄色，茶褐色，緑色，黒色とさまざまである。

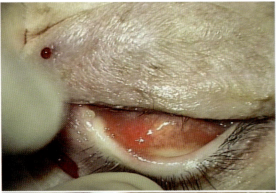
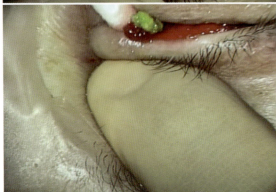
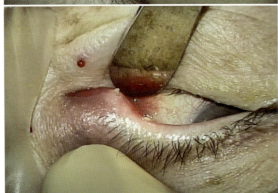

⑤④を何度か繰り返す。
⑥内総涙点閉塞がある場合は閉塞解除は行わず，対側から通水し，涙小管内をしっかり洗い流す。菌石が消失したら涙道閉塞を解除し涙管チューブを留置する(図3)。
⑦涙道内視鏡がある場合は，菌石の取り残しがないか確認する(図4)。

図3　内総涙点閉塞合併涙小管炎

対側から通水して水流で菌石を排出するのも有効である。

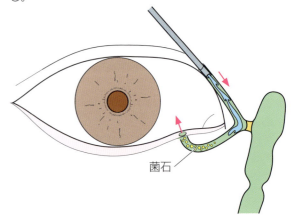

図4 涙道内視鏡を用いての涙小管炎の観察
涙道内視鏡は必須ではないがあると便利である。
①菌石の観察だけでなく，②シースを用いて菌石を下鼻道まで誘導したり，③シースで菌石をcaptureして涙点外まで引っ張ってきたり，④涙道閉塞合併例ではチューブ留置後にも取り残しがないか再確認することが重要である。
青矢印：チューブ，赤矢印：菌石

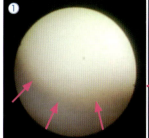
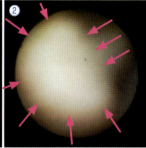
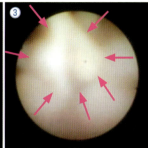
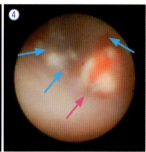

 涙道内視鏡がないと涙小管炎の治療はできないのでしょうか？

 そのようなことはありません。涙小管炎はとても古い疾患概念で涙道内視鏡が出現する以前からありました。涙道内視鏡がなくても治療可能です。強いて言えば涙道内視鏡が涙小管炎の治療に有用と考えられるのは①涙道閉塞合併涙小管炎のとき，②再発涙小管炎の治療後の菌石の除去を確実に確認するとき，③涙小管粘膜に憩室ができ菌石が嵌頓しているときに内視鏡下に直接見て除去したいとき，でしょうか。涙道内視鏡があれば手術の幅は広がり，確実性は増しますが「ないと手術できない」ということではありません。

涙道

涙嚢鼻腔吻合術

手術概要
- 涙嚢鼻腔吻合術鼻内法（endonasal dacryocystorhinostomy；En-DCR）は涙道と鼻腔との間を繋ぐ鼻涙管閉塞の手術治療として基本的な術式である。
- 鼻涙管と鼻腔を繋ぐためには，骨性涙道を構成する上顎骨，涙骨を削開する必要がある。
- 皮膚を切開して骨を切除する鼻外法と，鼻内視鏡下に骨を切除する鼻内法がある。
- DCRの治癒率は高い。

涙道の解剖
- 涙道は涙点，涙小管，涙嚢，鼻涙管の膜性涙道（図1）と，上顎骨，涙骨，下鼻甲介からなる骨性涙道から構成される。
- 涙道周辺の骨は，顔面正面では鼻骨(nasal bone)，上顎骨(maxilla)が存在する。
- 鼻腔内では中鼻甲介(middle nasal concha)，下鼻甲介(inferior nasal concha)，鼻中隔(nasal septum)が観察される（図2）。
- 骨性鼻涙管の薄い骨（上顎骨前頭突起と涙骨）にDCRの骨窓を作製する（図3）。
- 涙骨上顎骨縫合(maxillary line)より後方の涙骨は大変薄い。
- 涙骨から後方には鉤状突起(uncinate process of ethmoid bone)，半月裂孔(similunar hiatus)，篩骨胞(ethmoid bulla)がある。涙骨も含め大変薄い骨になっている（図4）。
- 篩骨の耳側には眼窩が位置し，その境界は篩骨眼窩板(orbital plate of ethmoid bone)や紙様板とよばれる。眼窩に入ると，眼球周辺脂肪組織，内直筋，眼球が存在する。

図1 涙道
涙点から涙小管，鼻涙管を切開し内腔を露出。涙小管の長さ，涙嚢の大きさ，鼻涙管の下方への広がりに注目。

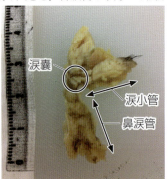

適応疾患
- 鼻涙管閉塞，涙嚢炎。

図2 涙道周辺の骨を鼻腔から（右）

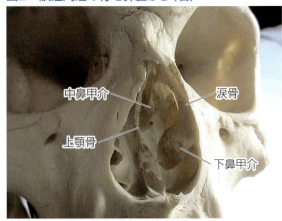

図3 涙道周辺の骨（左眼窩から）

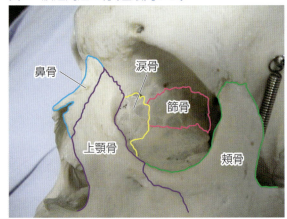

図4 左鼻腔
赤線：涙道の走行

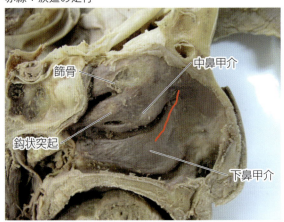

手術手技

麻酔
- 中鼻道に2%キシロカイン®とボスミン液®を1：1で混合した液に浸したタンポンガーゼを，吻合孔を作製する予定の中鼻甲介付着部周辺に挿入し，鼻粘膜を収縮麻酔する。
- 2%キシロカイン®で前篩骨神経ブロック麻酔，滑車下神経ブロック麻酔をし，2%キシロカイン®を涙道内に注入し涙道内を麻酔する。

鼻内法
- 鼻内視鏡で鼻腔を観察すると，中鼻道には，中鼻甲介，中鼻道外壁，下鼻甲介，鼻中隔が観察できる(図5)。
- 涙道は中鼻甲介の付着部から下方，上顎骨のふくらみをもった鼻粘膜のライン上(maxillary line)に存在する。
- 涙道内視鏡を涙点から挿入し涙道閉塞部位を確認する。シースを残し光ファイバーに置き換え，総涙小管の高さに固定した透過光を骨窓作製部位の目安とする。
- 鼻内視鏡は左手に持ち，鼻孔の腹側に当て固定し術野を確保する。器具は右手に持ち，鼻内視鏡の下から出し入れをする。鼻粘膜に器具が触れると，出血，腫脹するため，手術と関係のない粘膜に極力触れず，器具の出し入れの回数は少なくし，余分な出血を避ける。
- 術中視野を広く保つために術前処置の工夫や手術時間を短縮する。
- 鼻内視鏡にエンドスクラブを装着すると，内視鏡先端の血液などの汚れの付着をぬぐうために鼻外に内視鏡を出す必要がなくなり，鼻内視鏡の出し入れをせず綺麗な画像を確保できる。
- 涙道はmaxillary lineに沿って存在する。鼻粘膜を2%キシロカイン®にて麻酔する。
- 鼻粘膜をトライカットブレードで切除する。
- 骨壁が露出したら，先端をバーに変更し，涙道内視鏡または涙道内に挿入された光を目安に，涙道に沿う感じで骨を削って骨窓を作製する(図6)。涙点から挿入している光源をほぼ水平とし，その位置が上顎骨を削る上端とする。下端は可能であれば，下鼻甲介の付け根まで削る。背側は涙骨を除去する。涙道周辺の骨をできるだけ残さないように除去する。
- 露出した涙嚢および鼻涙管を穿刀で切開する(図7)。上端および下端で水平方向に切開を加え観音開きとしてもよい。涙嚢内腔に涙石などが残存していないか確認し，涙石が存在するときには鼻腔から鑷子，鉗子を用いて排出する。
- 涙道粘膜を大きく展開することにより，大きな吻合孔を作製できる。
- 涙道内視鏡観察下に確実に涙道内にシースガイドにステントを挿入する。涙道内視鏡で涙小管にも病変がある場合には，ステント挿入が必要である。
- 吻合孔周辺にタンポンガーゼを詰め手術を終える。

図6 ドリルで涙道周辺の骨を削開しているところ

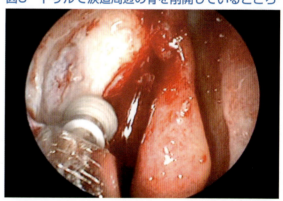

図5 鼻腔(右側，鼻内視鏡で観察)

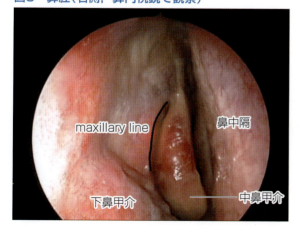

図7 涙嚢を剪刀で切開，鼻腔に排膿しているところ

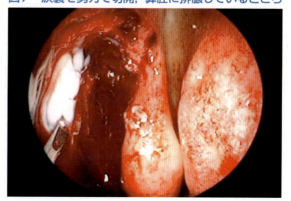

鼻外法

- 鼻正中線と内眼角を結んだ線の中央から鼻翼に向けて，レーザーメスにて約2cmの皮膚切開を加える。
- 2本の骨膜剥離子を用いて，眼輪筋などを鈍的に剥離する。内眼角動脈を傷つけないように注意する。開創器を用いて術野を確保する。
- 前涙嚢稜の縁から骨膜剥離子を骨膜下に挿入し，涙嚢―鼻涙管の鼻側を涙嚢窩―骨性鼻涙管から骨膜ごと剥離する。
- 涙嚢と涙嚢窩の間に骨膜剥離子入れて涙嚢を保護し，ドリルまたはノミで前涙嚢稜を削っていく(図8)。
- 前涙嚢稜と鼻骨上顎縫合の間に平行に約1cmの切開を加え，それと直角に骨膜剥離子入れて涙嚢を保護しながら上顎骨に上下に骨上顎縫合に達するまで切開を加える。骨片を有鈎鑷子で涙骨上顎縫合からはずすように，ゆすりながら取る(bony flap法)。骨窓が小さい場合は，ドリル，ノミ，骨彫器を用いて，骨窓を広げる。さらに骨窓を広げたいときには，薄い涙骨の一部をピンセットなどで取り除く。涙嚢と鼻粘膜の間に介在する骨 (bony dike)が残らないように除去する。
- レーザーメスにて涙嚢の長軸方向に切開する(図9)。その両端より後方に切開し，後弁とする。
- 鼻粘膜弁にレーザーメスで切開を加え前弁とする。
- 涙点からプローブを挿入し，涙小管狭窄，閉塞が存在する場合は涙嚢側から閉塞の原因となっている増殖膜を切開，場合によっては切除する。
- 鼻粘膜後弁と涙嚢後弁を6-0ナイロン糸で1～2糸縫合する。深い術野では縫合が難しい場合があるので，その場合は無理して縫合する必要はなく，後述する前弁同士の縫合のみでよい。涙点からステントを挿入する。その上にタンポンガーゼまたはベスキチン®をかぶせ，骨窓から鼻腔へと出しておく。
- 鼻粘膜前弁と涙嚢断端を6-0ナイロン糸で2糸縫合する。
- 皮膚の断端を合わせ，7-0ナイロン糸で3糸縫合する。
- 鼻腔内，吻合孔周辺に，ベスキチン®，タンポンガーゼなどを挿入しておく。

図8 前涙嚢稜を削っているところ

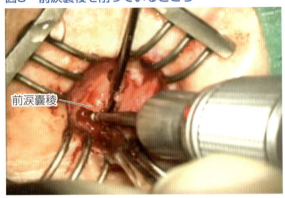

図9 涙嚢切開

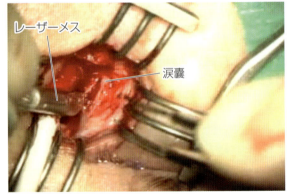

 鼻涙管閉塞，慢性涙嚢炎に対して抗菌薬はどのように使ったらよいでしょうか？

 鼻涙管閉塞に伴う涙嚢炎に対して抗菌薬点眼，内服を継続することによって，眼分泌物からの多剤耐性菌検出率が高くなり，起炎菌となる場合には治療に難渋する場合もあるため，漫然と保存的治療を続けないことが大切です。

Q2 鼻の内視鏡を使用するときには，どのようなことに注意したらよいでしょうか？

A2 鼻腔内での操作は鼻内視鏡と器具を双手で持つため，鼻腔内操作に慣れることが大切です。また，内視鏡画像は2次元画像であるため，3次元の構築をしながらの手術操作が必要です。そのためには，涙道周囲の解剖学的知識の理解が必須です。今後3次元画像で観察できる内視鏡機器が使われるようになると，涙道周辺の解剖の理解が深まり，さらに安全で確実な手術が可能になることでしょう。

涙道の背側には篩骨眼窩板(orbital plate of ethmoid bone)とよばれる薄い骨がありますが，ここまで手術操作が及んではいけません(図10)。

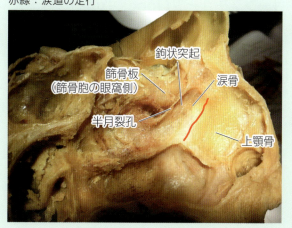

図10 鼻腔(左)
中鼻甲介，下鼻甲介，篩骨を摘出したところ。
赤線：涙道の走行

鉤状突起
篩骨板 (篩骨胞の眼窩側)
涙骨
半月裂孔
上顎骨

Q3 術中術後の出血への対応はどうしたらよいでしょうか？

A3 手術中の出血に対しては，出血部にボスミン®液に浸したタンポンガーゼを当て，数分待ちましょう。それでも止血できないときには，凝固器を使用しましょう。
全身麻酔で血圧管理下に手術をすると，覚醒してから思わぬ出血をすることがあります。挿入したタンポンガーゼを抜いて，鼻腔内の出血点を確認し，凝固しましょう。

Q4 抗凝固・抗血小板療法を受けている患者への手術はどうしたらよいでしょうか？

A4 体の状態によっては，休薬できない場合もあります。出血を伴う手術であるため注意が必要でありますが，可視下手術のため止血対応ができますので，手術は可能と考えます。服用を休止しての手術の場合に比べ，出血量が増えます。患者への説明，ならびに術者も凝固などの止血操作を確実にすることが大切です。
術中は出血点の凝固をしっかりとし，できるだけ出血のない状態でタンポンガーゼを挿入します。術後鼻腔からタンポンガーゼを抜去する際にも，必ず鼻腔を確認し出血していれば，再度タンポンガーゼを挿入し，2，3日様子をみてタンポンガーゼを抜去し，必ず止血しているかどうかを確認します。場合によっては鼻腔観察下に凝固止血し，タンポンガーゼを再挿入します。

Q5 術後の処置はどのようにしたらよいでしょうか？

A5 ベスキチン®，ガーゼ類の鼻腔パッキングは2日後に抜去して経過観察します。ステントを挿入した場合は，吻合孔の鼻粘膜が再生していれば1カ月半程度で抜去しましょう。

涙道

ジョーンズチューブ設置を用いた結膜涙嚢鼻腔吻合術

ジョーンズチューブ(Jones Tube)とは
- 本来は1963年にLester Jones博士が発表した耐熱ガラス製の涙道ステントを指す。
- 再建不能の涙道閉塞に対し，涙湖から鼻腔に直接導涙するためのバイパスを確保するステントである。現在は同種のものの総称としてよばれることも多く，数社がそれぞれ独自のものを生産している。フランスのFCIで生産・販売されているStopLoss™（http://www.fci-ophthalmics.com/stents-tubes#stoploss）が最近の注目商品(図1①)。
- わが国の厚生労働省の認可品はない。使用する場合は，海外の眼形成再建外科学会の展示コーナーで購入，個人輸入，あるいは医師の裁量と自己責任でコピー品を自作(図1②)，などの方法で調達する。

ステント設置例
- 経過のよいステント設置例を図2に示す。
- 49歳，女性。左涙小管閉塞grade 3に対して18mmのステントを設置後1年7カ月。
- 流涙症状は消失。涙丘が押さえ込まれた眼瞼の形態がステント設置眼の特徴(図2②)。顔をやや右に向かせ，下眼瞼を指で下げるとステントの入り口が見える(図2④)。鼻をすするように吸気させると，涙液が吸い込まれるのが観察される。中鼻道にはステントの出口が見える(図2③)。

導涙のしくみ
- 吸気時に発生するステント内腔の陰圧＞ステント周囲の組織間隙からの毛細管現象。
- ステントは短いほど導涙に有利。

適応
- 重症涙小管閉塞(grade 3など再建困難症例と再建後の再発症例)，陳旧性涙小管断裂，機能性流涙，単機能涙小管(上下のいずれか一方が閉塞している涙小管)で涙嚢鼻腔吻合術(dacryocystorhinostomy；DCR)が流涙改善に奏効しない症例など。

禁忌
- 涙嚢炎患者のほか，テニスやバドミントン，ラグビー，サッカー，格闘技などのスポーツをする患者(後述の眼外傷リスクのため)。

考慮すべき鼻内の解剖学的条件
- 狭鼻腔では設置が難しい。
- 鼻中隔弯曲が原因の場合は，あらかじめ耳鼻科に鼻中隔形成を依頼する。

図1 涙道ステント
①StopLoss™ (FCI)

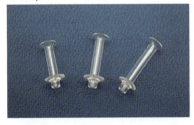

②著者自作のガラス管。全長15，17，18mmの3種類。外径はいずれも3mm。

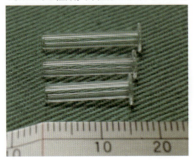

図2 ステント設置の一例
ステントは後下方に傾斜した状態で安定。

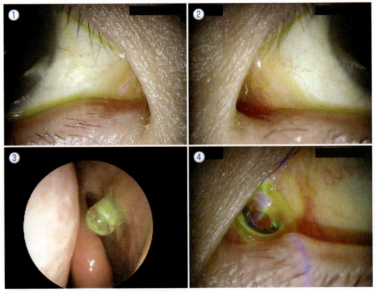

- 中鼻甲介がじゃまになる場合は術中に部分切除が必要。中鼻甲介部分切除は，通常のDCR鼻内法のときに習得しておく。

手術手技

- 著者は主に鼻内法でステント設置を行っている。DCR完成に続いて，以下の手順でステント設置にとりかかる。
① No.11メスを刺入して涙小管バイパスを作る。刺入位置は，涙丘と下眼瞼の間の溝で内眼角に近いところ（図3①）。涙丘の山頂付近からの刺入では，術後に球結膜が絡みついたり，ステントが埋没したりして機能不全となる。
② 鼻内にメスの先端を出す。内総涙点よりやや後下方を狙って展開した涙囊粘膜を貫く。助手に鼻内視鏡を持たせるとよい（図3②）。
③ 眼科剪刀を用い，バイパス内の眼窩脂肪内の結合線維を寄り分ける（図3③，④）。
④ Bowmanブジーをステントの内腔に通し，これをスライダーとしてステントを挿入する（図3⑤，⑥）。初回手術では18mmステントを用いる。
⑤ ステントの出口が中鼻甲介で塞がれていないか確認する（図3⑦）。塞がれていれば，中鼻甲介を部分切除して出口を開放する。
⑥ つば部分に6-0ナイロン糸を巻き，涙点より内側の眼瞼に通糸して固定する（図3⑧）。

- 涙小管の再建が期待できる場合は，まず鼻外法で骨窓を作る。続いて逆行性プロービングで涙小管の再開通を試み，奏効しないときだけ初回手術でステント設置を行う。コツは鼻内法とおおむね同じ。ただし涙小管バイパスの作製とステント挿入は前弁縫合の前に行う。

図3 術式の実際
図2と同一症例

① メスの刺入
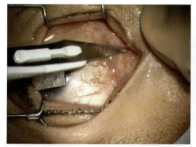

② 涙囊を貫く
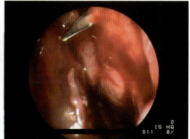

③ 眼科剪刀の使用
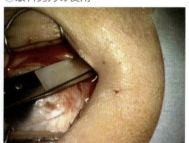

④ 涙囊貫通部をしっかり拡張
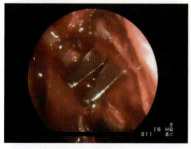

⑤ ステントの挿入
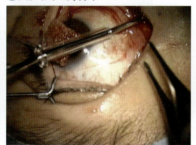

⑥ 挿入完了
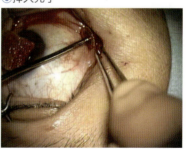

⑦ ステント出口の確認
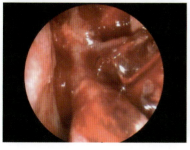

⑧ 縫合
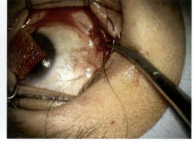

術後管理
- ステントは，内部の白色堆積物と外部の鼻垢で汚れる(図4, 5)。まれに数年間放置してもきれいな症例もあるが，通常は1～数カ月ごとのクリーニング処置が必要である。
- 涙洗とステント外部の汚れ除去，必要に応じて内部のブラッシングを行う(図6, 7)。汚れが顕著な場合は，ステントを新品に交換する。涙湖に接するつば部分も眼脂が絡みつくので，若い患者なら歯間ブラシを自分で購入させ，日頃の清潔を自己管理させてもよい。

患者とのコミュニケーション
術前の患者説明
- 厚生労働省の認可した手術ではない(保険未収載手術)。
- しかし世界中で，涙で困っている人のために50年以上の伝統がある。
- スポーツや自動車事故で打撲してステントが割れた場合，眼外傷を生じる危険性がある。
- 一度の手術で終生調子がよいのは約半分である。
- 徐々に機能不良となって再手術やステント交換をすることがある。

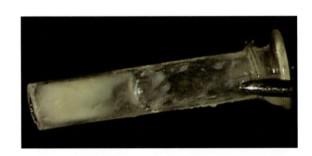

図4 ステント内部の堆積物
78歳，女性。ステント交換のため取り出した。

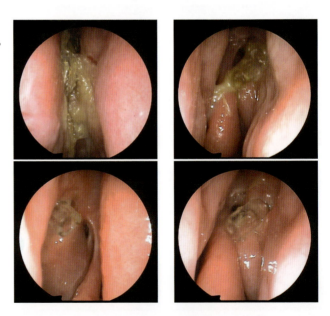

図5 ステント外部の鼻垢固着
82歳，女性。2カ月ぶりの受診時の両鼻腔。上段は処置前，下段は処置後。

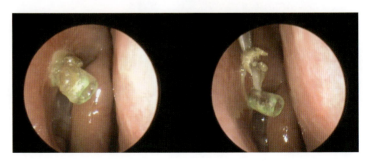

図6 鼻垢の除去
ピンセットでむしり取る。

- ステントは放っておくと汚れるので，掃除するための通院が必要。
- 不都合があればいつでも取りはずし可能。また再設置も可能。
- 合併症はDCR一般にみられる鼻出血のほか，埋没，脱出，角膜や結膜の炎症。

術後の患者教育
- 涙が溜まったら，鼻水をすする要領で眼表面涙液を吸引すること。
- 毎日鼻をつまんで吸気し，通気状態を自己確認すること。
- 通気が悪い場合は早めに受診すること。
- 鼻をかんだり，くしゃみをしたりする際には必ず閉瞼すること。

図7　ブラッシング
歯科用極細ブラシ(ラバーマイクロブラシ・イエロー（Ciメディカル))で堆積物をこすり落とす。

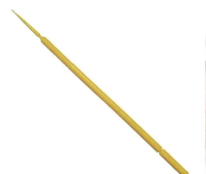 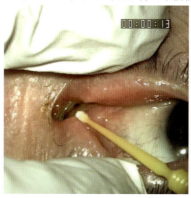 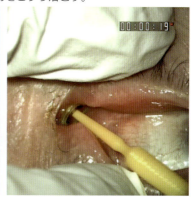

Q 白内障手術はできますか？

A ステント設置眼では，鼻内の雑菌が眼表面に逆流します。したがって白内障術後眼内炎リスクは高いと考えられます。術場で執刀直前に新品のステントに交換し，白内障手術は必ず縫合して終了します。著者は，高齢の患者ではステント設置前に白内障手術を済ませています。

涙小管断裂手術のコツ

涙小管断裂
- 涙小管断裂は主に眼瞼裂傷などの外傷に伴って生じる。
- 経過とともに涙小管の周囲組織の瘢痕化によって涙小管断端の発見が困難となる。また，周囲組織が瘢痕化してしまうと，たとえ涙小管を再建できたとしても導涙機能が回復せず流涙が残ることがあり，できるだけ早期に縫合する必要がある。

所見および検査
- 眼瞼の内側部に裂傷があれば，涙小管断裂を疑う（図1，2，3①）。
- 涙点からブジーを挿入し，断裂の有無と断裂していた場合はその部位を確認する。

治療法
- 手術の際に局所麻酔薬を周囲組織に注射すると組織の腫脹をきたし，断端の捜索が困難となる。そのため，無理をせず全身麻酔下に手術を行うことが望ましい。ただし，両側の断端が明らかであるなど，縫合が容易な場合は局所麻酔下に手術を行ってもよい。
- 組織を不必要に鑷子などで把持したり，過度に凝固止血を行ったりすると組織の挫滅，腫脹をきたし，涙小管の捜索が難しくなるため，組織をていねいに扱うことを心がける。出血のコントロールには外用ボスミン®（アドレナリン）を浸した小綿などを使用するとよい。また，凝固止血する場合は，出血点をよく確認しピンポイントで止血する。
- 通常，涙小管は背側に向かってHorner筋内を走行し，内眥靱帯の背側に存在する内総涙点で涙嚢に接続する。これらの解剖学的な涙小管の走行をイメージして，釣り針鈎や牽引糸などを用いて少しずつ組織を展開し，深部に向かって断端を捜索する。
- 涙小管断端は灰白色のリング状に見える（図3②）。
- 涙点から近い部分で断裂していていた場合，涙小管は瞼縁の近くを走行しているため，比較的，断端を発見しやすいが，断裂部が深部であれば鼻側断端は断裂したHorner筋によって深部に引き込まれることがある。
- 上下の涙小管のうち，断裂していないほうの涙点から通水し，断端からの逆流で断裂部を確認する方法もある。ただし，不必要に高圧で通水検査を行うと，周囲組織が浮腫を起こすため注意する。
- 健側の涙点から涙嚢までブジーや涙管チューブを挿入し，鑷子などで上記の固い感触を確認することで内総涙点の場所を推測できる。深部で断裂した場合，断端は内総涙点方向に引き込まれており，その付近を捜索する。
- 断端を発見後，涙管チューブを挿入する（図3②）。
- 涙小管は9-0ナイロン糸などで2～3針縫合する。
- 次にHorner筋を含めた周囲組織を7-0ナイロン糸などで縫合する。開閉瞼時に眼輪筋とHorner筋の収縮，弛緩によって涙小管と涙嚢は連動してポンプとして働く。涙小管の縫合が難しい場合でも，Horner筋を含む周囲組織を縫合しておくことが重要である（図3③）。
- 最後に，裂けた皮膚を縫合する。裂けた皮膚は収縮し，凝血塊などで固まっているため，生理食塩水などで湿らせたガーゼをあてて凝血塊を除去するとともに皮膚をふやかして皮膚の創縁を確認す

図1　左上涙小管断裂

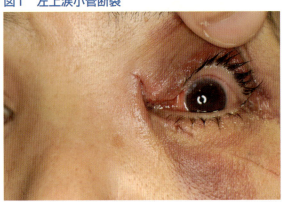

図2　左下涙小管断裂

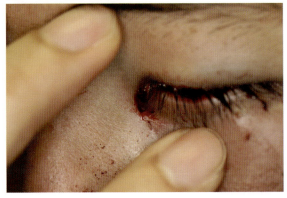

る。裂傷の程度がひどくても，組織欠損をきたしていることはほぼなく，創縁のどの部分が合致するか考えながら縫合する(図3④⑤)。
- 内眥靱帯が断裂し完全に眼瞼が離開している場合は，内眥の形態を回復させるため6-0ナイロン糸などで瞼板と内眥靱帯を通糸し固定する。

術後管理
- 術後の組織炎症や涙管チューブに対する異物反応を予防するためステロイド点眼(0.1％フルオメソロン®1日4回など) を使用する。抗菌薬点眼は必要に応じて使用する。
- 皮膚縫合の抜糸は1週間前後で行う。
- 通水は，術後1カ月前後は行わず経過を診る。
- 涙管チューブは術後数カ月留置する。通水にて抵抗がある時期は抜去せず，長期間留置するのが望ましい。

図3 右下涙小管断裂の手術
① 術前
② 涙小管断端に涙管チューブを挿入する
③ 涙小管周囲組織をしっかり寄せて縫合する
④ 裂けた皮膚を合わせて縫合する
⑤ 手術終了時
※②〜⑤はsurgeon's view

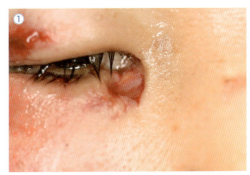
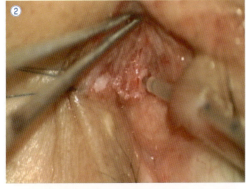
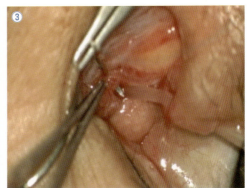
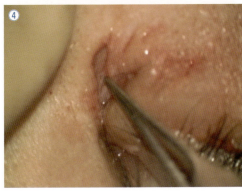
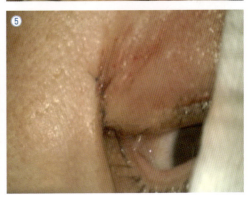

Q 涙小管を見つけるコツは？

A 強拡大で涙小管断端を必死に探しても発見できない場合は，捜索する部位が誤っている可能性があります。一息ついて弱拡大にし，離開した眼瞼を鑷子などで把持して本来の位置に持って行き，解剖学的な涙小管の走行をイメージします。涙小管断端の位置を推測してもう一度強拡大で断端を捜索します。

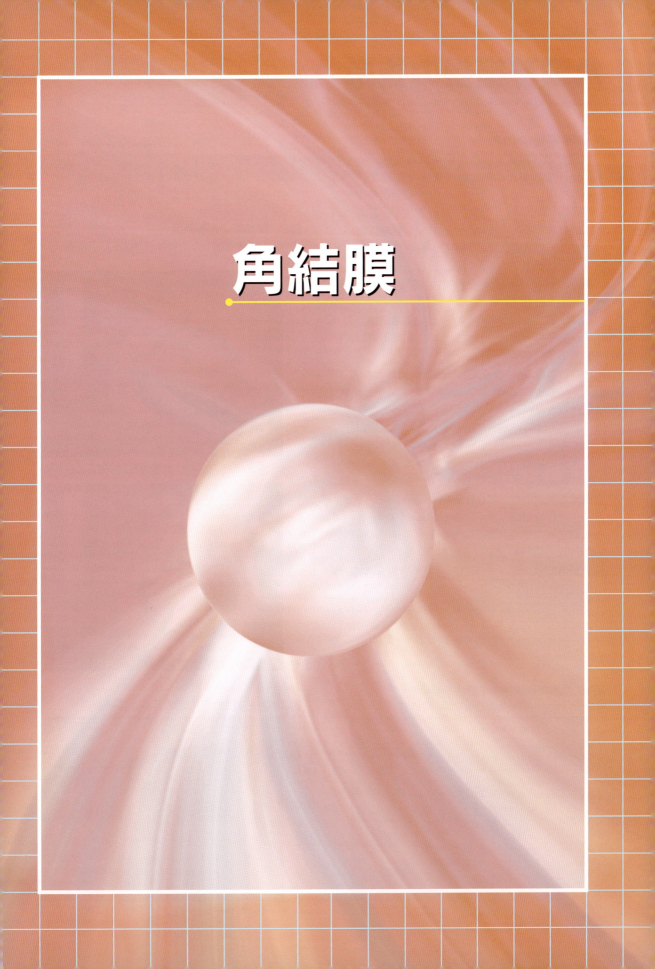

角結膜

角膜移植後の抜糸

角膜移植後の抜糸
- 全層角膜移植術や表層角膜移植術では，多くのケースで10-0ナイロン糸のような反応性の少ない糸を用いて縫合を行っており，結紮部位が角膜実質内に埋没され，炎症や血管新生が生じなければ縫合糸をそのままにしたとしても問題はない。
- ただし，縫合糸に緩みが生じた場合，縫合糸に対する血管新生が生じた場合，縫合糸感染が生じた場合，乱視の軽減などを目的に，術後抜糸を行う。

所見および検査
- 術後早期では縫合糸のテンションが適正か，ノット(結び目)が埋没されているか，細隙灯顕微鏡検査でよく観察する。
- 縫合糸の緩みは，上皮障害や感染の原因となる(図1)。
- 術後数カ月経過すると縫合糸に向かって血管新生を生じ，さらに進行すると糸に沿って血管が伸びてくることがある。ドナー角膜への血管新生は拒絶反応の危険因子であり，術後時間が経過していれば抜糸することが望ましい。
- 血管新生が生じた部位は組織の収縮が強いことから，縫合糸が緩みやすいことがある。
- 乱視軽減のための抜糸における乱視評価は前眼部OCTなど角膜形状解析装置を用いる。
- 単結紮ではスティープな方向の糸を抜糸する(選択的抜糸)(図2)。
- 連続縫合では，縫合糸を弱主径線から強主径線方向にたぐり寄せるアジャストを術後早期では行う。術後ある程度経過すると，上皮化や組織の癒着によりアジャストが困難になるため，術後3カ月までをめどに行う。
- 抜糸により拒絶反応が誘発されることもあり，処置後注意深い観察を要する(図3)。

図2 単結紮による乱視
① 強い倒乱視となっており(-7D程度)，3時9時方向のスティープな部位の糸を抜糸した。

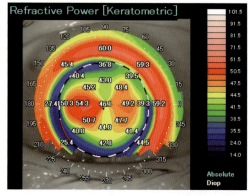

② 抜糸後。乱視の軽減(-3D程度)と近視化を認めた。

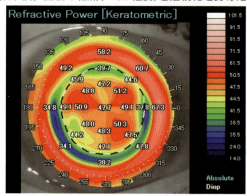

図1 全層角膜移植後の縫合糸感染
縫合糸ならびに擦過培養からMSSAが検出された。

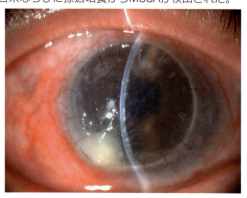

図3 抜糸後1カ月に認められた拒絶反応

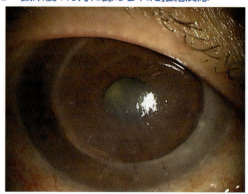

処置

- 緩みが生じている場合，すでに縫合の効果は失われており，速やかに抜糸を行う。術後早期で抜糸による創離開のリスクが懸念される場合，躊躇なく追加縫合を行う(図4)。
- 単結紮の抜糸では，埋没したノットの位置を確認し，創離開予防のため，ノットが接合部位を通過しないように抜糸する(図5)。25G針やメスで縫合糸の一端を切り，結紮鑷子で軽く引っ張り抜糸する。

図4 術後緩み(青矢印)を認めた例
術後1カ月未満だったためその横に縫合を追加し(赤矢印)，緩んだ糸を抜糸した(青矢印)。

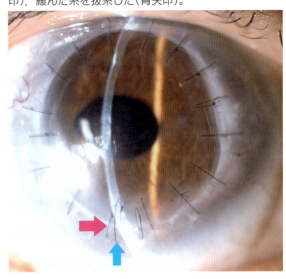

図5 単結紮の抜糸方法
①ノットがホスト側にあるのでドナー角膜側の端でメスを入れ切糸する。
②，③メスの峰で糸を浮かせる。
④ホスト側より糸を引っ張り抜糸する。

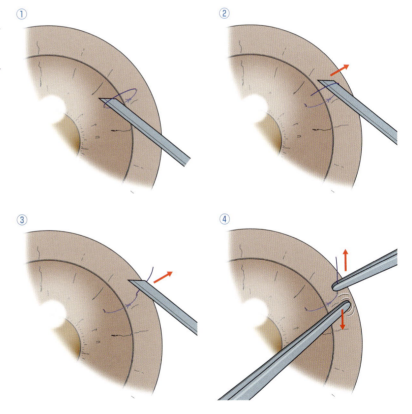

- 実質内に糸が残ってしまった場合，断端を鑷子でつまみ，引っ張りながら糸の根元をメスで切ると，断端は角膜実質内に埋没される(図6)。
- 連続縫合の場合は全抜糸となる。メスで移植片角膜の折り返しの部分を1つおきに切断し，その間の糸をメスの峰(背)の部分で引き上げて鑷子でつまみ抜糸する(図7)。
- 単結紮の抜糸と異なり，抜糸後の乱視の予測がつきにくく，乱視がさらに増悪することもある。その場合は処置後にハードコンタクトレンズ装用やcompression suture, astigmatism keratotomy, LASIKなどの外科的処置を考慮する。
- 術後早期に連続縫合が断裂した場合は創離開や接合部の段差が生じることもあるため，角膜縫合を追加する。

図6　糸の断端が出ているが引っ張っても抜けない場合

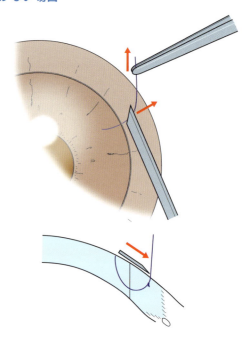

図7　連続縫合の抜糸方法

①，②メスで縫合糸の折り返しの部分を1つおきに切断する。
③，④その間の糸をメスの峰で引き上げ，鑷子でつまんで抜糸する。
①〜④の工程を繰り返し行い全抜糸する。

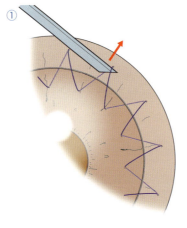
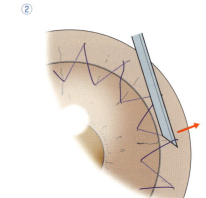
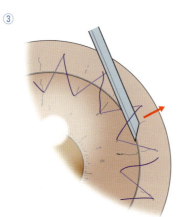
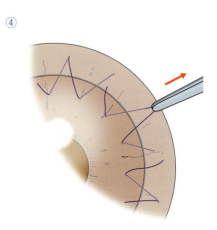

乱視調整のための抜糸時期はいつごろがよいのでしょうか？

 創の強度は，正常組織と比較して術後3カ月で約50％，術後6カ月で約70％程度，正常組織とほぼ同等近くなるには術後2〜3年を要するとされています。よって著者は最低でも術後6カ月以降，できれば1年経過してから抜糸を実施しています。

角結膜

翼状片手術のコツ

翼状片とは
- 結膜下組織が異常増殖をきたし，Bowman膜のバリアを越えて角膜内に侵入してきた状態のことである(図1)。
- 確たる発症原因は不明であるが，紫外線や塵芥などによる慢性刺激が原因といわれている。
- 大半が鼻側より生じるが，耳側，または鼻耳側から生じる場合もある。
- 瞳孔領を覆うと視力が低下するが，そこまで至らない場合でも，翼状片組織が角膜を横に引っ張る形になるため翼状片方向へのコマ収差が生じ，視機能悪化の原因となる(図2)。

所見および検査
翼状片の再発リスクを予想する
- 翼状片は適切に手術を行えば再発の頻度は低いが，一部に再発を繰り返す例があるのも事実である。これまでの報告では，翼状片体部の大きさ・翼状片の線維組織の厚さ・年齢・耳側あるいは鼻耳側発症であること・眼表面の慢性炎症などが再発のリスク因子になっているといわれている(図3)。
- 細隙灯顕微鏡検査にて，翼状片体部の大きさ・線維組織の厚さを入念に観察する。
- 偽翼状片との鑑別にもなるが，下方の瞼球癒着など，慢性炎症の存在を示唆する所見がないかについても入念に観察したほうがよい。

術式のシミュレーションを行う
- 初発例の場合，結膜弁移植で対応できる場合がほとんどであるが，180°近い大型の翼状片の場合は初回から羊膜移植を選択する必要がある(図4)。

図1 翼状片
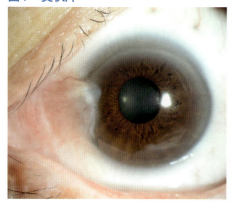

図2 図1と同症例の波面センサー（シミュレーション）像
翼状片に向かう方向にコマ収差が生じている。
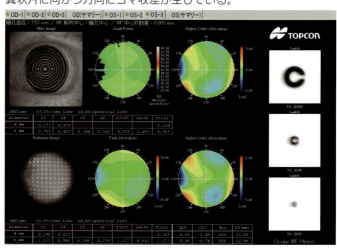

図3 耳鼻側発症の翼状片
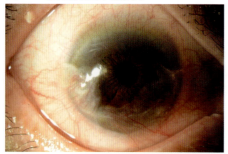

図4 非常に大型の耳側翼状片
初発例であるが非常に大型であり，結膜弁での被覆は困難であると考えられたため，羊膜移植を選択した。
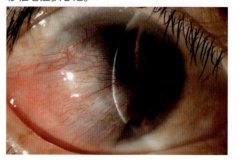

- 慢性の眼表面炎症がみられる場合は結膜の可動性が乏しいことが多く，定石である上方からの有茎弁移植が困難で，下方からの有茎弁や遊離弁が必要になることがある(図5)。
- 細隙灯顕微鏡検査の際に綿棒で結膜を動かしてみて，結膜の可動性を確認しておき，どのようなプランで手術をするか入念に計画を立てたほうがよい。

波面収差解析が適応の決定に有効である

- 一般的には瞳孔中心と角膜輪部を結ぶ直線の半分を翼状片先端が越えたら手術の適応とされているが，実際にはそれよりも侵入が軽度の翼状片でも像の歪みを訴える例がみられる。
- このような例に波面収差解析を行うと，前述のようにコマ収差が生じていることが多い。このため一見翼状片が軽度で矯正視力が良好であるにもかかわらず，自覚症状が悪い症例の手術適応を決定するうえで波面収差解析が非常に有効である。

翼状片手術の際のポイント

翼状片頭部の剥離

- 点眼麻酔のみでも手術は可能であるが，翼状片体部に2%ボスミン®入りキシロカイン®を注射しておくと，疼痛と術中出血が抑制されて手術がやりやすくなる。
- 翼状片頭部を剥離する際は，いきなりゴルフ刀や剪刀で切除をせずに，マイクロ有鉤鑷子で引き剥がすようにすると角膜上への組織残存が少なくなり，結果的に角膜への無駄な擦過や切除操作を抑えることができる(図6)。
- 鑷子での引き剥がしに抵抗がある場合には，有鉤鑷子を持ち上げた根元にゴルフ刀か剪刀を挿入し，角膜と平行に刃先を動かして切除を行う。
- 角膜上に翼状片組織が残存した場合もまずは有鉤鑷子で引き剥がしてみて，難しい場合にのみゴルフ刀や剪刀での除去を行う。
- ゴルフ刀の刃を立てて角膜実質をこする操作をあまり何度も行うと炎症による強い混濁をきたす原因となるため，極力避けたほうがよい。

結膜下線維組織の除去

- 角膜から剥離した翼状片の頭部を剪刀で切除する。結膜欠損部が小さいほうが後の再建がしやすいため，基本的には頭部のみの切除でよく，体部の切除は必要最小限とする。
- 結膜下線維組織を除去する際は，術者はまず無鉤鑷子で結膜を把持し，その下に剪刀を閉じた状態で滑り込ませ，後で開く，という操作を繰り返して結膜と線維組織をまず剥離する。
- その後有鉤鑷子に持ち替えて線維組織を把持して剪刀で切除する。その際線維組織の根元がきちんと見える範囲で切除するように心がける。結膜で根元が見えない状態で無理に切除を行うと結膜を巻き込んで孔を開けてしまうことがあるため，十分に注意する。
- 慣れないうちは助手に無鉤鑷子で結膜を把持してもらいながら行う方法もあるが，この場合も助手が結膜を引っ張りすぎると術者から見て死角が生じ，線維組織切除の際に結膜に孔を開けてしまうことがあるため，同様に注意が必要である。

マイトマイシンC（MMC）処理

- 初発例でも若年発症例に対しては，MMCの塗布と洗浄を行ったほうが再発のリスクを軽減させることができる。MQA®などのマイクロスポンジを剪刀で切って使用することが多いが，最近では糸つきのスポンジ(ベンシーツ®)が市販されており，これを用いれば術野にスポンジを忘れる危険がなくなる。

図5　緑内障点眼長期使用例
結膜に慢性の充血がみられ，可動性が悪いため，遊離弁移植を選択した。

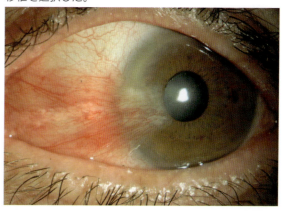

図6　翼状片頭部の剥離
最初は鑷子での剥離を試みて，抵抗がある場合はゴルフ刀や剪刀での切除に切り替える。

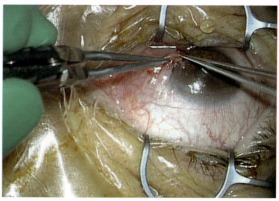

- 濃度については種々の報告があるが，著者の施設では線維柱帯切除術と同様に0.04％の濃度とし，時間は3分間に留めている。
- まれながらきわめて重篤な合併症である術後の強膜融解を防ぐため，スポンジは強膜露出部位には留置せず，結膜下に留置する。
- 洗浄は生理食塩水やラクテック®などで200mL程度行えば十分である。

結膜有茎弁での注意点

- 有茎弁の作製方法にはかなりのバリエーションがあるが，ここでは一般的によく用いられている上方からの結膜弁作製（河本式）について記載する。
- 翼状片頭部を切除した後に生じる結膜欠損部位の上下の距離と少なくとも同程度の長さで欠損部上方の輪部を切開し，さらに輪部切開の終端から経線方向に結膜欠損部の幅と同程度の切開を加える。
- 経線方向切開の終端から今度は結膜欠損部に向かう方向に輪部と平行の切開を行う（図7）。途中で有茎弁を結膜欠損部下端に合わせてみて（この場合，弁は約90°回転して輪部側が結膜欠損部の周辺側にくる），足りない場合は結膜切開を延長する。
- 有茎弁に隙間があると線維組織が侵入し，再発のリスクが高まるため，隙間のない弁の縫合が非常に重要である。このため有茎弁の下端は頭部の下端を強膜上に延長したラインをいくぶん越えるようにし，結膜同士だけではなく，術者から見て欠損部下端の結膜－強膜－有茎弁下端の結膜の順に通糸を行って弁をしっかり固定するとよい（図8）。基本的に2針で良好な固定が得られるが，隙間がみられる場合は適宜縫合を追加する。この部分がしっかり固定されていれば，他の部分は結膜同士の縫合のみで問題はない。
- 縫合糸は一般に7-0シルク糸が用いられていることが多いが，術後の異物感が強いこと，針が大きくて結膜断裂のリスクがあることから，著者の施設では8-0Vicryl®糸を用いている。
- 前述のように強膜を確実にすくって有茎弁を固定し，すべての縫合を2-1-1で行っていれば縫合不全や創離開のリスクは非常に少ない。
- 本法の場合は有茎弁上端への減張切開は特に必要としない。
- 最後に疼痛軽減と角膜上皮化促進の目的で治療用ソフトコンタクトレンズを装用する。

結膜遊離弁での注意点

- 遊離弁は一般的には上方から採取する場合が多いが，どこからでも採取は可能である。
- 翼状片頭部切除後の結膜欠損部位の大きさ（4mm四方程度）に合わせて採寸を行い，結膜下組織をさばいて結膜のみを採取する。慣れないうちは裏表がわからなくならないように，表側を皮膚ペンでマークしておく。
- 遊離弁の四隅を8-0Vicryl®糸で縫合するが，強膜をすくって弁がずれないようにしたほうがよい。また輪部側の角は輪部から少し離れた位置で縫うようにする。
- 次いで輪部を除く3辺の隙間を8-0Vicryl®糸で縫合する。
- 有茎弁移植と同様，最後に治療用ソフトコンタクトレンズを装用する。

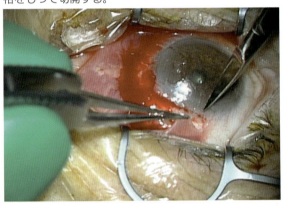

図7　有茎弁（上方）の作製
輪部切開の後，その終端から経線方向に切開を加える。輪部側の切開は結膜欠損部の長さぎりぎりとはせず，余裕をもって切開する。

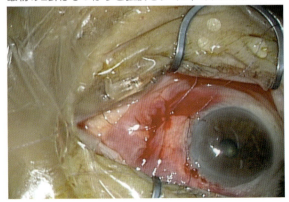

図8　有茎弁の縫着
最初の2針はしっかりと強膜をすくい，確実に固定する。

術後管理

- 術後は1週間程度で角膜が上皮化するので,それまでは治療用ソフトコンタクトレンズを載せておく。
- 抗菌薬とリン酸ベタメタゾン点眼を術後1カ月継続し,その後はフルオロメトロン点眼に切り替えて術後3カ月まで使用する。特にリン酸ベタメタゾン点眼中は,眼圧上昇に注意する。
- 急いで抜糸すると創部離開のリスクがあり,逆に糸が残ったままだと肉芽腫形成に至るリスクがあるため,8-0Vicryl®糸は術後10〜14日目を目安に抜糸する。
- 創部離開がみられた場合は,そのままにしておくと感染や強膜融解のリスクが高まるため,見つけ次第すぐに再縫合する(図9)。

図9 創部離開の例
すぐに再縫合が必要である。

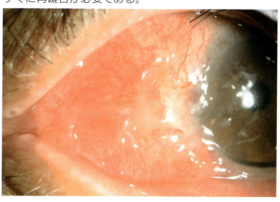

Q 翼状片手術での有茎弁は必ず上方から採取しなければいけないのでしょうか?

A 一般的には上方から採取することになっていますが,緑内障治療中で将来的に濾過手術を行う可能性がある症例では,できれば上方の結膜を温存しておきたいものです。このような場合,下方結膜が十分な伸展性を有している症例については,上方有茎弁にこだわらず下方有茎弁も選択肢の1つとしてよいと考えられます(図10)。

図10 下方有茎弁の例

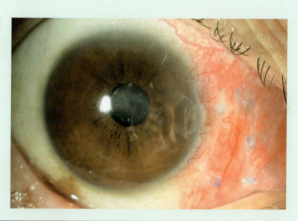

角結膜

涙点プラグ挿入のコツ

- 一般的にはまず点眼治療を行い，その効果が不十分な例でプラグ治療を選択する。
- 点眼治療をスキップしてプラグ治療を行うのは，フルオレセイン染色での涙液層破綻のパターンがarea breakを呈する場合である。
- プラグにはシリコーン製のものとコラーゲン製のものがあるが，涙点閉鎖の精度，留置期間ともに前者が優れており，その治療効果も高い。
- シリコーン製の涙点プラグは7種類あるが，通常の涙点の大きさでは，フリーサイズならFCI製(トーメーより販売)のパンクタルプラグ®Fもしくはイーグルビジョン製(ホワイトメディカルより販売)のイーグルプラグONE™，サイズ別ならスーパーイーグル®S, M, Lが推奨され，涙点径が非常に小さい場合はパンクタルプラグ®SS，大きい場合はパンクタルプラグ®Lを用いる。
- シリコーン製涙点プラグの副作用は，プラグの脱落が一番の問題であり，ときにバイオフィルムの発生やプラグの涙点への迷入といったこともプラグの種類により生じることがある。

涙点プラグの適応

- 一般的にドライアイに対しては，ジクアス®，ムコスタ®などの点眼治療から開始する。これらによってこれまで点眼では治療が困難であった症例に対しても治療効果がみられるようになった。
- 上述の点眼でも十分な治療効果が出ない例があり，角膜上皮障害で異物感などの自覚障害が強かったり，瞳孔中央部に残存する場合には視覚障害がみられる。このような例では，涙点を閉鎖して涙液量を増加させ，上記の症状を軽減，消失させることが必要になる。
- 涙液のbreak upのパターンがarea breakとなっている症例(図1)では通常の点眼治療では基本的に不十分であるため，点眼治療によらず，当初から涙点閉鎖により涙液量を著明に増量させることが必要となる。

涙点プラグの種類

- 涙点閉鎖の方法として現在使われているのが，涙点プラグもしくは外科的な涙点閉鎖である。
- 涙点プラグには液体のプラグであるコラーゲンプラグとシリコーン製プラグがある。
- コラーゲンプラグは涙点，涙小管にコラーゲンを注入しそれらを閉鎖させるが，注入したコラーゲンは注入後1カ月ほどで融解してしまうので効果期間は限定的であるうえ，涙点閉鎖効果もシリコーン製プラグに比較して低いことが知られている。そのため，通常，コラーゲンプラグはLASIKなどの屈折矯正手術の術後，もしくは白内障術後の一定期間のドライアイに効果的である。
- コラーゲンプラグの長所はシリコーン製プラグのようにプラグ脱落による涙点の拡大，プラグキャップ部のバイオフィルムの発生といった副作用がない点が挙げられる。
- シリコーン製プラグは涙点閉鎖性という意味で効果が高いことから，通常涙点閉鎖による治療では第一選択となる。
- 手術による涙点閉鎖は一般的に涙点プラグが挿入できない例，再三プラグが脱落する例に対する治療選択となる。

図1　涙液層破壊がarea breakパターンを示す例
涙点プラグ治療が当初より必要である。

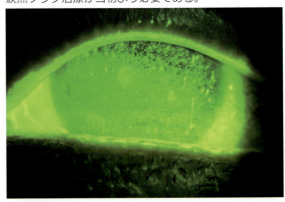

涙点径計測から選ぶ最適なシリコーン製プラグの種類

- シリコーン製涙点プラグで現在保険上使用できるプラグは全部で7種類あり、そのなかには、一般的な涙点の大きさに合わせたフリーサイズのものと涙点の大きさに応じてサイズを選択するものがある。
- 臨床上推奨される涙点プラグを表1，図2に、その他の涙点プラグを表2に示した。
- シリコーン製涙点プラグには形状、特性に大きな違いがあり、脱落しやすいプラグや涙点に迷入しやすいプラグがある。漫然とした涙点プラグの選定では、長い期間安定し留置されにくいということを十分に理解すべきである。

図2　臨床上，治療効果の高いシリコーン製涙点プラグ

①パンクタルプラグ®F
涙点内に挿入後先端が開くようになっている。

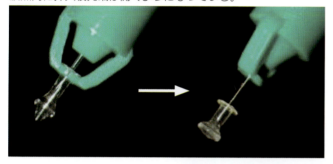

②イーグルプラグONE®
先端が0.6×1.2mmと大きい形状となっている。

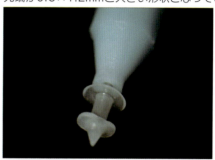

③スーパーイーグルプラグ®

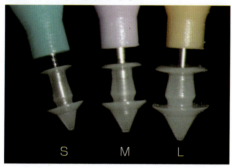

表1　推奨されるシリコーン製涙点プラグ

	FCI製	イーグルビジョン製
フリーサイズ	パンクタルプラグ®F	イーグルプラグONE™
サイズ別	パンクタルプラグ®SS, L	スーパーイーグルプラグ®S, M, L

表2　その他のシリコーン製涙点プラグ

FCI製	イーグルビジョン製
パンクタルプラグ® S,M	イーグルプラグ®
	フレックスプラグ®
	スーパーフレックスプラグ®
	スーパーイーグルプラグ®

- もう1つ注意すべきは，涙点の大きさによりフィットする涙点プラグの種類が異なるということである．それには涙点径の計測が重要で，涙点径ゲージにより涙点の大きさを測定する（図3）．
- 現在発売されている涙点径ゲージは細かな涙点の大きさを測定するにはよいが，どのプラグを選べばよいかは涙点径により異なる（図4）．測定には涙点径ゲージを涙点に1回入れるだけで判定できる旧来型の涙点径ゲージ（ホワイトメディカル）が最適である．
- 涙点径ごとに最適なプラグのチャートを図4に示した．

プラグ挿入方法

- 実際のプラグ挿入はスリット下で行われている施設もあるが，処置室で顕微鏡下で行うのがセオリーである．涙点径を測るにあたりスリットでは不正確であり，プラグ挿入に必要な眼瞼の固定も不十分であるからである（図5）．

図3 有用性の高い涙点径ゲージ
涙点径0.4，0.6，0.8mmに相当する部位にラインがある．涙点径がどの範囲にあるかを確認し，図4より最適プラグを選択する．

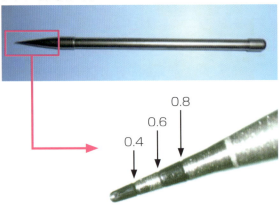

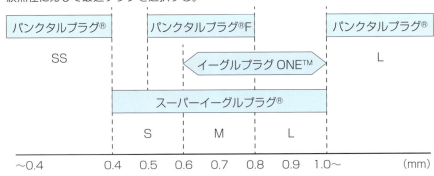

図4 涙点径に応じた最適な涙点プラグの選定
涙点径に応じて最適プラグを選択する．

図5 涙点プラグ挿入法

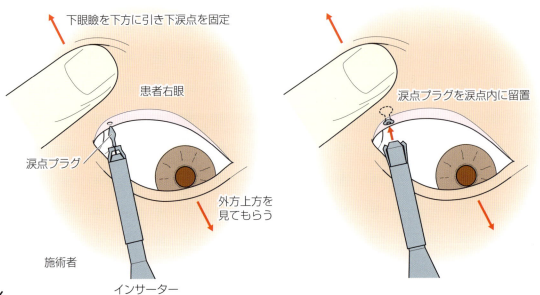

- 下記に右眼下涙点へのパンクタルプラグ®Fの挿入方法を例として解説する。
①処置室で仰臥位に寝てもらい，点眼麻酔薬を入れる。
②右眼下眼瞼を下方に引き下涙点を固定する。
③下涙点への挿入なら患者には外方上方（例えば右眼なら右上）を見てもらい，涙点径ゲージを挿入し，涙点径を測定する。涙点径は0.4mm以下，0.4〜0.6mm，0.6〜0.8mmのどの範囲にあるかを判定する。ゲージの1.0mmにあたる部分に線を引いておき，0.8〜1.0mmか1.0mm以上かもわかれば最もよい。
④涙点が動かないようにしてインサーターを涙点内に挿入し，スイッチをプッシュしプラグを涙点内に留置するようにして押し入れ，涙点の内に軽く押さえるようにプラグをリリースし，プラグを涙点内に留置する。

シリコーン製プラグの副作用

- 上記のような詳細な方法で行ってもプラグは脱落することがある。
- プラグが脱落すると涙点径は多くは0.1mm，ときには0.2mm拡大する。
- 場合によっては脱落時に涙点腫脹が生じたり肉芽種が生じたりして，涙点プラグが再度うまく涙点内に挿入できなくなるときがある（図6①）。
- 涙点プラグのキャップにバイオフィルム（図6②）が形成される例もあったが，最新のパンクタルプラグ®F，イーグルプラグONE®では報告はない。

図6 涙点プラグ挿入での副作用である肉芽腫，バイオフィルム
①プラグ脱落で生じた肉芽腫

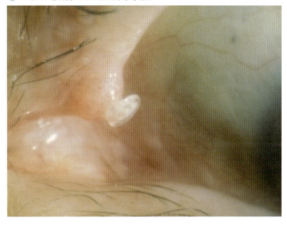

②プラグキャップ部に生じたバイオフィルム

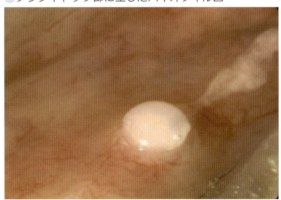

 プラグの挿入はスリット下でも可能かと思いますが，それではいけないのでしょうか？

 本文にもあるように，涙点プラグにはまず涙点径の測定が重要です。正確な測定には処置室で患者に仰臥位になってもらい，顕微鏡で測定することが大事です。またプラグ挿入の際にも，スリット下では患者さんの頭が逃げることがあり，時間を要するうえ，ぴったりの大きさのプラグの挿入が困難となります。そのことは十分な涙点閉鎖ができず，プラグの涙点閉鎖効果が低下することにつながります。最適な治療を求める意味でスリット下でのプラグ挿入は推奨されません。

角結膜

結膜弛緩症手術のコツ

疾患概念
- 結膜弛緩症は異物感やうっとうしさといった不定愁訴のほかに、間欠性流涙や繰り返す結膜下出血の原因となる（図1）。
- 下眼瞼メニスカスを弛緩結膜が占拠することによって眼表面上の涙液動態に悪影響を及ぼすため、ドライアイの悪化要因ともなる（図2）[1]。

手術適応
- 最近では、点眼治療が無効の場合は速やかに外科的治療を選択したほうがよいというコンセンサスが得られてきている。
- 結膜弛緩症のPubMed上での最初の報告は1986年のLiuによるが、その論文にも点眼は無効で外科的切除が奏効すると記載されている[2]。
- 手術適応は、自覚症状の強さとドライアイへの関与で決定する。緑内障症例で、特に濾過手術が行われる可能性のある例では禁忌である。

手術の目的
- 結膜弛緩症はTenon嚢が上強膜からはずれているため、結膜と上強膜との癒着を形成することが手術の目的となる。
- 涙液層の不安定化を引き起こすため、涙液メニスカスを再建することも重要な目的である。

手術方法
- これまでにさまざまな方法が報告されているが、病態に即しかつ根治が得られる方法がよい。
- アルゴンレーザーを用いたり、羊膜移植を併用したり、抗凝固製剤を用いるなどの方法も報告されているが[3-5]、汎用性のある方法としては、焼灼法、伸展縫着法、切除縫合法が挙げられる[6-8]。

焼灼法
- 点眼麻酔下で施行でき、簡便である。自験例の平均手術時間は約4分であった。
- 余剰結膜を鑷子で挟み、モノポーラかバイポーラで焼灼融解する（図3）。
- 外来で行う施設もあるようだが、術後は広範囲に結膜上皮欠損と炎症が生じるため、やはり清潔な手術室でしっかり消毒洗眼を行ってから行うことが勧められる（図4）。
- 本法では、必ずしも結膜と強膜の癒着が得られるとは限らない。
- バイポーラの場合、鑷子で挟まれた部分が融解した後、鑷子をはずし、そのままバイポーラを強膜に少し押し付けるようにすると癒着が得られやすいが、強膜に対しては盲目的な手技となり、過剰凝固が懸念される。

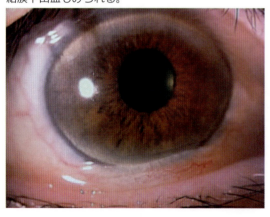

図1　典型的な結膜弛緩症
結膜下出血もみられる。

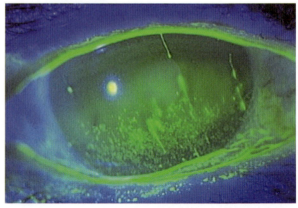

図2　結膜弛緩症のフルオレセイン染色像の1例
角結膜上皮障害が顕著である。

- 本法は基本的には結膜のボリュームを減らすだけの手術と考えたほうがよい。
- 前述のように，術後は広範囲の結膜上皮欠損と炎症が生じるため，抗菌薬およびデキサメタゾンの点眼と眼軟膏の点入を上皮化が得られるまで継続する。

伸展縫着法
- Vicryl®糸やシルク糸で余剰結膜を結膜嚢深くに伸展させ3〜5カ所で強膜に縫着する方法である。
- 結膜下注射麻酔を行うと結膜が膨れ，強膜に通糸しづらくなるので，点眼麻酔下で行ったほうがよい。
- 結膜上皮欠損を生じないため，術後炎症は比較的軽度である。
- 術後の異物感も縫合箇所が結膜嚢の比較的深い位置にあるため，あまりないようであるが，自験例では縫合箇所の肉芽形成はほぼ必発であった（図5）。
- 肉芽はステロイド点眼によって消失するが，消失までの期間は2〜3カ月を要することもあるため，眼圧上昇などに注意が必要である。
- 伸展縫着法では強膜との癒着はあまり得られないため，弛緩結膜も残存しやすく，再発しやすい。

切除縫合法
- 余剰結膜を切除してしまう方法であり，Yokoiらが報告しているように，下眼瞼涙液メニスカスの再建を意識した方法である（図6）。
- 結膜の緩みや凹凸がなく，強膜に"ぴたっと"沿っている仕上がりをイメージして行う。

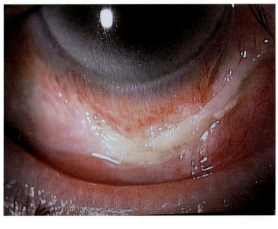

図3　焼灼法による結膜弛緩症手術翌日

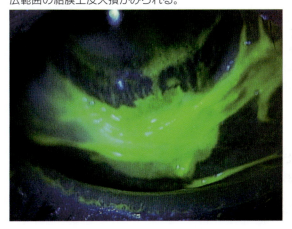

図4　図3のフルオレセイン像
広範囲の結膜上皮欠損がみられる。

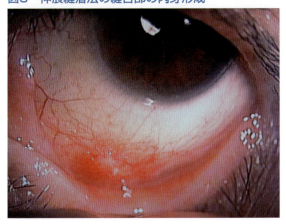

図5　伸展縫着法の縫合部の肉芽形成

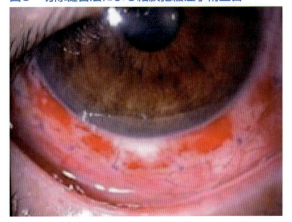

図6　切除縫合法による結膜弛緩症手術翌日

手術手順
- 手順を図7に示す。

①麻酔
- 結膜下注射がよい。膨らんだ結膜を切開することでなめらかな弧状切開線となるうえ、結膜がはずれている範囲もよくわかる。

②切開線のデザイン
- なめらかな切開縫合線の形成のためにも、ピオクタニンペンなどで必ずマーキングを行う。
- 横井式カレーシスマーカー（イナミ、東京）は、涙点方向から外眼角方向までの弧状切開線が描けるだけでなく、子午線方向のマーキングにも有用である（図8、9）。

③結膜切除
- 舟型（あるいは三日月状）に行うのではなく、個々の症例によって耳側・鼻側・中央の各々の余剰量に応じて切除量を調整しながら行う。
- 切除量が多すぎると縫合離開が生じやすいため、眼球を切除部の逆方向に向けさせて切除を行うとよい。
- 半月ひだが大きい例では、手術終了時に隆起がなくなる程度に切除するとよい。

④Tenon嚢の処理
- 弛緩結膜の残存や再発を抑制するため、弧状切開縫合部のあたりで結膜と強膜の癒着が得られることが重要である。
- 縫合の邪魔になるTenon嚢は切除しつつ、余計な術中出血を避けるために結膜嚢の深いところまで切除しすぎないようにする。

⑤縫合
- 基本的には結膜－結膜でよいが、耳側や鼻側は眼球運動時に縫合離開が生じることがあるため、強膜に通糸してもよい。

術後管理
- 疼痛抑制と縫合離開の回避のため、数日間軟膏点入と眼帯装用を行う。
- ステロイド点眼もデキサメタゾン程度の力価のものを2～4週間程度使用する。
- 本法は縫合数が多いため敬遠されがちであるが、病態からみても最も治療効果が高い。
- 1回の手術で確実に治したい場合やドライアイ合併例では本法で行うべきである。
- 図10は図2症例に対する切除縫合法後であり、角結膜上皮障害が大幅に改善した。

- 外科的治療は術前の説明から術後のフォローまで労力も増えるが、効果も大きいため、症状改善のためには積極的に行ってよいと考える。

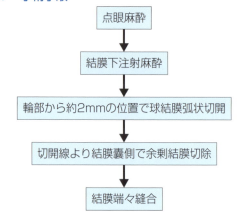

図7　手術手順

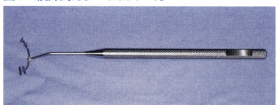

図8　横井式カレーシスマーカー

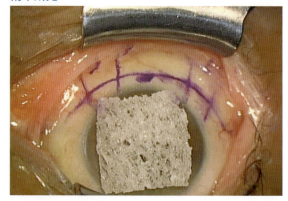

図9　横井式カレーシスマーカーでマーキングした術中所見

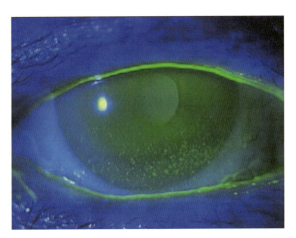

図10 図2症例の術後
涙液メニスカスの再建と角膜上皮障害の軽減がみられる。

Q1 結膜弛緩症があれば積極的に手術をしたほうがよいのでしょうか？勧め方がわかりません。

A1 弛緩量が多くても，症状がなければ手術を行う必要はありません。角結膜上皮障害があるなど，ドライアイの関与が疑われる場合は積極的に行ったほうがよく，点眼治療が奏効しないドライアイ症例では，しばしば結膜弛緩症による悪化を合併しています。

Q2 焼灼法，伸展縫着法，切除縫合法のどれを選べばよいか，悩みます。

A2 本文で述べたように，病態から考えると切除縫合法が最適といえます。ただ，切除縫合法は周術期管理が重要で，抜糸を含め術創が完治するまでの期間も他法より長くかかります。結膜弛緩症の程度，患者の都合や術者の技量などにより，他法を選択する場合があってもよいと考えます。3法の特徴を表1にまとめます。

表1 各術式の特徴

	焼灼法	伸展縫着法	切除縫合法
手技の簡便さ	◎	○	△
手術効果	○	△	◎
術後炎症	△	○	△
両眼同時手術	×	△	×

●文献

1) Yokoi N, et al.: Clinical impact of conjunctivochalasis on the ocular surface. Cornea 2005 ; 24(8 Suppl) : S24-S31.
2) Liu D : Conjunctivochalasis. A cause of tearing and its management. Ophthal Plast Reconstr Surg 1986 ; 2 : 25-28.
3) Yang HS, Choi S : New approach for conjunctivochalasis using an argon green laser. Cornea 2013 ; 32 : 574-578.
4) Kheirkhah A, et al. : Amniotic membrane transplantation with fibrin glue for conjunctivochalasis. Am J Ophthalmol 2007 ; 144 : 311-313.
5) Doss LR, et al. : Paste-pinch-cut conjunctivoplasty: subconjunctival fibrin sealant injection in the repair of conjunctivochalasis. Cornea 2012 ; 31 : 959-562.
6) Nakasato S, et al. : Thermocautery for inferior conjunctivochalasis. 2012 ; 31 : 514-519.
7) Otaka I, Kyu N : A new surgical technique for management of conjunctivochalasis. Am J Ophthalmol 2000 ; 129 : 385-387.
8) Yokoi N, et al. : Surgical reconstruction of the tear meniscus at the lower lid margin for treatment of conjunctivochalasis. Adv Exp Med Biol 2002 ; 506(Pt B) : 1263-1268.

角結膜

角膜鉄片異物除去

角膜鉄片異物
- 文字通り鉄片が角膜に飛入した状態をいい，日常診療でしばしば遭遇する(図1)。
- サンダー作業や電動草刈り鎌を用いた草刈り作業中の飛入が多い。
- 摩擦により高熱となった鉄片が飛入した場合は感染症のリスクは低い。
- 長期間角膜内に留まると
  → 周囲の角膜実質に鉄錆が付着し，慢性炎症の原因となる(図2)。
  → 上皮欠損が遷延すると，感染症が生じるリスクが高くなる。

所見および検査
異物の深さを把握する
- 細隙灯顕微鏡で鉄片異物がどの程度の深度に及んでいるかを確認する。
- 角膜実質の浅層に留まっている場合は外来レベルで除去を行うことが可能である。一方，実質深層に及んでいる場合や前房内に穿孔している場合は，手術場で異物除去手術を行うことが望ましい。
- 前眼部OCTは異物の深さや穿孔の有無など位置情報の把握に有用である(図3)。

異物周囲の所見に注意を払う
- 異物の周囲の浸潤の有無，前房内炎症の有無を確認する。特に感染徴候は見逃さないように注意が必要である。

図2 鉄片異物周囲に鉄錆と浸潤を認め，毛様充血を伴った例

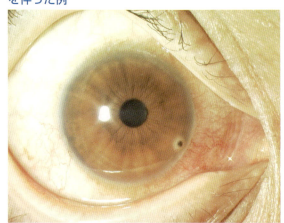

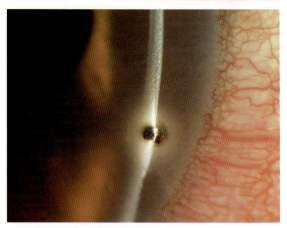

図1 角膜鉄片異物

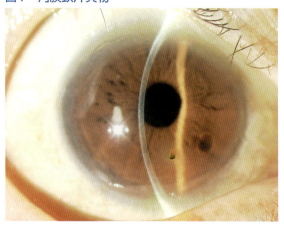

図3 角膜穿孔部位の前眼部OCT像

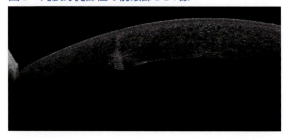

- 問診から異物の飛入が疑われるが角膜に明らかな異物が存在しない場合には，角膜を穿孔して眼内に飛入していることもある（図4，5）。
- 角膜のみならず虹彩や水晶体の穿孔創の有無を注意深く観察し，散瞳下で眼底観察を行い，必要に応じて頭部CTを施行する（MRIは禁忌）。
- 鋭利な異物が飛入した場合，角膜創の同定がきわめて困難な場合がある。

異物除去を行う際のポイント
上皮層や実質の浅層にとどまる場合
- 細隙灯顕微鏡下での除去が可能。開瞼，固視が保持できない場合は，処置室の顕微鏡下で行う。
- 十分な点眼麻酔の後，異物針（図6）もしくは25〜27G注射針を用いて異物の除去を行う（図7）。
- 鉄片異物では周囲の実質に鉄錆が付着（rust ring）していることが多い。この場合，できる限り鉄錆を除去しておくことが好ましい（図8）。注射針では鉄錆の除去は困難であり，異物針やスパーテルでの除去が好ましい。

角膜深層に及ぶ，もしくは角膜穿孔が認められる場合
- 可能な限り手術室で異物除去を行う。洗眼や消毒の際には眼球に圧力をかけないように注意する。
- まずは鑷子での除去を試み，必要に応じて実質切開を加える。角膜内の異物および周囲の錆などを可能な限り除去する。
- 穿孔し前房の保持が困難な場合はサイドポートから粘弾性物質を前房内に注入した状態で異物除去を行う。穿孔の程度が強い症例では，感染予防のため抗菌薬，抗真菌薬入り前房水を術中に使用するのが好ましい。
- 手術終了時に穿孔創からの前房漏出がないこと，前房が保持されていることを確認する。創が大きく漏出が止まらない場合は角膜縫合や羊膜，ドナー角膜による処置が必要な場合もある。

図4　針金の角膜飛入
角膜内に異物はなく，虹彩，水晶体に裂傷はなかった。

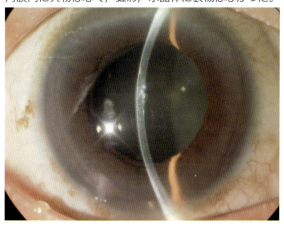

図5　鉄片異物飛入後の虹彩損傷および白内障

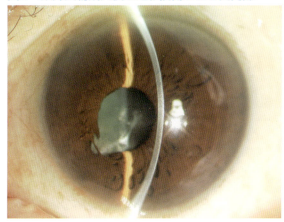

図6　片柄異物針

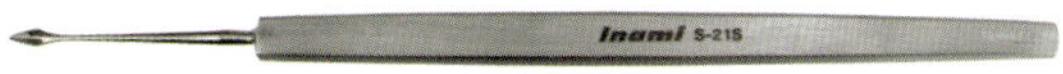

術後管理
- 異物除去後は眼軟膏を塗布し眼帯をする。
- 術後の投薬は感染予防のための抗菌薬の点眼を処方する。異物除去に伴う上皮欠損の範囲が大きい場合には短期間，眼軟膏を併用する。
- 異物の汚染が疑われる場合や角膜穿孔をきたした場合は感染に十分注意する。
- 異物除去後に残存した錆が増加し，炎症が生じる場合がまれにある。この場合は再度除去を行う(図9)。
- 視軸にかからない位置の角膜異物では術後に視力低下をきたすことはほとんどない。一方，視軸に異物が存在する場合は除去したとしても瘢痕治癒を伴うため，視力が低下する可能性があることを十分に説明しておく。

図7　角膜鉄片異物

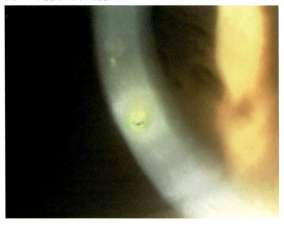

図8　鉄片異物除去後2日
鉄錆も含めてほとんど除去できている。

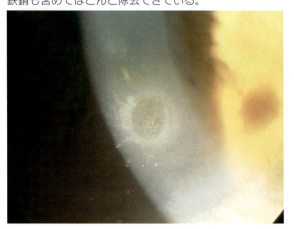

図9　図8と同症例の異物除去後1カ月
沈着した鉄錆の増加と炎症を認めたため，鉄錆の除去を追加した。

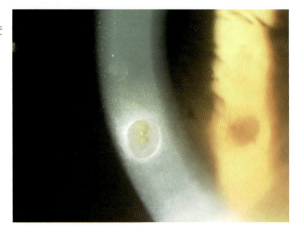

鉄錆がとりきれません。どうしたらよいでしょうか？

 異物針やスパーテルで鉄錆がとりきれない場合，錆除去用の電動回転式ドリルを用いると比較的簡便に削ることが可能です（図10）。使用時には正常組織を損傷しないよう注意する必要があります。

図10　ハンド式マイクロモーターチャック

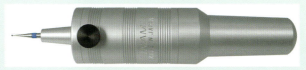

 術後，抗菌薬に加えてステロイド点眼を使用したほうがよいでしょうか？

 異物の飛入後，長期間経過し炎症が強い場合には弱いステロイド薬を併用します。また，視軸に重なる位置の異物に対しては，術後の瘢痕形成を抑えるためにステロイド点眼が有効です。いずれの場合も，感染症の発症には十分に注意する必要があります。

角結膜

瞼板縫合

瞼板縫合(tarsorrhaphy)とは？
- 上下瞼縁を縫合により強制的に閉瞼させる術式。
- ①角膜表面の乾燥防止，②瞬目抑制による機械的刺激の軽減。
- 角膜上皮再生を促進する目的で行われる。

適応
難治性角膜潰瘍，遷延性上皮欠損
- 薬物治療が奏効しない症例，重症ドライアイや瞬目不全を合併する難治例，角膜穿孔リスクが高い症例などが適応。種々の原因によって内科的治療では改善が見込まれない症例が適応となる。
- ただし，独居など家庭環境で通院困難や頻回に点眼や治療を行えないなど，社会的要因で適応は変化することに留意する。
- 一時的瞼板縫合が適応の症例で，瞼板縫合が奏効し，他治療で改善が望めず，本人家族と十分な理解が得られている場合，永久的瞼板縫合を行うこともある。
- 兎眼性・神経麻痺性角膜炎は顔面神経麻痺や三叉神経障害が原因のこともあるが，これを合併する角膜潰瘍は難治性なことも多い。
- 兎眼の原因としては，顔面神経麻痺，眼球突出がある。顔面神経麻痺の原因として，脳梗塞，脳腫瘍，脳外科術後，頭部外傷，特発性顔面神経麻痺(Bell麻痺)などがある。

手術手技
術前準備
- 麻酔道具一式・角板・有鈎鑷子・スプリング剪刀・6-0ナイロン糸(またはProlene®糸)・シリコーンチューブ(輸液用エクステンションチューブを半割したもの)。

種類と順序
一時的瞼板縫合
- 原疾患が治療可能な場合，手術で改善が見込まれる症例に行われる。

①麻酔
- 麻酔前に通糸予定部位をマーキング，閉瞼幅を調整。
- 眼瞼縁に通糸するため，円蓋部・皮下の双方に麻酔を行う。下眼瞼より麻酔を行うと，上眼瞼の翻転操作が行いにくくなるので，上眼瞼から行う。
- 上眼瞼円蓋部麻酔は注射針が瞼板に隠れ眼球穿孔の危険性があるので，角板を瞼板下に挿入してから行う。

②クッションの作製
- 皮膚表面にクッションとなるシリコーンチューブを7～10mm程度の長さにカットし，さらにそれを円柱の2等分したような形に半割する。

③通糸・縫合
- クッションに両端針をそれぞれ通糸。瞼縁より3mmの部分から通糸開始する。
- 片針を重瞼線の眼瞼皮膚より刺入，瞼板を貫き，gray lineから刺出する。
- 下眼瞼のgray lineより刺入，瞼板を貫き，下眼瞼睫毛より3～4mm下方の眼瞼皮膚より刺出し下眼瞼用のクッションに通糸する(図1)。
- 縫合糸が角膜に接触すると機械的上皮障害の原因となるので，角膜に接触しにくい場所を選択する。

図1　通糸の方法

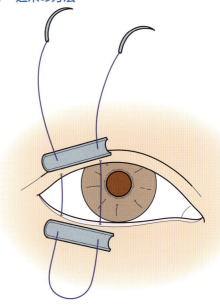

永久的瞼板縫合

- 術後の経過観察や視機能のため，部分的に行われることが多い。
- 通常は耳側半分に行い(図2)，全体を閉瞼する場合は角膜表面観察できるように中心を避けて2カ所に行われる。

①麻酔
- 一時的瞼板縫合と同様に注意して麻酔を行う。

②瞼板粘膜切除
- 上下眼瞼耳側1/3の幅をgray lineよりやや瞼縁側の組織を10mmくらいの幅で薄く沿って切り取る。

③通糸・縫合
- 6-0ナイロン糸(またはProlene®糸)で上皮のない部分同士を合わせて，一時的瞼板縫合の要領で縫合する。
- 上下瞼縁をgray line～Meibom腺を含んで短冊状に切開し，真皮を露出させ，真皮同士の癒着を期待できるように縫合する方法もある(瞼縁切除法)。

術後管理

- 術後1週間～1カ月で上下瞼縁の癒着が得られたら抜糸する。
- 瞬目制限により涙液交換不全となり，角膜表面の観察がやや困難となるため，細菌感染に注意する。
- 術後は抗菌薬点眼，縫合隙間から角膜上皮の観察を行う。
- 術後1～2週間で上皮欠損が修復される。縫合解除後に角膜の状態が悪化するリスクが高いので，修復後2週間程度縫合を継続させ，上皮と実質の密着性を高めてから縫合解除を行う。

合併症

- 遮閉による視力障害・涙液交換不全による易感染性・整容面の問題などがある。

図2　顔面神経麻痺による下眼瞼外反に伴う角膜障害

①術前

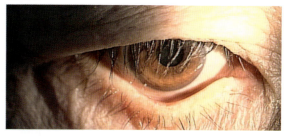

②瞼板縫合によって涙液メニスカスが形成された。

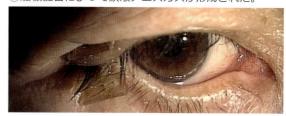

③抜糸後にも涙液メニスカスは保たれている。

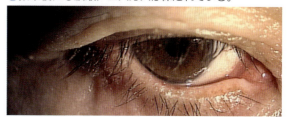

Q 初心者がうまく行うコツを教えてください。

A イメージと準備です。瞼板縫合の重要なポイントの1つに「涙液メニスカス形成」があります。そのためには下眼瞼が少し外側に挙上されるくらいのほうが術後に涙液メニスカスが形成されやすいです。事前に座位でどのくらい外側に下眼瞼をずらして上眼瞼と縫合するかを確認ししっかりイメージしましょう。また手術時の縫合すべてに共通することですが，実際に針を通すときはイメージしてから行うことが重要です。瞼板は硬い組織ですので通糸の際には相応の抵抗があります。針が患者のどこを通っているか常に針先を意識しながら運針を心がけてください。

角結膜

羊膜移植

概要

- 羊膜は胎生膜の最内層に位置し，胎児の保護と羊水分泌の働きを有する半透明の膜組織で，羊膜上皮と基底膜，コラーゲンからなる実質で構成されている。
- 羊膜は抗原性が低いことから他家移植でも拒絶反応が起きにくいとされている。また，Ⅳ型コラーゲンやラミニンなどで構成される基底膜には成長因子も豊富に含まれており，上皮細胞の基質の供給ならびに上皮細胞の分化・増殖の促進，線維組織の増生や癒着の抑制，抗炎症作用などの効果も期待されていることから，眼表面手術に非常に適した組織といえる。
- 羊膜移植は，2014年4月1日から羊膜移植術が保険収載されたことに伴い，日本組織移植学会のガイドラインを遵守するなかで実施することになった。
- 羊膜移植を実施するためには，羊膜提供(取扱い)を行う施設(表1)，羊膜移植術者(表2)，羊膜移植実施施設(表3)が各々の要件を満たすことが必須となった。詳細については日本角膜学会ホームページ(http://www.cornea.gr.jp/)を参照のこと。

表1 羊膜提供(取扱い)を行う施設(羊膜バンク)（2016年12月現在）

	定義	該当施設
羊膜バンク(カテゴリーⅠ)	自施設で採取した羊膜を自施設での使用のみならず他施設にも供給できる施設	京都府立医科大学病院組織バンク 愛媛大学羊膜バンク 東京歯科大学市川総合病院羊膜バンク
羊膜バンク(カテゴリーⅡ)	自施設で採取した羊膜を自施設のみで使用できる施設で，羊膜移植施設など他施設には羊膜を供給できない	大阪大学組織(羊膜)バンク 久留米大学羊膜バンク けいゆう病院羊膜バンク
その他の施設	上記以外の施設で，羊膜バンク(カテゴリーⅠ)から羊膜の供給を受けて羊膜移植を実施する	

表2 羊膜移植術者の要件

①眼科の経験を5年以上有すること
②羊膜移植の術者または助手の経験を6例以上有すること
③羊膜取扱いガイドラインおよび羊膜移植ガイドラインの内容を遵守して羊膜移植を行うこと
④日本眼科学会主催の講習会を受講すること

表3 羊膜移植実施施設の要件

①羊膜移植術について術者または助手としての経験を6例以上有する常勤医が少なくとも1名以上配置されていること
②術者が眼科の臨床経験を5年以上有すること
③術者を含めて常勤の眼科医が3名以上いること
④日本組織移植学会の定めるガイドライン等を含め，関連学会が定める基準を遵守する確約書を提出していること

羊膜の取扱い

- 凍結された状態で搬送された羊膜は，手術までの間は凍結保存しておき，使用直前にバイアルを解凍し，速やかに抗菌薬を含んだ生理食塩水もしくは眼内灌流液で複数回洗浄する。
- 羊膜のサイズは約2cm×2cmの大きさで保存されており，すでに羊膜のみに剥離されているものと，絨毛膜が付着しているものがある。
- 羊膜に絨毛膜が付着している場合には，羊膜を損傷して孔を空けないように十分注意して絨毛膜から羊膜を剥離する。

羊膜移植手術の種類

- 羊膜を用いた手術には，角膜実質上あるいは強膜上に移植し新しい基質の供給を目的とした羊膜移植術（羊膜グラフト）[1-4]，欠損した実質に対する代用実質として使う羊膜充填術[5]，一時的に眼表面を被覆し上皮化の促進，抗炎症を目的とした羊膜被覆術（カバー，パッチング）[6-7]の3手術に分けられる。
- 各手術には各々期待する機序と適応疾患が異なる。

羊膜移植術（羊膜グラフト）

- 瘢痕組織を除去後の角膜実質上あるいは強膜上に羊膜を移植することで新しい基質を供給し，その上に再生する角結膜上皮細胞の適切な分化・増殖を図る。
- 視力回復が望めず疼痛を伴う水疱性角膜症に対して，疼痛軽減を目的として角膜実質上に羊膜移植を行うこともある。

適応

- Stevens-Johnson症候群，眼類天疱瘡，角膜化学傷・熱傷などの瘢痕性角結膜疾患[1,2]や再発翼状片（図1①）[3,4]，眼表面の腫瘍性疾患，水疱性角膜症などがある。

ポイント

- 羊膜は上皮側を上にして角膜や強膜上に敷き，周辺部では結膜下に滑り込ませる。
- 縫着は，角膜上は10-0ナイロン糸で，強膜上では10-0ナイロン糸や8-0Vicryl®糸を用いる。
- 羊膜の縫着が不完全の場合，上皮が羊膜上に伸展する前に羊膜が脱落することもあるため，羊膜は緩みがなく張力をもたせた状態でしっかり縫着し，強膜上で羊膜を縫着する際は強膜までしっかり通糸する。
- 羊膜は縫いにくい部位から縫着を始め，そこを起点に羊膜に張力をもたせ，皺がないように縫合を追加していくとよい（図1②）。

図1　再発翼状片

①術前
瞼球癒着による眼球運動制限を認める。

②術中写真
鼻側球結膜に羊膜（矢頭）を移植。

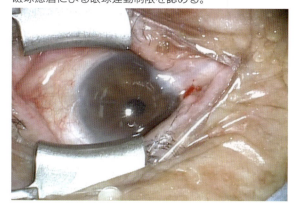
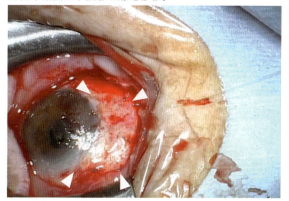

羊膜充填術
適応
- 非感染性の角膜穿孔（図2①）に対する欠損した角膜実質の補填として移植する[5]。
- 術後羊膜は実質と一体化し（図2②），いずれは実質組織と入れ替わる。
- 欠損部の範囲が小さい角膜穿孔創や非感染性の角膜潰瘍が対象疾患となる。
- 角膜穿孔の原因として遷延性の上皮欠損が関与している例が多いことから，羊膜充填術だけでなく羊膜移植術や羊膜被覆術での上皮化促進も併せて必要となる。

ポイント
- 穿孔部に直接羊膜を充填しても房水漏出の流れで充填した羊膜は押し流されやすいため，まず穿孔部周囲の上皮を十分に剥離して，そこに羊膜を10-0ナイロン糸で縫着する（羊膜移植術）。
- 次に，縫合の隙間から小さく折りたたんだ羊膜を羊膜下に挿入し穿孔創に充填する（図2③）。
- 羊膜充填術は角膜移植と同等の効果があるわけではない。穿孔創が大きい場合や長期にわたる維持には困難な場合もあるため，術後の経過によっては表層角膜移植なども検討するとよい。

羊膜被覆術（羊膜カバー，パッチング）
適応
- 羊膜で上皮欠損部を一時的に被覆し，上皮化を促進[6]させるとともに消炎[7]も図る術式である。
- 点眼治療や治療用ソフトコンタクトレンズ装用などの保存的治療に抵抗する遷延性上皮欠損（図3①）あるいは栄養障害性潰瘍や角結膜化学外傷の急性期に有効である。

ポイント
- 羊膜で眼表面を覆い，輪部外周上を8-0Vicryl®糸でしっかりと強膜まで通糸して縫着する。
- 縫合法は，連続縫合のほうが縫合糸自体も羊膜を眼表面に押さえつける効果があり，また，抜糸時に縫合糸を容易に取り除きやすいなどの利点がある（図3②）。
- 術後約1週間経過すると被覆した羊膜に緩みが出てきたりはずれてきたりする。このような状態では羊膜被覆の効果も期待できないことから，速やかに縫合糸ごと抜去する。
- 完全な上皮化が得られていなくとも羊膜被覆での効果が認められれば再手術を検討し，まったく効果がない場合は他の治療法を検討する。

図2　角膜穿孔（Stevens-Johnson症候群，左眼，ALK眼）

① 術前
移植角膜の鼻下側に三日月状の角膜穿孔（矢頭）と前房消失を認める。

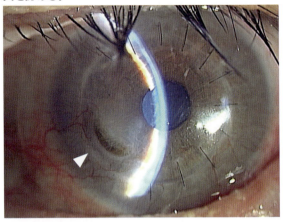

② 羊膜充填術後
羊膜（矢頭）は一体化している（前眼部OCT所見）。

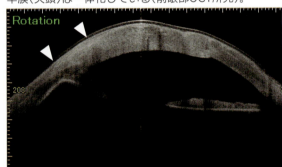

③ 羊膜充填術直後

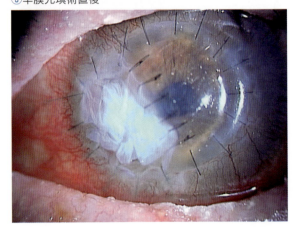

術後管理
- 羊膜移植が必要な疾患(病態)に合わせて術後管理を行う。
- 輪部機能が保たれている翼状片や腫瘍に対する羊膜移植後は消炎や再発防止が治療の主体となるが，Stevens-Johnson症候群，眼類天疱瘡，角膜化学傷・熱傷など瘢痕性眼表面疾患で輪部機能が障害される場合には，術前から行っている上皮化促進とその安定維持を目指した上皮保護治療を継続する。

図3 遷延性上皮欠損(Stevens-Johnson症候群)

①術前

②術中写真
羊膜の連続縫合後に余分な羊膜を切除。

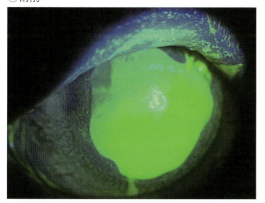
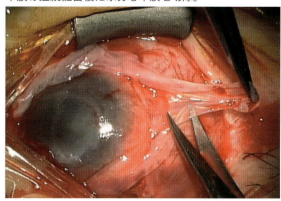

 Q 羊膜の表裏の判定方法を教えてください。

A 羊膜の表裏の判断はマイクロスポンジの接着性で判断します。マイクロスポンジについてくる面は絨毛膜側(図4①)で，つかない面は上皮側(図4②)です。

図4 羊膜の表裏の確認
①裏(絨毛膜側)はマイクロスポンジに接着。　②表(上皮側)はマイクロスポンジに付かない。

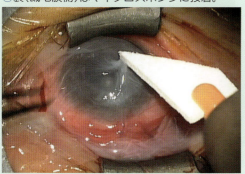
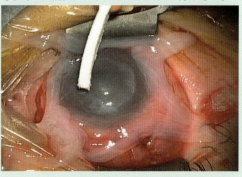

● 文献
1) Shimazaki J, et al. : Amniotic membrane transplantation for ocular surface reconstruction in patients with chemical and thermal burns. Ophthalmology 1997; 104: 2068-2076.
2) Tsubota K, et al. : Treatment of severe ocular-surface disorders with corneal epithelial stem-cell transplantation. New Engl J Med 1999; 340: 1697-1703.
3) Prabhasawat P, et al. : Comparison of conjunctival autografts, amniotic membrane grafts, and primary closure for pterygium excision. Ophthalmology 1997; 104: 974-985.
4) Shimazaki J, et al. : Amniotic membrane transplantation with conjunctival autograft for recurrent pterygium. Ophthalmology 2003; 110: 119-124.
5) Hanada K, et al. : Multilayered amniotic membrane transplantation for severe ulceration of the cornea and sclera. Am J Ophthalmol 2001; 131: 324-331.
6) Lee SH, et al. : Amniotic membrane transplantation for persistent epithelial defects with ulceration. Am J Ophthalmol 1997; 123: 303-312.
7) Shimmura S, et al. : Antiinflammatory effects of amniotic membrane transplantation in ocular surface disorders. Cornea 2001; 20: 408-413.

角結膜

結膜乳頭切除術

意義
- 増殖性アトピー性角結膜炎（図1）や春季カタル（図2）では角膜障害を生じる場合が多く、激痛と視力障害で日常生活にも支障をきたすことがある。特に学童では登校もできない状況が起こる場合が多々ある[1,2]。
- 結膜乳頭切除の適応はこういった高度角膜障害を認める増殖性アトピー性角結膜炎や春季カタルで痛みが激しい患者と免疫抑制薬点眼（シクロスポリン、タクロリムス）などの保存療法にて1カ月以上軽快しない患者である[1,2]。
- 手術後は免疫抑制薬点眼（シクロスポリン、タクロリムス）の使用も必須である。

疾患について
- 重症アレルギー結膜疾患は一般的な花粉症などによるアレルギー性結膜炎と異なり、角膜に炎症や潰瘍を伴う疾患である。多くの症例では結膜に増殖性の変化が認められ、巨大結膜乳頭を伴う。この乳頭中にはたくさんの炎症細胞が含まれている。
- 春季カタルは10歳代の男性に多く、加齢に伴い減少する。原因抗原としてはハウスダスト、ダニが多い。
- アトピー性角結膜炎の重症型は20歳代にもピークが認められる。自覚症状は一般的なアレルギー性結膜炎とは異なり、疼痛や視力低下など、より重症な症状である。特に角膜病変を生じると疼痛が激しく、開瞼も不能となり日常生活に多大な影響を及ぼす[2]。異物感、眼痛、視力低下は角膜病変に随伴した症状であり、重症度に関連して炎症の強さを表す。アトピー性角結膜炎重症型の多くは眼瞼にも炎症を認め、より強い痒みがある。
- 上記のような疾患への究極の治療法として、炎症細胞を除去する目的で乳頭切除手術治療がある。手術療法は非常に即効性があり、保存療法で軽快しない症例には是非勧めたい治療法の1つである。
- 手術療法の後で免疫抑制薬点眼を使用すれば再発率も低くなり効果的である。
- 乳頭切除の際に角膜にも炎症で潰瘍やプラークを認める症例には、プラークや潰瘍周囲の角膜上皮切除も併用する。

適応とポイント
- 保存的治療が無効な場合や、痛みが続いている場合に施行する。
- 再発防止にマイトマイシンCやステロイド結膜下注射の併用も行う場合もある。
- いざ切除を行うと決めたら、徹底的に乳頭を除去して、取り残しのないようにする。
- 角膜潰瘍やプラークのある場合には角膜の処置も必要。
- 麻酔での一番の配慮は冷蔵庫から出してすぐのキシロカインを注射しないこと。麻酔液は必ず体温まで温めてから注入する。
- 出血が多い場合には挟瞼器を使用する。

図1　アトピー性角結膜炎
典型的な重症例。結膜乳頭増殖と眼脂を認める。

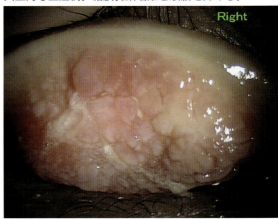

図2　輪部型春季カタル
角膜輪部の炎症。

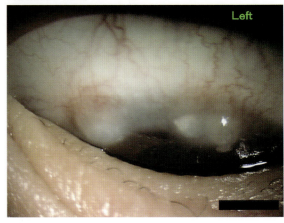

手術

麻酔

- 初めにベノキシール点眼を行う。次に白内障手術の際に用いられる4％キシロカイン点眼で麻酔を行う。しみる感じが取れた後に体温に近く温めた2％キシロカインを結膜下に注射し(図3)，十分マッサージする。この方法だと結膜下注射の痛みが少なく，小児でも手術可能である。
- 挟瞼器を用いる場合には引き続き眼瞼皮下にも注射する。皮下注射は痛みを訴える症例が多いので，できるだけ挟瞼器を使用しない方針がよい。

乳頭切除

- スプリングハンドルと少しコシのある有鈎鑷子を用いる。ナイフやゴルフ刀は使用しない。
- 右利きの術者が右眼上眼瞼結膜切除を行う場合，耳側結膜から乳頭を一緒にできるだけ広く鼻側へ結膜を切除する(図4，5)[3]。出血が強い場合はボスミン®ガーゼなどを使用してもよい。
- 瞼板があるので深く切除してもかまわないが，繰り返しの切除であると瞼板に線維増殖が癒着して瞼板が不明な場合もあるので，その際にはあまり深く切除しない。初回手術の場合には乳頭のない結膜部分がちょうどよい深さを示してくれる。
- 有茎成乳頭や炎症の強い結膜部分を十分切除したら，再発を予防するため，0.05％マイトマイシンCをスポンゼル®に浸してから，5分間切除部位にしみ込ませる[4]。マイトマイシンCを5分使用後には出血は止まっている。そこから生理食塩水500mLで洗眼する。
- その後結膜上皮の移植や止血器具を用いた止血などの処置を追加せず，抗菌薬の眼軟膏を入れて圧迫して完全止血を待つ。ステロイド緑内障のない患者には，洗眼後にステロイド懸濁液の結膜下注入も併用したほうがよい。

術後処方など

- 術後に当日は鎮痛薬を処方して，術翌日からステロイド点眼と免疫抑制薬点眼を主体とした点眼治療を行う。この方法で，術翌日には結膜や角膜は劇的に改善する。
- 結膜は約1週間で新しい正常結膜が張っている。

図3　27G針による麻酔
点眼麻酔の後で結膜下に注入する。

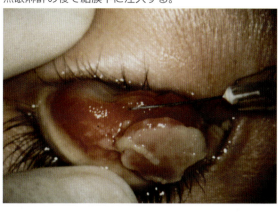

図4　結膜乳頭切除①
右利きなら結膜を向かって右側より切除し，できるだけ乳頭を残さない。

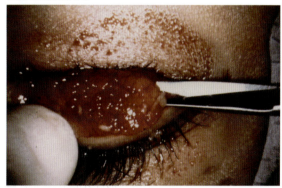

文献3より転載(Fig 2)

図5　結膜乳頭切除②
大きな乳頭は茎を切断する。

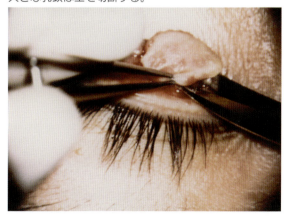

経過
- 現在まで最長20年の経過観察で眼瞼などに異常をきたした症例は認めていない(図6[3])。ただし、前述のように、アトピー性角結膜炎の場合は再発をみる場合がある。
- 再発防止のために免疫抑制薬点眼を長期に用いる[5]。免疫抑制薬点眼は、乳頭切除術が雑草刈りの鎌だと考えると、その後生えてくる雑草を防ぐ除草剤の役目をなす(図7)。

角膜上皮障害の治療
- 乳頭切除を行う重症アレルギー性結膜疾患では、眼表面の炎症が遷延化したために角膜上皮を冒して角膜上皮障害を起こす場合がある。上皮障害には点状表層角膜症から角膜びらん、角膜潰瘍、遷延性上皮欠損に至るまでさまざまである。
- 特にアトピー性角結膜炎の患者は角膜上皮、とりわけ周辺輪部も注意深く観察することが重要である。
- 角膜潰瘍周辺は壊死した上皮が潰瘍辺縁を囲んでいるので、これが上皮化を妨げている。鑷子で壊死病巣を正常角膜上皮と一緒に除去する。鑷子で角膜を押したりすると穿孔の危険もあるので、慎重に1mmほど周囲の正常角膜上皮を含めて除去する。
- 羊膜移植を併用するとさらに効果的である[6]。

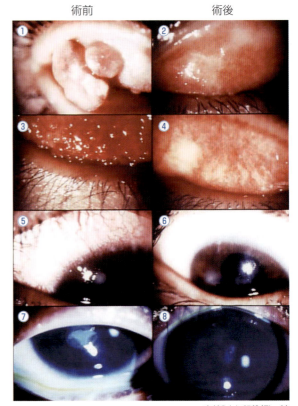

図6 手術前後の写真
①大きな乳頭、③細かい乳頭、⑤角膜潰瘍と結膜充血、⑦角膜潰瘍の染色像。

文献3より転載(Fig 1)

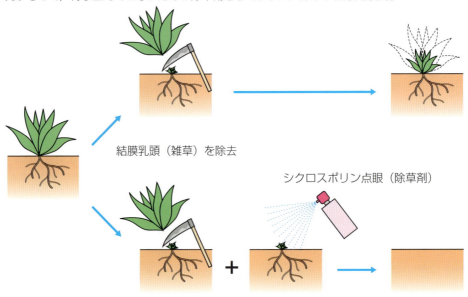

図7 結膜乳頭を雑草に例えた図(結膜切除とシクロスポリン点眼療法)
本治療の意義をまとめた。外科的治療で雑草を除去し、一度きれいにする。そのままでは再発するので、再び生えてこないための除草剤としてシクロスポリン点眼を使用。

Q1 乳頭切除を行う疾患の患者は10歳代の男性が多いので、手術を怖がる小児もいますが、対策はありますか？

 A1 術中に動き始めると危ないので、そういった患者には看護師や親などに付き添ってもらいます。怖がって無理な場合には後日全身麻酔に移行します。

 Q2 小児などで術途中に患者が耐えられなくなった場合にはどうしますか？

 A2 その時点で切除を中止します。圧迫眼帯にて5分程度で止血は完了します。

 Q3 洗眼はどうしますか？

 A3 洗眼の際には吸引装置を用いると治療ベッドでの洗眼が容易です。

 Q4 術後も角膜潰瘍などで痛みが強そうな場合には何か補助療法はありますか？

 A4 鎮痛薬処方は必須です。また、使い捨てコンタクトレンズを乗せておくのもよいと思います。

 Q5 アトピー眼瞼炎が強い症例にはどう対処しますか？

 A5 眼帯時に眼瞼にステロイドまたはタクロリムス軟膏を塗っておきます。

●文献
1) Tanaka M, et al. : The relation of conjunctival and corneal findings in severe ocular allergies. Cornea 2004 ; 23 : 464-467.
2) Takano Y, et al. : Inflammatory cells in brush cytology samples correlate with the severity of corneal lesions in atopic keratoconjunctivitis. Br J Ophthalmol 2004, 88 : 1504-1505.
3) Fujishima H, et al. : Combined medical and surgical treatment of severe vernal keratoconjunctivitis. Jpn J Ophthalmol 2000 ; 44 : 511-515.
4) Tanaka M, et al. : A Comparative Evaluation of the Efficacy of Intraoperative Mitomycin C Use after the Excision of Cobblestone-Like Papillae in Severe Atopic and Vernal Keratoconjunctivitis. Cornea 2004 ; 23 : 326-329.
5) Fujishima H, et al. : Immunological characteristics of patients vernal keratoconjunctivitis. Jpn J Ophthalmol 2002 ; 46 : 244-248.
6) Takano Y, et al. : Dramatic healing of an allergic corneal ulcer persistent for 6 months by amniotic membrane patching in a patient with atopic keratoconjunctivitis: a case report. Cornea 2004 ; 23 : 723-725.

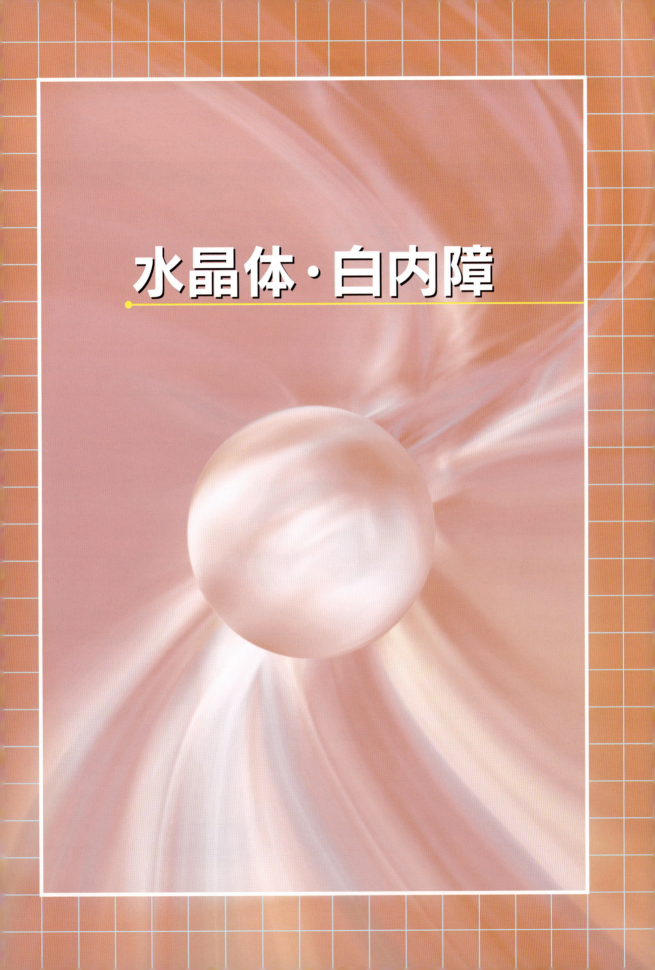

水晶体・白内障

超音波白内障手術装置のセッティング

- 水晶体乳化吸引(phacoemulsification and aspiration；PEA)装置は，水晶体を超音波チップで破砕し，吸引している。
- 破砕方式および吸引装置の進化は目覚ましく，従来の縦振動の超音波発振から，microパルス，横振動さらには円運動も加わり，吸引装置は灌流状態のモニタリングセンサーの機能向上による飛躍的な前房安定性を提供し，またベンチュリー方式が，ロータリーベーンポンプの搭載により外部接続レス，また硝子体カッターは5,000回転まで可能となった。
- 現在わが国で使用可能な最新の白内障手術装置，Fortas®(NIDEK)，Signature™(AMO)，Stellaris®(BAUSCH＋LOMB)，Centurion®(Alcon)の計4機種について，吸引方式の違い(ペリルスタルティック，ベンチュリー)，チップ先端の振動方式の違いなどの各装置の特徴とセッティング方法を紹介する。

吸引ポンプ

- 現在，吸引ポンプの原理はペリスタルティックポンプとベンチュリーポンプの2方式である(図1)。
- ペリスタルティックポンプは，吸引装置内のチューブにポンプの回転により陰圧を発生させ水を引いている。チップ先端が閉塞しないと吸引圧

図1　吸引ポンプの原理

①ペリスタルティックポンプの原理
ハンドピースからの吸引は，装置内の吸引チューブをペリスタルティックポンプが回転し，陰圧を発生させて行われる。

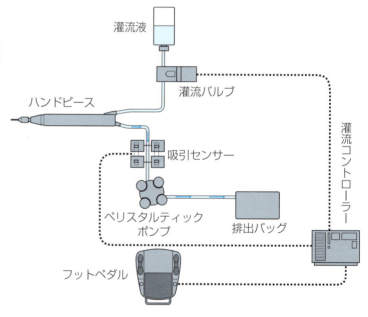

②ベンチュリーポンプの原理
ハンドピースからの吸引は，左のポンプ(ロータリーベーンポンプ)で発生したガスの流れにより，装置内部のカセットが陰圧となるため行われる。

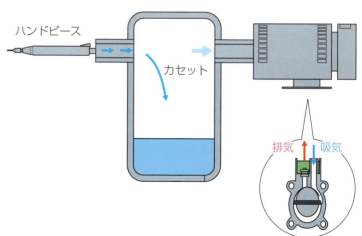

は上昇しないので，ベンチュリーポンプに比べ立ち上がりが緩徐である。
- ベンチュリーポンプは，装置内のカセットにガスの流れによる陰圧を発生させて水を吸引する。非常に立ち上がりがよいのが特徴である。
- ベンチュリーポンプはカセットに陰圧を生じさせて吸引するため，後述のPEA装置全体のセッティングに記載した吸引流量の設定はできず，吸引圧のみで設定が完了する。
- 吸引流量は吸引圧の上昇に応じて上昇する（図2）ので，初期設定でおおまかに流量を把握しておくことが重要である。
- 両方法のポンプとも取り付けカセット内部に装置が組み込まれており，非常に簡便にセットアップが可能である。

PEA装置全体のセッティングに必要な知識

- PEA装置は，チップで破砕した水晶体を吸引除去する。その際に必要な設定は，PEAの場合，①PEAで破砕する際の超音波発振エネルギー設定，②吸引圧，③吸引流量，④灌流液流量調整である。皮質吸引（irrigation/aspiration；I/A）に必要な設定は前述の①を除いた②から③を設定する。

超音波発振エネルギー

- 水晶体を砕くための超音波チップのエネルギー量を最小0%から100%まで設定できる。
- 一部の機械は横振り振動も可能なため，縦振動，横振動それぞれ設定できる。

吸引圧

- 水晶体もしくは残留皮質をチップに吸引するための圧力設定。高いほど引き寄せる力が強くなるが，同時に後嚢を引き寄せることもあり，破嚢の原因となる。
- PEAでは，おおむね150〜300mmHg，I/Aでは450〜600mmHg程度の圧力で設定されることが多い。

吸引流量

- 毎分何mL灌流液を吸引するかの設定。高いほど効率よく吸引除去が可能だが，灌流液の前房内への流量を上回ると，前房が虚脱し（サージ），前房の安定性低下もしくは後嚢の誤吸引へつながる。
- 通常PEAもI/Aもおおむね20〜25mL/分で設定されることが多い。
- もちろん術者の技量や好みに応じて変更は可能である。また粘弾性物質の性質の差により20mL/分の設定を使う場合もある。

灌流液流量調整

- 前房内に入れる灌流液の量（圧）を調節するために必要である。灌流液を装置付属の上下可動ポールに設置するか，装置内部の圧力センサー内蔵のポンプに設定する。
- PEA，I/Aでは，灌流液とともに破砕した水晶体，皮質を吸引除去する。そのため一定以上の量で前房内に灌流液を注入する必要がある（サージ防止）。
- 使用するPEAチップを包むスリーブの太さ，吸引圧，および吸引流量にもよるが，通常スリーブが細くなるほど入る灌流液は減少するので高め（80cm以上）となり，吸引圧，吸引流量を高くした場合も同様である。しかし高く設定すると前房内圧は上昇するため，必要以上に前房深度が深くなり，場合によって患者は痛みを訴えることがある。特に近視眼など眼軸長の長い症例では要注意である。
- PEA装置によっては，灌流ボトル（バッグ）の高さではなく，前房内への圧力を設定および感知し，常に安定した前房内圧で手術が可能な装置もある。

メーカーごとのセッティング

- 各メーカーともセッティングに関しての手順はほぼ共通であるので，ここで簡略に手順を述べる。①吸引用カセットを本体へ設置する。②灌流ボトルと灌流チューブを接続する。③灌流および吸引チューブをPEAハンドピースと接続する。④PEAハンドピースコードを本体に接続し，PEAハンドピースのテストチューニングを行う。
- 灌流チューブと吸引チューブは，吸引用カセットに接続されている。
- 各メーカーの特徴として①吸引方式，②灌流液流量調整方法を最初に記載する。

図2　ベンチュリーポンプの吸引圧と吸引流量の関係
吸引圧を上げると吸引流量が上昇するのが特徴。吸引圧100mmHgでも吸引流量45mL/分あるのがグラフでもわかる。

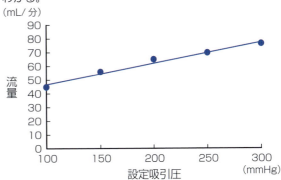

Fortas™ (NIDEK)（図3）

①ペリルスタルティックポンプ方式
②灌流ボトル（バッグ）上下による調整
● 吸引用カセットを本体横のツインポンプのどちらかに接続，灌流液は付属のポールに掛け，誘導画面に従って前面の接続ポートにPEAハンドピースコードを接続，カセットパックに灌流，吸引チューブを接続する．接続後は画面の指示に従いPEAのチューニングを行う．
● カセットパックが2個装備できるため，同時に硝子体手術が可能である（図4）．

図3　Fortas™各部名称

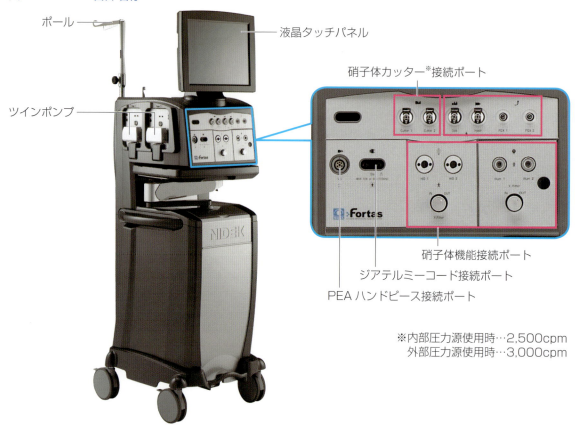

※内部圧力源使用時…2,500cpm
外部圧力源使用時…3,000cpm

図4　ツインパックシステム
2個の吸引パックが同時に搭載できるため，硝子体手術も同時に可能である．

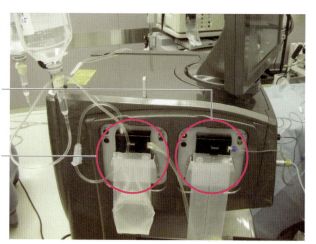

Stellaris®（BAUSCH＋LOMB）（図5）
①ペリルスタルティックポンプ方式もしくはベンチュリーポンプ方式選択可能
②灌流液ボトル（バッグ）上下による調整
● 初期セッティングは前述のFortas™とほぼ同じである。

● この装置の特徴として，吸引方式を最初の購入時に選ぶ必要がある。つまり装置本体の吸引モジュールが吸引方式によって異なるため，後での変更が不可能である（図6）。各吸引ポンプの特徴を知って，選択したい。
● 後は液晶画面の指示に従い接続を行えば，チューニング終了まで簡便に行える。

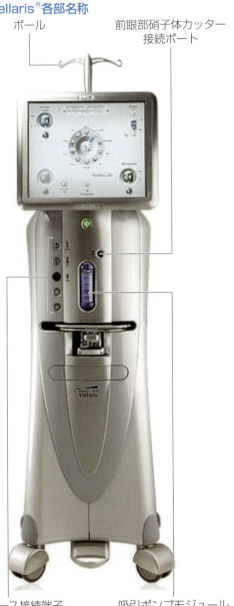

図5　Stellaris®各部名称
ポール
前眼部硝子体カッター接続ポート
ハンドピース接続端子
吸引ポンプモジュール

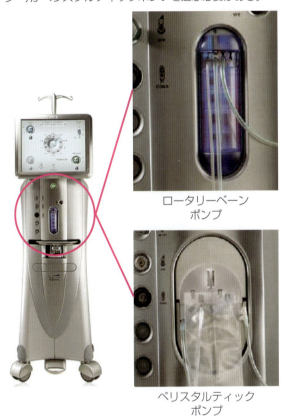

図6　吸引ポンプ装置の選択
購買時に吸引ポンプをロータリーベーンポンプ（ベンチュリー）かペリスタルティックポンプを選ぶ必要がある。

ロータリーベーンポンプ

ペリスタルティックポンプ

Signature™ (AMO)（図7）

- 初期セッティングは同様である。
- この装置の特徴はペリルスタルティックポンプとベンチュリーポンプを両方カセットパックに装備している点である（図8）。つまり場面によって吸引方式を変更できる利点をもつ。したがって両方の設定値の違いによる特徴を理解し，設定する必要がある。
- 溝掘りはペリスタルティックポンプ方式でやんわりと，核分割が行われた後はベンチュリーポンプに切り替えて，効率よく吸引することが可能である。
- もう1つの特徴は，PEAのチップの振動方式である。この装置はチップ先端が円運動をするため，ストレートチップでも，先端が曲がっているチップでも（図9），チップが横運動することによって，同じ超音波エネルギーでも核破砕効率の高い手術が可能である。

図7　Signature™各部名称

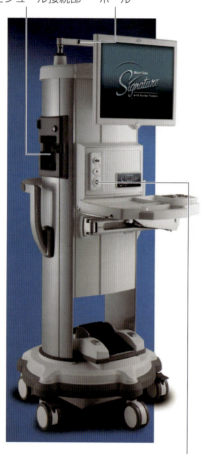

吸引モジュール接続部　ポール

ハンドピース接続端子

図8　吸引パック背面の各部名称

複雑な構造ではあるが，ペリスタルティックポンプとベンチュリーポンプが同胞されており，バルブの制御により瞬時に切り替えることが可能になっている。

PEA：I/A吸引チューブ　　ベンチュリー：ペリスタルティック切り替え制御

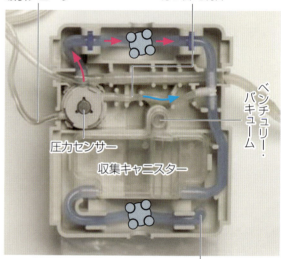

圧力センサー　収集キャニスター　ベンチュリー・バキューム

ドレイン・ポンプからドレインバッグへ排出

→ ペリスタルティックフロー
→ ベンチュリーバキュームフロー

図9　チップ先端形状

ストレート，ベント形状問わず，横振動による破砕効率の高いPEAが可能。

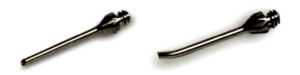

Centurion®(Alcon)（図10）

- 初期セッティングは同様である。
- この装置の特徴は灌流バッグを他機種のようにポールに付けるのではなく，装置上部に内蔵させる。その理由は，灌流圧のセンサーが内蔵されており，前房内圧を常に一定の圧力に保つように，灌流バッグ自体を増減圧できる装置に組み込んでリニアに灌流圧をコントロールできる点にある（図11）。吸引の状態や，術眼の状態によらず，前房内圧を手術中一定に保てるため，安定した手術が可能となった。
- 超音波チップは横振動と縦振動を組み合わせて使うことができ，その比率も設定が可能である。核硬度の高い症例などでは破砕力の大きい横振動をメインに，軟らかい症例では余分な破砕は核が削れすぎるため破嚢をきたすこともあるので，横振動をメインにも可能である。
- 硬い核などでは，横振動メインで破砕力を十分生かした手術が可能であるが，場合によってはチップが破砕した核で詰まることがあるため，閉塞をきたした場合，横振動を瞬間的に上げることにより，つまりを防ぐ設定（iPとよばれる）が可能である。
- 可変の幅が広いので迷うケースもあると思われ，経験豊富な術者の設定をアレンジするのも一案である（図12）。

図11　灌流バッグの取り付け
①灌流バッグの上部取り入れ口。装置上部を開け，灌流バッグを入れる。

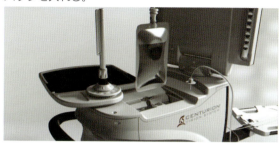

②灌流バッグを挿入したところ
灌流バッグを両サイドから押す装置が内蔵され，灌流液が設定した圧力で供給される。

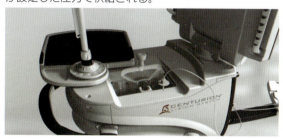

図10　Centurion®の全体像
上部が設定画面で，中央にカセットパックを取り付ける。

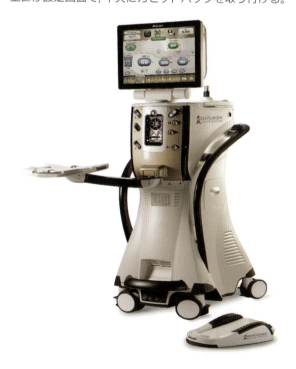

図12　PEAの設定画面（実際の設定画面）
IOPは前房内圧を設定でき，また吸引流圧，吸引流量，超音波発振エネルギー（横振動，縦振動）などを設定できる。

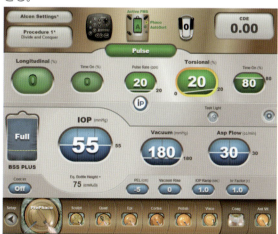

Q1 サージとはなんですか？また灌流液を少なくした場合のメリットは？

A1 サージとは前房内に灌流する液量と吸引する液量のバランスが崩れ，吸引する量が増えた場合，前房内が灌流液圧より陰圧となって前房容量が減少し，場合によっては後嚢が上昇する現象です。後嚢がPEAなどのチップと接触しやすくなり，破嚢しやすくなります。
確かに，灌流液を少なくすると設定値によってはサージが起きやすくなりますが，吸引流量（もしくは吸引圧）を低くすると，前房内の灌流液の乱流が少なくなるため，破砕した水晶体核や破片が角膜内皮に直接ヒットして障害を及ぼすことが少ないとわかっています。むやみな灌流液の増量より吸引流量を減らすほうが，安全で確実な結果を生むでしょう。

Q2 なぜPEAとI/Aでは吸引設定が違うのでしょうか？

A2 チップの吸引する部分の口径の形状と大きさがまったく違うことによります。
PEAは先端に向けた約0.8mmの開口部があるため直接水晶体を吸引しやすいのですが，その分水晶体嚢を同時に吸引しやすい構造になっています。I/Aは先端から離れた横向きに口径が約0.4mm開いているため，吸引圧を上げないと効率が低下しますが，同時に横向きの穴のため，開口部を後嚢に向けない限り嚢破損に陥らないようにできているからです。

Q3 粘弾性物質と吸引流量を変えることにより何のメリットが得られるでしょうか？

A3 粘弾性物質の一部にviscoadaptive型といわれるものがあり，吸引流量21mL未満では分散型，21mL以上で凝集型の性質をもつものがあります。この場合吸引流量を下げてPEAを行うと前房内の粘弾性物質は吸引されにくく（分散型の性質），角膜内皮保護作用が増強します。PEAが終了した後は吸引流量21mL以上に設定すれば，凝集型の粘弾性物質のように前房内から吸引除去が容易になります。より硬い核硬度や，角膜内皮減少の症例では，viscoadaptive型粘弾性物質の使用と吸引流量設定で，角膜内皮に優しい手術が行えると思われます。

横振動と縦振動はどうして核の破砕力が同じパワーでも違うのですか？

 これは超音波とよばれる装置の原理を理解する必要があります。実際チップ先端から超音波が出ているのではなく，非常に高速でチップが前後に振動しています（図13）。
このジャックハンマー（削岩機）によって核が破砕されています。普通は40kHzです。したがって実際削っている動作はチップが前に進む行程だけです。横振動はチップ先端が横に振れるため，左右全部の動きで核を破砕します。したがって同じ振動幅なら横振動のほうが破砕力は強くなります。またPEAの際の発熱はスリーブとチップの摩擦で起きるため，横振動はチップ先端で最も大きく，根元では小さくなります。よって全部が前後運動のみのチップより摩擦量が低いため発熱量が低く，創口のサーマルバーンを起こしにくいのです。

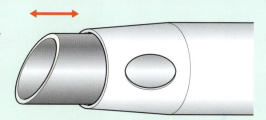

図13　超音波チップの破砕原理
スリーブの中のチップが前後に動くことで，水晶体を破砕している。

水晶体・白内障

角膜混濁眼の白内障手術

問題点
- 水晶体乳化吸引術(phacoemulsification and aspiration；PEA)とフォールダブル眼内レンズ(intraocular lens；IOL)による小切開創白内障手術の進歩により，かつては難症例とされていた症例に対しても安全に手術を行うことが可能になっている。そのような現在においても角膜混濁合併眼に対する白内障手術は，依然として手術に苦慮することがある。
- 本症例の最大の問題点は術野の視認性低下であるが，安全かつ効果的な術野視認性の向上とともに，できる限り通常どおりの手術操作を行えるようにセッティングすることが術中合併症回避の面から重要である。
- 角膜混濁の性状や程度はバラエティに富んでおり，症例に合わせて適切な対応を取ることが求められる。

術前診察
- スリット光を用いた細隙灯顕微鏡による観察では，多少の角膜混濁があったとしても水晶体の視認性がある程度保たれることがある。
- しかしこのような症例であっても，手術顕微鏡では斜照明や同軸照明を用いても前房内の視認性が著しく不良なことも多い。これは手術顕微鏡の照明が前方散乱を起こすことに起因する。
- 術中の前房内の視認性を術前診察にて把握するためには，スリット幅を広くしたりディフューザーを用いたりして前房内を観察する。
- 外来に処置用の顕微鏡がある場合は，これを用いてより術中の視認性をシミュレーションすることができる。

手術計画
- 角膜混濁を有する症例に対する白内障手術においては，連続円形切囊(continuous curvilinear capsulorrhexis；CCC)とPEAが通常の症例に比べて難易度が高くなるため，これらを施行可能か否かが術式選択のポイントとなる。
- 前述の術前診察にて，ディフューザーや処置用顕微鏡下において水晶体前囊や虹彩の観察が全象限にわたり可能な場合は，通常症例と同様の術式選択を行う。
- スリット光でのみ水晶体前囊や虹彩の観察が可能な場合は，後述の対処方法を行うべく準備が必要となる。

手術
- 角膜混濁が限局的な場合は，混濁部位を避けることにより通常の手術に近い方法で手術を行うことができる(図1,2)。
- この方法で施行不可能な場合は，後述の特別な眼内照明方法の準備が必要である。
- 眼内照明方法は，眼外から照明を行う方法と硝子体腔内から行う方法の2つに大別される。

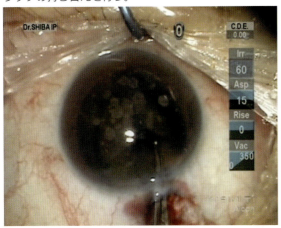

図1　角膜混濁が限局している場合
前囊切開を行う際は，角膜混濁のないところで前囊フラップの持ち替えを行う。

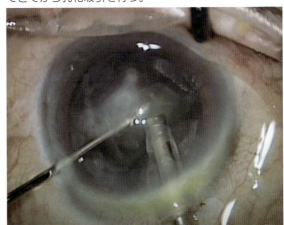

図2　角膜混濁が限局している場合
核処理を行う際は，角膜混濁のないところまで核を持ってきてから乳化吸引を行う。

眼内照明方法
硝子体手術用ライトガイドを用いる方法
- 硝子体手術用ライトガイドを用いて眼内照明を行う方法であるが，助手がライトガイドを把持して眼外から照明する方法と，術者がサイドポートから挿入して使用する方法の2つに分けられる。
- いずれも照明効果の範囲が狭いため，手術操作には注意が必要である。

①眼外から照明を行う方法
- 助手が眼外から硝子体手術用ライトガイドを用いて，眼内を照明する方法である(図3)。
- 角膜混濁がない，もしくは少ない部位よりライトガイドを用いて眼内照明を行うが，慣れた助手でも術者が見たい場所をリアルタイムに照射することは困難であるとともに，慣れた術者でも眼球を動かさずに，もしくは能動的に動かして見たい場所が効果的に照明されるように術操作を行うことは困難である。
- 普段使用している分割フックを用いて手術を行えるという利点がある。

②硝子体手術用ライトガイドを前房内に挿入する方法[1]
- サイドポートより術者が硝子体手術用ライトガイドを挿入して眼内照明を行う方法である(図4)。
- 術者が見たいところをリアルタイムに照明することが可能であり，陰影が生じることより良好な立体感覚を得ることが可能である。
- 使用するライトガイドの径は小さいほど切開幅を小さくできるため25G，27Gが有利であるが，分割フックとしても使用することを考慮すると，剛性が弱く操作がしづらくなる。これらを考慮すると，23Gのライトガイドが，小切開創から分割フックとしての剛性を保ちながらの術操作を行うことができるため適している。

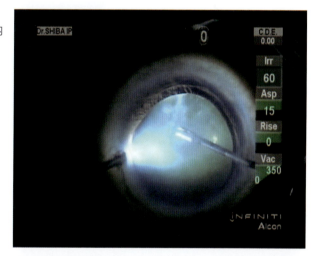

図3 眼外から照明を行う方法
助手が眼外から硝子体手術用ライトガイドを用いて眼内を照明する。

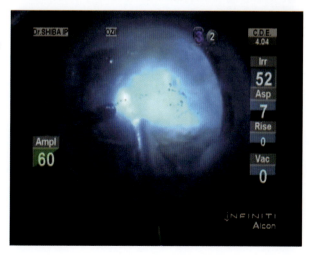

図4 硝子体手術用ライトガイドを前房内に挿入する方法
サイドポートより術者が硝子体手術用ライトガイドを挿入して眼内照明を行う。

スリット照明を用いる方法

- 手術顕微鏡によってはスリット照明を備えている機種があるが，これを用いると角膜混濁を伴う症例でも眼内の視認性を向上させることが可能である(図5)。
- 普段使用している分割フックを用いて手術を行えるという利点がある。
- 照明効果の範囲が狭いため手術操作には注意が必要であることと，角膜混濁の程度が強い場合は照明効果に限界があることが問題点である。
- スリット照明を使用可能な手術用顕微鏡が限られている点が最大の問題点である。

経毛様体扁平部後方照明法[2]

- 通常の硝子体手術と同様に毛様体扁平部よりシャンデリア式照明ファイバーを硝子体腔内に挿入して，水晶体，前房内を照明する方法である(図6)。
- 前述の方法がすべて水晶体を前方から照明するのに対して，本方法はシャンデリア照明の眼底からの徹照を利用している。
- 本方法が最も重度の角膜混濁症例に対して照明効果が得られ，普段使用している分割フックを用いて，通常に近い方法で手術を行うことが可能である。
- 硝子体手術を普段行わない術者にとっては手術操作自体が煩雑であるという問題点がある。

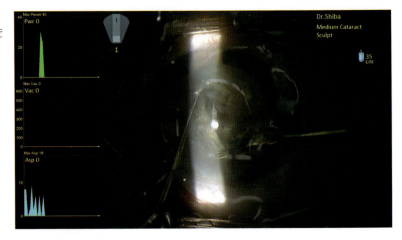

図5　スリット照明を用いる方法
スリット照明を用いて眼内の視認性を向上させる。

図6　経毛様体扁平部後方照明法
毛様体扁平部よりシャンデリア式照明ファイバーを硝子体腔内に挿入して眼内を照明する。

①外観

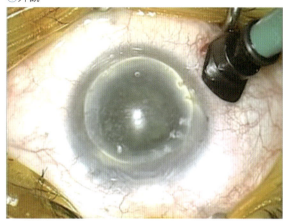

②前囊切開

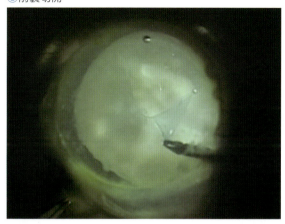

③核処理

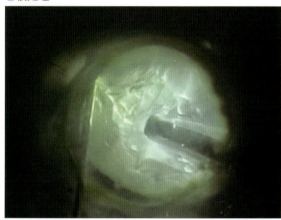

④手術終了時

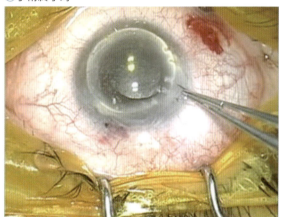

おおしま眼科クリニック　大島佑介先生のご厚意による

 適したライトガイドの光源は何ですか？

 ハロゲン光源，フォトン光源でも手術を行うことは可能ですが，キセノン光源が最も白内障手術時の視認性に優れています。

●文献

1) Nishimura A, et al.: Endoillumination-assisted cataract surgery in a patient with corneal opacity. J Cataract Refract Surg 2003; 29: 2277-2280.

2) Oshima Y, et al.: Chandelier retroillumination-assisted torsional oscillation for cataract surgery in patients with severe corneal opacity. J Cataract Refract Surg 2007; 33: 2018-2022.

水晶体・白内障

Zinn小帯脆弱例に対する白内障手術

- Zinn小帯脆弱は，白内障手術を行っているとときどき遭遇してしまう術中合併症である。
- Zinn小帯脆弱にはさまざまな程度があり，状況によって対応方法が異なる。
- 本稿ではZinn小帯脆弱症例に遭遇した場合の程度別対処方法を整理する。

Zinn小帯脆弱症例の前囊切開

- Zinn小帯脆弱でまず困るのが，水晶体が動揺し連続円形切囊（continuous curvilinear capsulorrhexis；CCC）が難しくなることである。水晶体の支えであるZinn小帯が弱いためCCCが難しくなっている。
- 水晶体を固定するために前房水を排出し，粘弾性物質で前房を確実に満たすと，硝子体と粘弾性物質で水晶体を挟み込み水晶体をある程度安定化させることができる（図1）。
- 前囊鑷子でCCCを行うほうがコントロールしやすいが，水晶体が動揺して前囊のとっかかりが作製しにくい場合はチストトームで前囊を穿孔し，前囊鑷子に持ち変える。
- CCC作製時にZinn小帯脆弱の程度をある程度判定することができる。
- Zinn小帯脆弱の程度によってその後の対処方法が異なってくる（図2）。

Zinn小帯脆弱程度と対処法（軽度）

- Zinn小帯断裂を見つけたら，超音波乳化吸引および皮質吸引の設定値を下げる。ボトル高を50cm以下，吸引圧と吸引流量も低下させる。通常どおりの高い設定で手術を行うと，水晶体囊を吸引しZinn小帯断裂を拡大してしまうことがある。

図1 Zinn小帯脆弱症例に対する粘弾性物質の活用
①Zinn小帯脆弱があると核が動揺する。

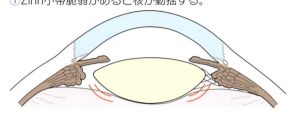

②粘弾性物質で前房を完全に置換すると，硝子体と粘弾性物質が水晶体を挟み込み水晶体を安定化させる。

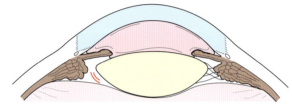

図2 Zinn小帯脆弱程度と対処法

軽度	中等度	重度
断裂1/4以下	断裂1/2～1/4	断裂1/2以上
前囊に皺がよるが前囊切開は可能	水晶体が揺れ，前囊切開が困難だが可能	水晶体の動揺が強く，支えなしでは前囊が切開できない
・核片を断裂部に当てるようにして断裂を拡大させない ・断裂部を分割フックで抑える ・皮質吸引針を活用しバイマニュアル	・CTRを挿入 ・核分割鑷子を活用	・虹彩リトラクター，カプセルエキスパンダーで囊を拡大 ・最終的に硝子体処理を行いIOL縫着または強膜内固定

図3 Zinn小帯脆弱程度と対処法（軽度）

①Zinn小帯脆弱部を吸引すると断裂が広がってしまうので注意。

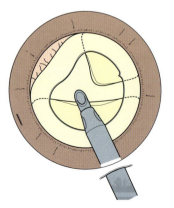

②大きい核片が残っているうちは，核片を断裂部に当てるようにして断裂を拡大させない。

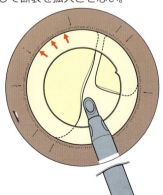

③核片がなくなってきたら，断裂部を分割フックで抑えて断裂を拡大しないように乳化吸引する。

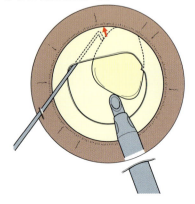

- 前囊切開が可能な軽度のZinn小帯脆弱では，超音波乳化吸引術中にどの部位が断裂しているかを意識することが重要である．
- 核片が大きく残っているうちは，核分割した核片を断裂部位に当てるようにして手術を続行すると断裂が拡大しにくい(図3)．核片が小さくなってきたら分割フックを断裂部位にあてがい，水晶体囊が吸引孔に入らないようにする．
- 皮質吸引はZinn小帯断裂がないところから開始し，最後に断裂部位の皮質吸引を行うと拡大しにくい．皮質吸引針は有用なデバイスで，バイマニュアルで水晶体囊を拡大しながら皮質吸引が可能である(図4)．

Zinn小帯脆弱程度と対処法（中等度）

- 中等度のZinn小帯脆弱にはcapsular tension ring (CTR)が有用である．
- CTR挿入はできるだけ手術の後半で行ったほうが手術操作が簡単である(図5)．
- 皮質吸引まで完了すればCTR挿入は簡単であるが，断裂範囲が広く水晶体の動揺が大きい場合は，超音波乳化吸引や皮質吸引の前にCTR挿入が必要になる．この場合，後でCTRを摘出しなければならない場合があるので，CTR片方の穴に10-0ナイロンなどの糸を通糸しておくと取り出しやすい(図6)．

図4　皮質吸引針
①残留皮質の対側に皮質吸引用のサイドポートを作製．

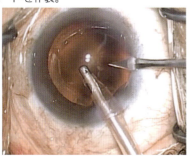

②バイマニュアルで皮質吸引をすると，Zinn小帯断裂を拡大せずに吸引できる．

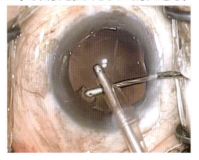

図5　CTR挿入（皮質吸引後）
①インジェクター先端よりCTRを圧出し，囊内に挿入していく．

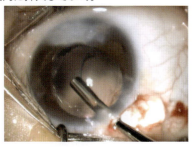

②水晶体囊形状に沿ってZinn小帯に負担をかけないようにCTRを進め，フックからはずして完了する．

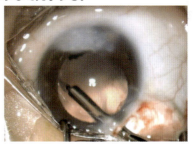

図6　CTR挿入（核破砕前）
①粘弾性物質を水晶体囊と皮質の間に注入し，CTRで皮質を挟まないようにフックでガイドしながら水晶体囊内に挿入する．

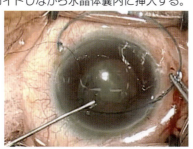

②CTR後方の穴に通糸しておくと，後でCTRの回収が容易である．

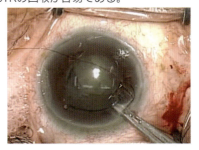

- 核や皮質が残っている状態でCTRを挿入する必要がある場合，水晶体嚢と皮質の間に粘弾性物質を注入してできるだけ水晶体嚢と水晶体皮質を分離しておくと，後の操作が容易である。
- 水晶体組織をCTRでトラップすると，皮質吸引が困難になる。皮質吸引針を活用して，水晶体皮質をCTRの上下左右からはずすようにゆっくり吸引する。
- 無事に水晶体核破砕吸引，皮質吸引が終了しても，硝子体脱出が生じていることがある。Zinn小帯断裂部位が切開創に近い場合は硝子体脱出が生じやすい。瞳孔形状が丸くないときは脱出している可能性が高い。
- 判定が困難な場合はトリアムシノロンを希釈して前房内に注入することで透明な硝子体を染色し，可視化し確認できる（図7）。可視化すれば，小さい硝子体脱出は剪刀による切断とワイパリングで対処し，大きく脱出している場合でも染色されている硝子体をA-vitカッターで切除するだけなので容易である。

Zinn小帯脆弱程度と対処法（重度）

- 水晶体核が著しく固い場合は水晶体嚢内摘出術を行うが，Zinn小帯脆弱程度が重度であっても小切開超音波乳化吸引を行い，眼内レンズを縫着または強膜内固定できれば，術後視機能が良好である。
- CCC施行後，カプセルエキスパンダーや虹彩リトラクターを用いて水晶体嚢を虹彩に固定し，硝子体脱出を防ぎながら手術を行う（図8）。
- 中等度で使用するCTRは水晶体嚢を拡大する機能は強いが，水晶体嚢を固定する能力はない（図9）。そのため重度のZinn小帯脆弱では硝子体脱出を生じ，手術継続が困難になる可能性がある。カプセルエキスパンダーは水晶体嚢を拡大し，かつ水晶体嚢を虹彩に固定するので，重度のZinn小帯脆弱に有効である。
- 核分割時の工夫として，核分割鑷子による操作でもZinn小帯に対する負担を少なくすることが可能である（図10）。
- 水晶体の処理後，水晶体嚢も摘出し前部硝子体の処理を行った後に，眼内レンズの縫着または強膜内固定が必要である。
- Zinn小帯脆弱例に対する白内障手術は現在も年々進歩しており，今後さらに手術手技が改良されていくと思われるので，情報のアップデートも必要である。

図7　硝子体の染色

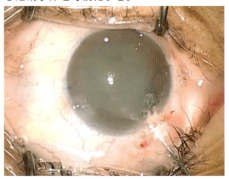

①希釈したトリアムシノロンを注入し，脱出した硝子体を可視化する。

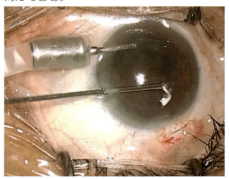

②染色した硝子体を処置することで，簡単に対応できる。

図8　虹彩リトラクターによる水晶体嚢拡張と固定

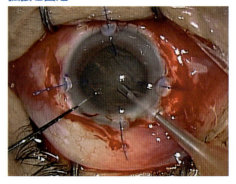

図9　CTRとカプセルエキスパンダー

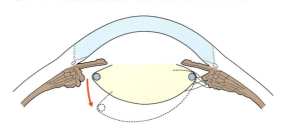

①CTR：水晶体嚢拡張はできるが固定できない。

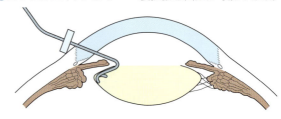

②カプセルエキスパンダー：嚢拡張と固定が可能である。

図10 核分割鑷子

①水晶体核中央部に深い溝を掘り，分割鑷子を底に当てる。

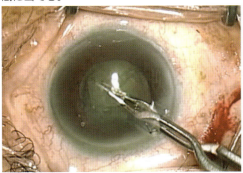

②片手で操作でき，Zinn小帯に負担をかけずに分割が可能である。

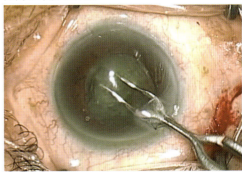

Q どのような症例でZinn小帯脆弱が予測できますか？

A 落屑症候群ではZinn小帯脆弱がときどきみられます。落屑症候群は小瞳孔を合併することが多いのですが，小瞳孔の程度が強く，前房が浅くなっているような症例ではZinn小帯脆弱が進んでいることがあり，要注意です。外傷の既往にも注意します。過去に外傷の既往があり，瞳孔偏位や麻痺性散瞳，周辺虹彩の断裂が生じている症例ではZinn小帯脆弱が合併していることがあります。Marfan症候群，Marchesani症候群でもZinn小帯脆弱が生じることはよく知られていますし，コロボーマがある場合は虹彩欠損に一致してZinn小帯が欠損していることがあります（図11）。

図11 Zinn小帯脆弱症例

①落屑症候群

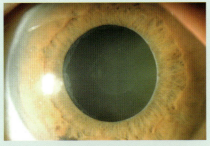

②外傷白内障

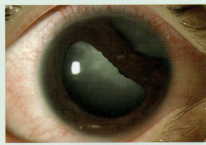

③Marfan症候群

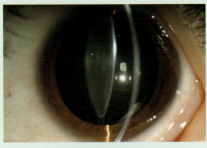

④コロボーマ（虹彩欠損）

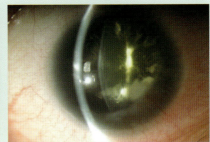

水晶体・白内障

無水晶体眼に対する眼内レンズ縫着術と強膜内固定術

眼内レンズ(IOL)縫着術

- IOL縫着術は，眼外から通糸するab externo（経強膜）法と眼内から通糸するab interno（経毛様溝）法に分けられる。ab interno法は通糸時に眼球が虚脱して硝子体出血などの合併症につながりやすいため，ab externo法を選択する術者が多い（図1）。
- 縫着する部位により毛様溝縫着術（図2）と毛様体扁平部縫着術（図3）がある。
- 毛様溝縫着術では溝状の毛様溝（図4）に支持部が固定されるためにIOLの固定が良好であるが，盲目下では毛様溝の幅が狭いために通糸が困難であること，毛様溝近傍に大虹彩動脈輪があり硝子体出血のリスクがあることなどの問題点がある。
- 扁平部縫着術では扁平部は毛様溝と異なり幅が広く通糸が容易なこと，大虹彩動脈輪から遠いために出血のリスクが低いこと，より後方に位置するために虹彩捕獲を起こしにくいこと，IOLの位置は水晶体の生理的位置と同様であるためにIOL度数は囊内固定とほぼ同様であることなどの利点がある。しかし，2点支持であるためにIOLの固定が不安定でIOL傾斜を認めやすいこと，IOLの全長が17mm以上に伸展されるために糸が切れやすいことなどの問題点がある。

図1　ab externo法（Lewis法）
直針の先端を27G針の針口に挿入して抜き出す。

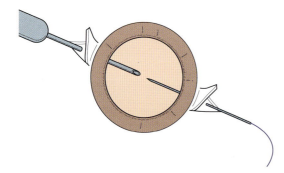

図2　毛様溝縫着術
毛様溝にIOL支持部を縫着する。

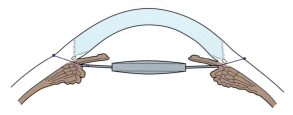

手術のポイント

- 縫着糸の通糸時や前部硝子体切除時の眼球虚脱予防目的で，前房メインテナーや灌流カニューラを設置して眼内灌流を行う。
- 前部硝子体切除は，毛様溝縫着術では瞳孔領や通糸部位の虹彩裏面を主に行うが，扁平部縫着術では輪部からのアプローチでは不十分で，強膜圧迫法を併用した硝子体切除が必要である。
- 縫着糸は主に10-0ポリプロピレン（polypropylene；Prolene®）糸が用いられてきたが，最近経年劣

図3　毛様体扁平部縫着術
毛様体扁平部にIOL支持部を縫着する。

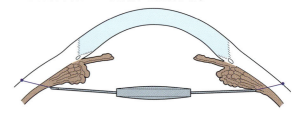

図4　毛様溝の眼内内視鏡所見
毛様溝（矢印）は溝状を呈している。

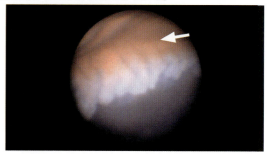

図5　縫着術後IOL偏位
縫着術後10年でIOL偏位を認めた。

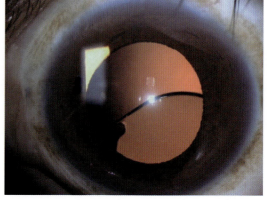

化が指摘され(図5),9-0Prolene®糸や8-0 ポリテトラフルオロエチレン(polytetrafluoroethylene；GORE-TEX®)糸の使用が推奨されている。

- 通糸位置は,毛様溝縫着術では眼外より虹彩に平行に刺入する場合外科的輪部後縁より2mm,垂直に刺入する場合外科的輪部後縁より1mmの位置に刺入すると高率に毛様溝に到達するとされているが,扁平部縫着術では外科的輪部後縁より約3mmの位置より刺入する。3時,9時の位置の強膜は血管や神経の走行を考慮して避ける。
- 支持部への糸の縫着法は,単結紮やシングルカウヒッチ法,ダブルカウヒッチ法などが用いられる(図6)。
- 9-0 Prolene®糸を用いた縫着術では,糸が太く硬いために縫着部位の強膜半層弁を突き破り眼外へ突出して感染性眼内炎に至る可能性がある(図7)。強膜ポケットを用いる方法(図8)や強膜半層弁を作製せずに直針を用いて4～5回強膜内にジグザグに通糸して糸の断端を切断するZ縫合を用いる方法がある(図9)。
- 手術の最後に,逆瞳孔ブロックによる虹彩捕獲を予防するために硝子体カッターを用いて周辺虹彩切除(peripheral iridectomy；PI)を行う。しかし,硝子体出血のリスクがあるために,著者は落屑症候群などの散瞳不良例や抗凝固薬を内服している症例では行っていない。虹彩捕獲を発症した場合は,散瞳後に仰臥位にて安静を保って自然整復を行う。それでも改善しない場合は,観血的に防止用糸を用いてIOLの光学部を押さえて虹彩捕獲を改善する方法がある。また術直後より予防目的にてサンピロ®点眼を用いる方法がある。

図6 支持部結紮法
単結紮,シングルカウヒッチ法,ダブルカウヒッチ法がある。

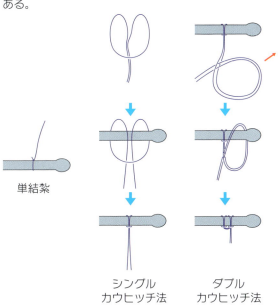

図7 感染性眼内炎
縫着部位に一致して微小膿瘍を認める。

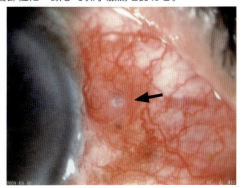

図8 強膜ポケット
ポケットを作製してその中で縫合を行う。

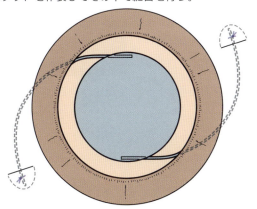

図9 Z縫合
直針を用いて4～5回強膜内にジグザグに通糸して糸の断端を切断する。

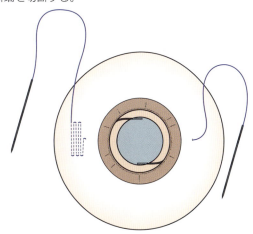

IOL強膜内固定術

- IOL強膜内固定術は最近報告された新しい術式であるが，その基本術式は，眼内に挿入したIOLの支持部を硝子体鉗子などで把持して強膜創より眼外へ抜き出し，その支持部先端を強膜トンネル内に挿入して固定するというものである(図10)。
- 支持部の抜き出し法は，硝子体鉗子や専用鑷子を用いて抜き出す方法が一般的であるが，他に注射針，カテーテル針などを用いて抜き出す方法も報告されている。
- 鑷子法はフィブリン糊を用いるglued IOL techniqueとフィブリン糊を用いないT-fixation techniqueがあり，注射針法はdouble needle techniqueがある。フィブリン糊は接着力が弱く術後低眼圧が高率にみられること，感染のリスクがあること，患者の同意(インフォームド・コンセント)が必要なことなどの理由でわが国ではglued IOL techniqueは行われていない。

手術手順(T-fixation technique)

- まず結膜切開後に輪部から2mmの2時と8時の位置にT字強膜半層切開を行う(図11①)。
- 前部硝子体切除を行い，24G MVRナイフ(曲)を用いて毛様溝へ至る強膜穿孔創(図11②)と角膜輪部に平行に強膜トンネル(図11③)を作製する。

図10　IOL強膜内固定術
強膜内にIOL支持部を固定する。

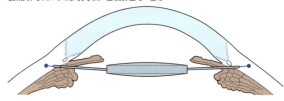

図11　IOL強膜内固定術の手順

①T字強膜半層切開の作製

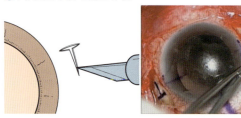

②強膜穿孔創の作製

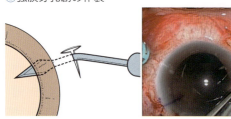

③強膜トンネルの作製

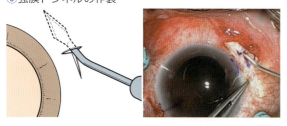

④IOL挿入と前方支持部抜き出し

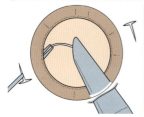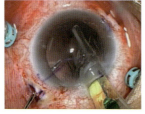

⑤後方支持部抜き出し

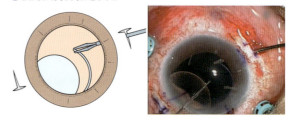

⑥後方支持部強膜トンネル挿入

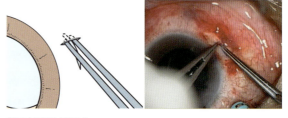

⑦T字強膜創縫合

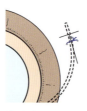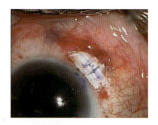

⑧縫合により支持部を強膜内に埋没するとともに漏れも防ぐ

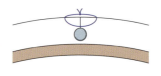

- 次に，IOLを前房内に挿入後に左手の25G硝子体鉗子を用いてその支持部先端を把持して眼外へ抜き出す（図11④）。
- 右手のGaskin鑷子を用いて後方支持部を眼内に挿入して8時の虹彩面上にのせた後に，左手のプッシュアンドプル鈎を用いてIOL光学部を2時の虹彩裏面へ押し込み，後方支持部を瞳孔領へ誘導し，右手の25G硝子体鉗子を用いて後方支持部先端を把持して眼外へ抜き出す（図11⑤）。
- 両側の眼外へ抜き出した支持部をGaskin鑷子を用いて強膜トンネル内へ挿入する（図11⑥）。
- トンネル内挿入後，両側の支持部の位置を調整してIOLの中心固定を行う。
- T字強膜創と結膜を8-0Vicryl®糸で縫合する（図11⑦，⑧）。
- 最後に縫着術と同様に硝子体カッターを用いてPIを行い手術を終了する。

手術のポイント

- 強膜創の作製位置によりIOLの偏心や傾斜が決まる。マーカー（図12①，②）を用いて角膜中心から180°対称な位置に強膜穿孔創と強膜トンネルを作製する。
- 強膜穿孔創と強膜トンネルを作製する24GMVRナイフは直ではなく曲を使用する。直のMVRナイフは強膜トンネル作製時に脈絡膜へ至って硝子体出血のリスクがある。
- IOL支持部を把持する鑷子は，マックスグリップ硝子体鉗子や専用鑷子（図12③）のような先端部内面がフラットなものを使用する。エッカード硝子体鉗子のような先端が爪状の形状のものを用いると支持部は破損する。
- IOLの中心固定が不十分であると術後のIOL偏心・傾斜につながる。術中散瞳下でIOLのエッジを確認しながら行い，散瞳不良例では虹彩リトラクターなどの瞳孔拡張器具を用いて中心固定を行う。
- 眼球虚脱予防目的の前房メインテナーや灌流カニューラの設置，虹彩捕獲の対処法はIOL縫着術に準じる。

利点と問題点

- 強膜内固定術は，縫着糸にてIOL支持部を毛様溝や毛様体扁平部に固定する従来の縫着術と異なり，眼内での固定は良好でIOLの傾斜や偏心をほとんど認めない（図13），縫着用IOLは不要，縫合糸に起因する合併症（糸の劣化，IOL偏位・落下，感染性眼内炎など）を認めないなどの利点を有している（表1）。しかし，術中IOL落下のリスクがあり，虹彩のレベルで眼内操作を行う。

図12 IOL強膜内固定術用器具（MEテクニカ）

①3面マーカー（Duckworth & Kent）
角膜中心より180°対称な位置にマーキングを行う。

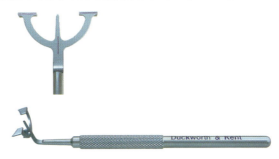

②Tマーカー（Duckworth & Kent）
輪部より2mmの位置にT字のマーキングを行う。

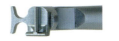

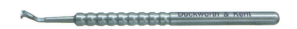

③IOL強膜内固定術用鑷子（Eye technology）
先端部内面がフラットになっている。

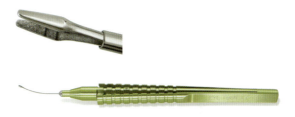

図13 IOL強膜内固定術後
IOLの偏心・傾斜は認めない。

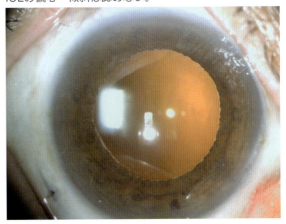

表1 縫着術と強膜内固定術の利点と問題点

	IOL縫着術	IOL強膜内固定術
利点	・PMMA製シングルピースIOLが使用可能	・煩雑な縫合操作が不要 ・縫合糸に起因する合併症（術中の糸の絡み，劣化，IOL偏位，落下）がない ・縫着用IOLが不要 ・IOL傾斜が少なく，術後乱視が少ない ・術後IOL偏位例の整復が容易
問題点	・盲目下で毛様溝に正確に通刺困難 ・煩雑な縫合操作が必要 ・IOL偏位が高頻度 ・縫着用IOLが必要 ・縫合糸が劣化 ・術後IOL偏位例の整復困難 ・縫合糸感染のリスク	・硝子体鉗子や専用鑷子が必要 ・IOL支持部変形や破損の可能性 ・挿入IOLは全長13mm以上 ・PMMA製シングルピースIOLは使用不可 ・術中IOL落下のリスク ・長期予後は不明

 IOL縫着術と強膜内固定術に適したIOLはなんですか？

 IOL縫着術に適したIOLですが，毛様溝縫着であれば全長13mmのIOLで問題はありません。しかし，通常のIOLでは支持部に糸を縫着した場合に結紮部が抜けてしまう可能性があり，支持部に特殊な工夫が施された縫着用IOLの使用が望ましいと考えられます。従来は，光学部径7mmの支持部に通糸用のアイレットの付いたポリメチルメタクリレート（polymethyl methacrylate；PMMA）素材のシングルピースIOL（CZ70BD，日本アルコン，図14）が一般に用いられてきましたが，最近ではインジェクターを用いてより小切開（2.4mm）で挿入可能な光学部径7mmのアクリルフォールダブルIOL（VA-70AD，HOYA，図15）が主に用いられています。IOL強膜内固定術に適したIOLの条件は，縫着術と同様に偏心や虹彩捕獲のリスクがあるために大光学部径で球面レンズであり，全長が約15mmまで伸展されるために全長や支持部長が長いというものです。また，強膜内固定術では鑷子を用いた抜き出し操作があり，支持部素材が強靭で変形しにくいポリフッ化ビニリデン（polyvinylidene difluoride：PVDF）であるIOLが望ましく，以上の条件より光学部径7mmのアクリルフォールダブルIOL（NX-70，参天）が適していると考えられます（図16）。しかし，NX-70の度数範囲は狭く＋10〜＋27Dであり，長眼軸長や短眼軸長の症例では支持部素材が同じPVDFであるAN6KA（アバンシィ，興和）（度数範囲−7〜＋30D）が適しています（図17）。

図14 縫着用7mm PMMA製シングルピースIOL
CZ70BD（全長12.5mm，日本アルコン）

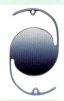

図15 縫着用7mm アクリルフォールダブルIOL
VA70AD（全長13mm，HOYA）

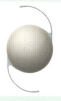

図16 7mm アクリルフォールダブルIOL
NX-70（全長13.2mm，参天）

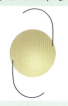

図17 6mm アクリルフォールダブルIOL
AN6KA（全長13.0mm，興和）

水晶体・白内障

脱臼したIOLの眼内固定術

- 白内障手術後の眼内レンズ(IOL)脱臼には，軽微な偏位レベルから完全に硝子体中に落下している重度のものまである．
- 3カ月以内の早期に発生するものとそれ以降に分けて考えると，早期は後嚢破損やZinn小帯断裂によるものが多く，晩期ではZinn小帯脆弱が慢性に進行して断裂に至るものが多く，偽落屑症候群，外傷，硝子体術後眼，Marfan症候群に代表される全身結合組織異常などがある．
- 近年広く用いられているアクリル1ピースIOLが脱臼した場合は，IOL摘出して別のIOLを縫着または強膜内固定するようになるが，条件が合えばIOLを眼内で再利用する眼内固定が行える．IOLを取り出さずに眼内固定を行うと惹起乱視が少なくQOVを保てる可能性が高くなる．

術前診察のポイント

- 脱臼IOLの状態を観察する．
- 嚢ごと落下なのか，嚢外固定でIOL単体が落下しているのか，IOLの形状(1ピース，3ピースIOL，全長，光学径，hapticの変形・破損)に留意してIOLをそのまま利用するか摘出交換するかを考えながら観察する．
- IOLの動揺が大きい場合に，患者に仰臥位あるいは上を向いてもらい外来の処置用顕微鏡や手持ち細隙灯顕微鏡などで観察し，IOLが眼底後極側に移動しないか仰臥位テストを行う．
- 前回の手術で角膜ポート，瞳孔縁，強角膜切開創などに硝子体が絡んだり嵌頓していたりしないかを観察する．

手術プラン

- 術前の診察結果からIOL脱臼の原因を考察し，これに対応する手術プランを全身状態や年齢を加味して考える．
- IOL脱臼前までよい視力があった症例は術後も同等の視力を期待されてしまうので，術後屈折変化の影響により裸眼視力が変化する可能性など十分なインフォームド・コンセントを術前に行っておく．

手術手技の実際

IOLを前房まで引き上げる手技

- 著者はどの症例も，まず前房に粘弾性物質(OVD，著者はviscoadaptiveを好む)を注入し，OVDにIOLが捕獲されて落下しにくいようにビスコトラップの準備をしている．
- IOL落下までいかない中途な症例に対しては，2本の硝子体鉗子を使用してIOLを前房に挙上しOVDにトラップさせる(図1)．
- 眼内固定では操作が煩雑になりそうな症例では，ビスコトラップでだけでは落下を防げない場合も考えて，IOLを虹彩上に出した後少なくとも片方はhapticを角膜ポートから出しておくと落下が防げる．
- IOLが網膜面まで完全に落下した場合には，鉗子，吸引(バックフラッシュニードル)，液体パーフルオロカーボン(PFCL)などを使用して前房まで引き上げる．最近著者は2本の鉗子を用いる方法(two forceps法)で行っている．
- ワイドビューイングシステム(WVS)を用いて毛様体扁平部のトロカールから硝子体鉗子でIOLを前房近くまで引き上げ，そこでWVSをはずす．

図1 IOLの前房への挙上
前房にOVD(著者はviscoadaptive)を注入しビスコトラップテクニックの準備をする．2本の硝子体鉗子を使用してIOLを前房に挙上する．

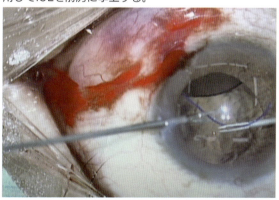

- 顕微鏡直視下で左手の角膜ポートから鉗子を用いてつかみ直して，さらに右手の角膜ポートからhapticを鉗子でつかみIOLを虹彩の上に出す(図2)。

眼内縫着・固定の手術手技

- 眼内縫着には，大きく分けると，眼内でhapticに糸を結わえる方法とhapticのみを眼外に出して糸を結わえる方法がある。hapticのみを眼外に出して糸を結わえる方法としてhaptic externalization法を紹介する。
- 著者は術後の屈折予測値を考えて，嚢内固定であったIOLを眼内縫着・固定する場合には輪部から2.0mmに，嚢外固定であったIOLの場合には輪部から1.5mmに縫着・固定している。
- 前述の脱臼したIOLを前房に挙上した後に，角膜サイドポートから硝子体鉗子や前房注入針を用いて，hapticのみ角膜サイドポートから眼外に出す。
- 眼内縫着の場合は眼外に出したhapticに9-0縫着用針(ペアーパック™)の長針の末端の糸を縫合する。ここでhapticの末端をパクレンで丸めたり，持針器で先端を軽く握りつぶしたりしておくとhapticに縫合した後にずれないのでよい。
- フックで糸が結ばれたhapticを眼内に戻す。
- hapticに結びつけてある糸がついた縫着用針を角膜ポートから再挿入し，強膜側から刺入した27G針をガイドに毛様溝に通糸する(図3)。
- 反対側の縫着針も同様に毛様溝に通糸する。

図2　落下IOLに対する2本の鉗子によるIOL挙上(two forceps法)

①WVSを用いて毛様体扁平部から硝子体鉗子でIOLを前房近くまで引き上げる。OVDを満たしているため視認性は若干悪い。

②顕微鏡直視下で反対側の角膜ポートから鉗子を用いてIOLをつかみ直すことを繰り返して，前嚢の上にIOLを出す。

③hapticを角膜ポートから出すとさらによい。

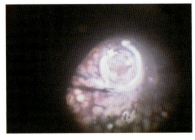
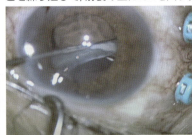
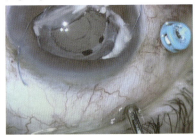

図3　眼内縫着(haptic externalization法)

①角膜サイドポートから硝子体鉗子や前房注入針を用いて，hapticのみを角膜サイドポートから眼外に出す。

②両方のhapticsに縫着用の糸を結びつける。

③IOLを眼内に戻して，縫着用の糸がついた針を角膜ポートから挿入し，強膜側から刺入した27G針をガイドに毛様溝に通糸する。

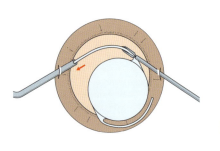
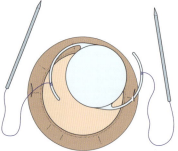
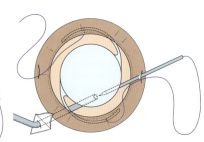

- IOLのセンタリング確認後に，縫着用針を強膜に縫着しIOLを固定する。
- 強膜内固定では30G針を用いたダブルニードル法（山根法）でhaptic先端を焼灼器で丸めて固定するflangedテクニックを用いる（図4）。
- 硝子体切除のタイミングは，最近の著者はIOLを固定した後に行うことが多い。
- OVDを灌流しながら硝子体切除とともに硝子体カッターとバイマニュアルの吸引針を用いて除去する。
- トリアムシノロンによる硝子体の可視化や23，25，27G硝子体カッターの使用は硝子体索が前眼部の創口に嵌頓した場合に，角膜サイドポートからスパーテルのようにワイパリングしながら硝子体切除ができるため前部硝子体切除においても有用である。

図4　脱臼IOLの眼内強膜内固定（山根式ダブルニードル法）

①片方のhapticを強膜から穿刺した30G針内に通す。

②もう反対側のhapticを同様に穿刺してセンタリング後に両側のhapticを強膜外に出す。

③焼灼器で先端を丸めたflanged hapticを眼内に戻して結膜を切らずに強膜内固定する（山根法）。

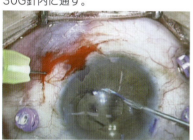
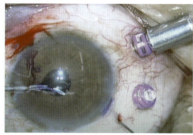
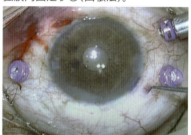

Q1 脱臼したIOLをそのまま使用してよいものか，摘出交換したほうがよいのか，その判断基準を教えてください。

A1 基本的に1ピースのフォールダブルIOLは全長径が短く眼内固定には向かないと考えてください。眼内固定に向くIOLは3ピースで全長が長いほうがよいです。しかし使用されている多くは光学径が6.0mmのIOLだと思われますので，角膜径が大きい眼（眼内固定を行うと術後のIOL偏心が大きくなる可能性がある），術眼がこれ以上近視化すると不同視で問題が起こりそうな症例（嚢内固定用として挿入されたIOLをそのまま毛様溝に固定した場合にIOLの位置が角膜側に近づくために近視化が生じる，ある程度毛様溝より深い位置で固定することでパワーずれに対応することは可能），hapticの破損例ではIOLを摘出して新しい大光学径IOLを固定するほうが無難かと思います。PMMA製のIOLは眼内縫着は可能ですが，強膜内固定で破損しやすく向かないと考えます。また嚢内固定されたまま脱臼している症例では，そのIOLが使用できると判断されれば，著者は前房内にviscoadaptive型のOVDを注入してIOLや嚢残存物質が硝子体側に落ちないようにし，両側の角膜サイドポートから2本の硝子体鉗子を挿入して水晶体嚢を引き裂きIOLに傷が入らないようにして使用することもありますが，煩雑になるので慣れていない場合には摘出するのもよいと思います。

Q2 脱臼したIOLを前房に出してくる際にどの程度なら前眼部アプローチで行えますか？

A2 完全に落下しているものは3ポート硝子体手術で行うしかありません。硝子体が液化していたり，前回の手術で硝子体切除が行われていたりするかどうかにより，硝子体の支えがどの程度あるかないかで決まります。外来診察で上を向いてもらいどの程度IOLが沈むかを確認します。グラグラしていてもあまり硝子体側に沈降していなければ，前房水を抜くと虹彩面にIOLが戻ってくることが多いです。ヒンジのように一部Zinn小帯が残ってぶら下がっているものはかなり硝子体が液化してきていますが，このレベルまで前眼部アプローチで可能かと思います。

水晶体・白内障

トーリックIOL白内障手術

乱視軸マーキング方法の概要
- トーリックIOLは軸が1°ずれるごとに矯正効果は約3.3％軽減し，30°軸がずれると矯正効果がなくなるとされているため，乱視軸のマーキングを正確に行うことが十分な乱視矯正効果を得るために重要である。
- 座位と仰臥位における眼球回旋角度は症例ごとに回旋角度・方向ともにさまざまであるため，1例ごとに計測して対応する必要がある。
- 現在さまざまなマーキング方法が報告されているが，一般的に行われている方法としては，角膜や結膜に直接マーキングを行う方法，写真などを用いる方法，axis registration法に大別される。

直接マーキングを行う方法
基準点マーク法
- 乱視軸マーキング方法のなかでは，最も古典的かつ一般的であるこの方法は，さまざまなバリエーションが開発されているが，座位での基準点マーキングと仰臥位での乱視軸マーキングの2工程から構成される。
- 最初に座位の患者を正面視させた状態で，基準点マーカーにて角膜や結膜にマーキングを行う。角膜の3時，6時，9時のうち1～3点にマークを行う方法が一般的である(図1)。
- その後仰臥位にて，基準点を基にしてトーリックIOLのマークを合わせる位置や予定切開位置にマーキングを行う(図2)。

図1 基準点マーキング

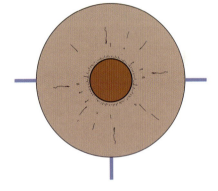

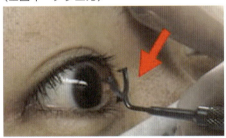

太田氏IOL強膜固定用3面マーカー センターピン付（エムイーテクニカ）

文献1)より転載

図2 乱視軸マーキング

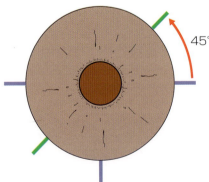

角度ゲージ12mm LRI/Toric用とアクシスマーカー センターピン付 LRI/Toric用（エムイーテクニカ）

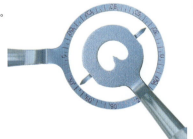

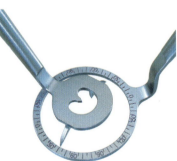

エムイーテクニカより提供

トーリックIOLマーカー(ぶらぶら棒(H2660, Albert Heiss))を用いる方法(図3)
- 術前に座位にて直接トーリック軸をマーキングすることができる。
- マークしたい乱視軸にガイドを合わせ,そのガイドを染色して角膜に押し当てて使用する。その際水準器が垂直下に向いていることを確認する。
- 一度で乱視軸もマーキングすることができるため,術中マーキングが不要である。

写真などを用いる方法
前眼部写真法
- 顔を傾けず正面視をしている状態で撮影した前眼部写真に分度器などを用いてトーリックIOLのマークを合わせる位置を記入し,手術時にその写真を見ながらレンズの軸合わせを行う方法である。
- Osher Toric Alignment System (OTAS) (Haag-Streit)は,細隙灯顕微鏡に取り付けて実際の写真に乱視軸などを記載する専用機器であり,海外ではすでに発売されている(図4)。
- 前眼部形状解析装置や波面収差解析装置を用いて,より簡便かつ正確に同様の操作を行うことも可能になっている。
- 最近はスマートフォンの無料アプリ(Toreasy™(Android/Google Play)とTorAxis (iOS/App Store))を用いる方法も登場してきている。
- 前眼部形状解析装置や波面収差測定装置は事前に外来にて測定する必要があったが,スマートフォンを用いる方法では,すべての操作を手術室で行えることが利点である。

虹彩紋理法
- 前眼部OCTを用いて術前に虹彩紋理を撮影し,特徴的な虹彩紋理が位置する角度を前眼部OCTの機能を使って測定する。
- 手術開始時,事前に確認した虹彩紋理の位置にマーキングし,画面上で紋理が位置する角度とマーキングした位置の角度を角膜ゲージを用いて一致させる。写真と同じ虹彩紋理の位置と角膜ゲージの0°を一致させる。
- 虹彩紋理の角度と,トーリックカリキュレータにて算出されたトーリック軸角度の差を用いて,トーリック軸をマーキングする。

axis registration法
- 手術当日に外来にて角膜・結膜に基準点のマーキングを行った後に,角膜形状解析装置にて角膜形状解析をする。
- 測定データ内に映り込んだ基準点が何度の位置であるかを計測して,そのデータを基にしてトーリックIOLのマークを合わせる位置を実際の術野にマーキングする。
- この方法は,手術室に入る前に外来にて基準点マーキングおよび角膜形状解析装置撮影を行う必要がある。

図3 トーリックIOLマーカー(ぶらぶら棒(H2660, Albert Heiss))

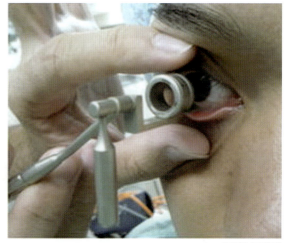

文献1)より転載

図4 Osher Toric Alignment System(OTAS) (Haag-Streit)

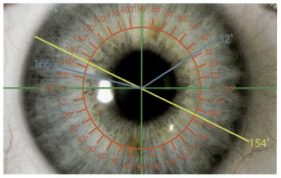

Innovations From Haag-Streit Help Doctorsより転載

その他
- 近年，わが国でも術中オーバーレイシステムを用いる方法が普及してきている。

イメージガイダンスシステム
- 術前に専用の機器を用いて前眼部の情報（結膜血管，虹彩紋理，強主経線，弱主経線など）を，顕微鏡に接続した装置に取り込んで手術を行う。
- 手術顕微鏡内に術前に設定したトーリックIOLのマークを合わせる位置や切開の位置が投影されるため，術者はその位置にIOLのマークを合わせるのみで手術を行うことができる。
- VERION™ Image Guided System（Alcon）（図5），CALLISTO eye® and Z ALIGN®（Carl Zeiss Meditec）（図6）などが代表的機器である。
- 同様の情報を3Dモニタに手術映像とともに映し出して，術者は専用の眼鏡を装用した状態で手術を行う機器（Refractive Cataract Toolset®；TrueVision®）もある。

術中アベロメータ
- 手術顕微鏡に取り付け可能な波面収差測定装置を用いて，手術中に実際の屈折状態を確認して，トーリックIOLの位置決めを行う方法である。
- ORA™ System（Alcon），HOLOS®（Clarity Medical Systems）などが代表機器である。

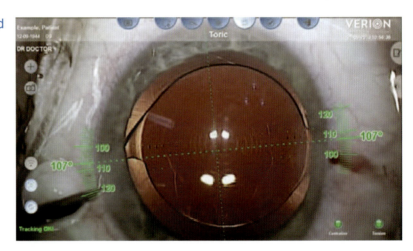

図5　VERION™ Image Guided System（Alcon）

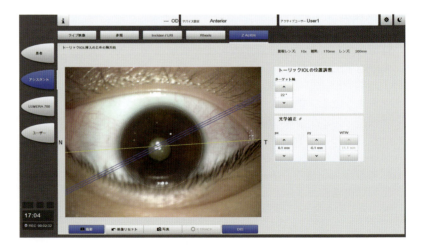

図6　CALLISTO eye® and Z ALIGN®（Carl Zeiss Meditec）
黄色線：水平ライン，
青線：トーリック軸角度

各機器の連携

- ZEISS Cataract Suite（Carl Zeiss Meditec）は光学式眼軸長測定装置（IOLMaster®）の測定データをイメージガイダンスシステムであるCALLISTO eye®と連動させ、切開創の位置や固定軸をプランニングし、手術用顕微鏡の視野内に切開創の位置やトーリックIOLのマークを固定する位置を表示することができる。
- Cataract Refractive Suite（Alcon）は、角膜形状解析装置を用いて直接トーリックIOLのモデル選択を行い、そのデータをフェムトセカンドレーザー白内障手術装置にコンバートして、予定の位置に創口作製を行い、complete coverを得られる正円の前嚢切開を作製し、手術用顕微鏡にトーリックIOLのマークを固定する位置を表示させる、もしくは術中アベロメータを用いてレンズの固定位置を決定することができる。
- 上記のように複数の機器を連動させるシステムを今後は各メーカーが開発していくことが期待される。

手術の実際

- 手術手技は、トーリックIOLの挿入軸のマーキングが加わる以外、通常の白内障手術と同様である。
- マーキングを行った後に超音波乳化吸引術を行い、トーリックIOLを挿入する。
- 粘弾性物質を除去する際、IOL後面の粘弾性物質が抜ける際にIOLが時計回りに10°〜30°程度回転することがあるため、あらかじめマーキングよりもトーリックIOLのマークを30°程度手前にしておき、IOLが回転しても予定固定軸を超えないようにする。あるいは、粘弾性物質を取り除く際、I/Aチップもしくはサイドポートから挿入したフックでIOLの動きをある程度制御することが可能である。
- IOLの前後面の粘弾性物質を除去した後、I/AチップなどでIOLの軸マークをトーリック軸マークに合わせる。
- 最後に灌流液で眼圧を調整するが、その際にIOLの位置が変化することもあるので、灌流針などでIOLの位置を微調整する。IOLの位置を確認する際には角膜とIOLのPurkinje-Sanson像を重ねた状態で行う。

Q 術後IOL回転を生じる原因にはどのようなものがありますか？

A IOL挿入後レンズが十分に開いていない状態で手術を終了すると、術後にIOLが回転する場合があるため、レンズが十分に開いた状態で固定位置を確認します。またIOL後方の粘弾性物質が残存していると、術後のIOL回転を生じる可能性があるため、I/A時にIOL後方の粘弾性物質も十分に除去することが必要です。さらに長眼軸眼の一部の症例では、水晶体嚢の直径がIOLの全長よりも大きく、術後に回転することもあるため注意します。

● 文献

1) Onishi H, et al.: Comparison of clinical outcomes among 3 marking methods for toric intraocular lens implantation. Jpn J Ophthalmol 2016, 60：142-149.

水晶体・白内障

フェムトセカンドレーザーを用いた白内障手術

白内障手術におけるレーザー
- 白内障手術のうち前囊切開，水晶体核分割化，角膜創切開，乱視矯正をレーザーで行う。前囊切開，角膜創切開の質を上げることで白内障手術の屈折矯正精度を改善する。さらに角膜乱視矯正も同時に行うことが可能である。
- 使用するフェムトセカンドレーザーはlaser in situ keratomileusis (LASIK) のフラップ作製用として2001年に最初の機種が市販され，約10年の経過で大半のフラップ作製に使われるようになった。2010年，白内障手術用の機種が米国食品医薬品局(Food and Drug Administration)で承認され，海外では急速に普及している。
- わが国で認可されているのはLenSx®(Alcon)とCATALYS®(AMO)のみである。現在市販されている主要機種と特徴を示す(図1)。

イメージガイド手術
- フェムトセカンドレーザーを用いた白内障手術(フェムト白内障手術)が従来の手術と最も違う点は，画像解析装置により角膜，水晶体の位置情報を把握したうえで手術操作が加えられる点で，それだけで安全性は向上する。
- 前囊切開は位置を把握し約600μm幅の切開で，円形に切り取る。水晶体後面を画像で認識して500μm以上の安全域を保ちながら核へのレーザー照射がなされる(図2)。

患者インターフェース
- いずれのレーザーも，サクションリングで眼球を固定し，機械本体とドッキングする作業が必要とされる。
- いくつかの機種はレーザーと角膜の間に液体を満たし，角膜が圧迫されて歪むことがないようにしている。

図1 主要フェムトセカンドレーザー白内障手術機器
機器の機能，イメージガイドに使用する画像取得装置の原理，患者インターフェイスを示す。

メーカー	Alcon	AMO	Bausch & Lomb	LENSAR
機種名	LenSx®	CATALYS®	VICTUS™	LENSAR® Laser System
外観	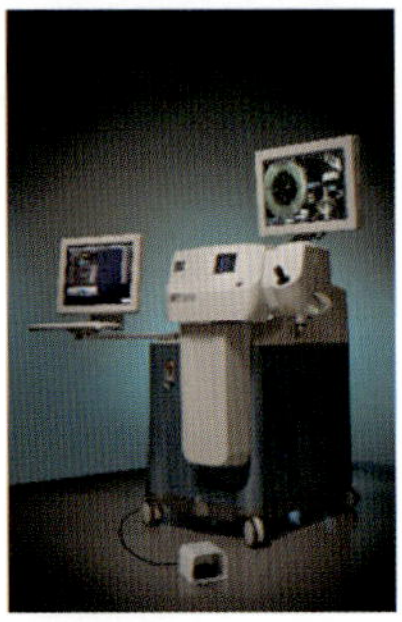	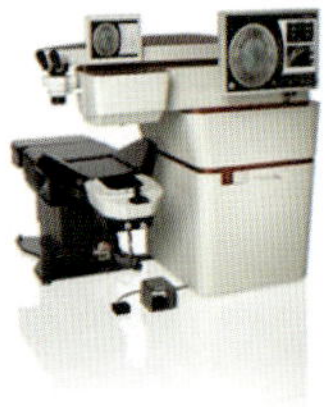	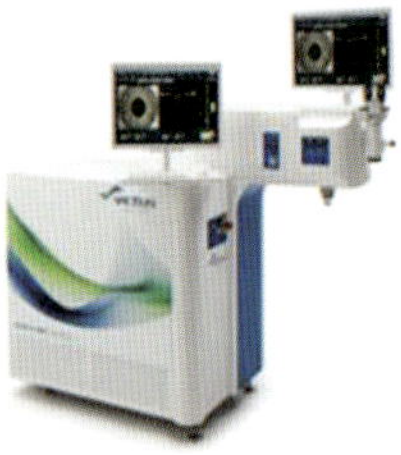	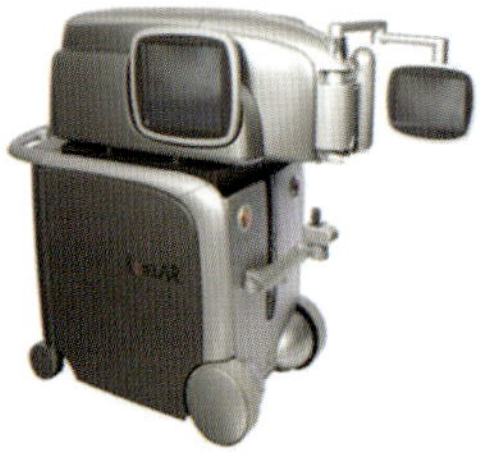
機能	前囊切開 水晶体分割 角膜切開	前囊切開 水晶体分割 角膜切開	前囊切開 水晶体分割 角膜切開 LASIKフラップ 角膜移植	前囊切開 水晶体分割 角膜切開
画像	OCT	OCT	OCT	Schiempflug
接触面	カーブ曲面+SCL	液体	液体	液体

- LenSx®は，角膜とサクションリングの間にソフトコンタクトレンズを挟むことで，角膜を歪ませることなく広い面積での固定を可能にした(図3)。

前嚢切開(continuous curvilinear capsulotomy)

- レーザーを使った前嚢切開は，マニュアル作製よりも精確な大きさと形状である。前嚢切開が完全な円形に近いことで，術中のストレスから亀裂ができることが減り，レンズエッジは確実にカバーされ，術後の非対称な前嚢収縮による位置変化のリスクも低減できる(図4)。
- 上記の効果によって術後の眼内レンズ(IOL)の位置(effective lens position)のばらつきが減少することで矯正精度が高められると考えられている。
- 通常の切り裂くcapsulorrhexisではないので，CCC (continuous curvilinear capsulorrhexis)ではなくレーザー前嚢切開もしくはlaser capsulotomyと呼称される。

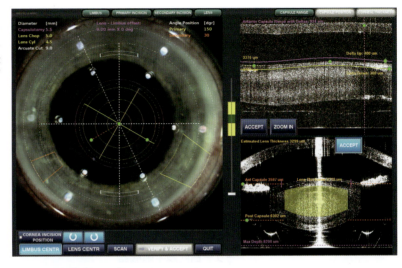

図2 LenSx®の術中画面
ビデオ画像(左)を見ながら前嚢切開や角膜切開の位置を決めるのみならず，OCTで前嚢(右上)の高低差，後嚢(右下)の位置を把握するイメージガイド手術であることがわかる。

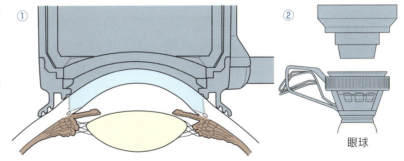

図3 患者インターフェースの違い
①LenSx®
ソフトコンタクトレンズで接触してドッキングされる。
②CATALYS®
カップ様のリングに水をためた状態でドッキングされる。

眼球

図4 レーザーによる前嚢切開にIOLを挿入したところ
正円の前嚢切開の中心とIOLの光学部中心が完全に一致している。

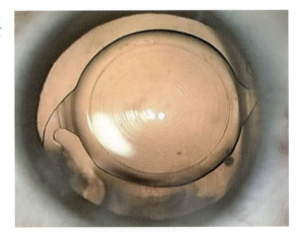

水晶体核へのレーザー照射

- 水晶体の分割化(fragmentation)は,画像でガイドしながら四角柱状に分割化するグリッドパターン(図5),フェイコチョップのように水晶体を分割化するチョップパターン,中央の円柱体から同心円状に分割化するシリンダーパターン(図6)などが提唱されている。
- 水晶体核を超音波乳化する前に数個に分割化しておくことは,超音波のパワーや時間の短縮に寄与し,溝掘りやチョップで水晶体嚢やZinn小帯にかかるストレスを軽減できる。使用する超音波エネルギー総量(cumulative dispersed energy;CDE)が減少し,これは核硬度が高いほど効果的なので,角膜内皮障害のリスクも低減できる。

超音波乳化吸引に関すること

- 分割化された核に対して通常どおりの超音波乳化吸引術を行う。通常のような深い溝がなくても容易に分割できる。
- 後嚢から500μm以上の安全域を確保してレーザー照射がされているので,レーザーのラインが溝掘り時における深さの目安になる(図7)。

ガスとハイドロダイセクション

- 水晶体へのレーザー照射時にガスが発生し,核分割を行うと前房中に拡大する(図8)。
- ガスが水晶体と嚢の間に存在するため,ハイドロダイセクションを行っても水流が見えにくく,かつ気体に対して圧が加わることによりcapsular block syndromeの危険性があるので注意を要する。
- ガスの存在のために水晶体と水晶体嚢がある程度分離されているので,強いハイドロの必要はなく,超音波チップの灌流でのハイドロダイセクション(灌流ハイドロ)が比較的行いやすい。

図5 水晶体レーザー照射におけるグリッドパターンの例
水晶嚢の中心から,水平は400μmの正方形で,垂直方向に長い四角柱状に照射される。

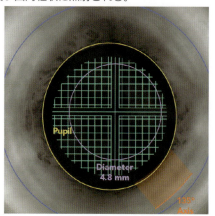

図6 水晶体レーザー照射
①チョップパターン。左から4,6,8分割照射。

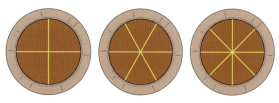

②シリンダーパターン。左から6,7,8分割照射。

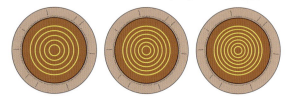

図7 グリッドパターンにレーザー照射された核で溝掘り
レーザーのラインが見えていれば,溝の底に500μm以上水晶体が残っていることがわかる。

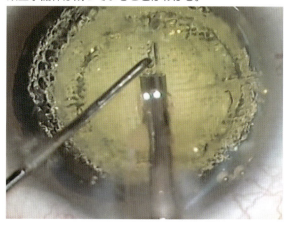

図8 核分割時におけるガスの前房内移動
水晶体嚢と水晶体の間に大量のガスが圧平されており,分割とともに前房内に広がる。

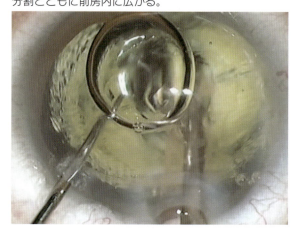

角膜創切開
- レーザーで耳側角膜切開することでマニュアルよりも再現性の高い切開が可能になった。このことで，惹起乱視量のばらつきが軽減する。
- レーザーの空隙が連なって切開されているので，やや自己閉鎖に時間を要するが，stromal hydration（水流による実質浮腫）をせずにほとんどの場合自己閉鎖する（図9）。

乱視矯正切開
- astigmatic keratotomy（AK）はエキシマレーザーによる屈折矯正に比較すると精度が低く，あまり行われなくなった。フェムト白内障機器においては，イメージガイドによる切開の位置・深さのコントロールが可能となり，精度，安全性が改善した。
- 通常のAKと違い角膜実質のみの切開にとどめる実質内乱視矯正切開（intrastromal astigmatic keratotomy）でも，耳側角膜切開による直乱視化を打ち消す効果はある（図10）。

使用のメリット
- 白内障の術後成績は大きくは変化せず，破囊率も大きく変化しないが，角膜創による惹起乱視量が安定するとの報告が出ている。
- 術者の手術に関するストレスは大幅に軽減される。米国では成熟白内障，Zinn小体脆弱例，小児白内障，後極白内障などにフェムトセカンドレーザーを使用することが推奨されている。将来的には難症例にはフェムトセカンドレーザーを使用することが基本になり白内障手術の安全性はより向上するものと考えられる。

図9 角膜切開創の術中OCT所見
レーザー照射直後の角膜切開では，小さい空隙が連なっている。

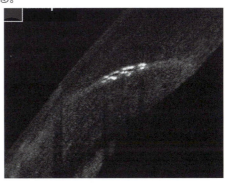

図10 実質内乱視矯正切開（intrastromal astigmatic keratotomy）
①スリット所見で弧状の淡いラインが見える。

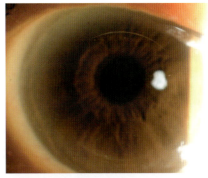

②OCT。実質内だけの照射であることがわかる。

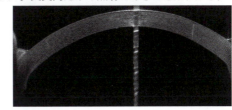

Q1 フェムトセカンドレーザー白内障手術の第1例目にはどのような症例を選択すべきですか？

A1 最初の症例はサクションリングが装着できる瞼裂幅が十分広い症例が適しています。次に，レーザーでは虹彩より約1mm小さい前囊切開しかできないので，瞳孔が6mm以上散瞳することも必要です。さらに可能であれば，分割しやすいグレード3程度の核が推奨されます。

Q2 フェムトセカンドレーザー白内障手術を行うべき難症例はどのような症例でしょうか？

A2 成熟白内障はレーザーを用いることで前囊切開の完成率を上げることができます。固い核では核分割化がなされていることで超音波発振量を減らすことができます。Zinn小帯脆弱例には大きな前囊切開をすることで，リトラクターなどで支えながら小切開で手術を完遂できるかもしれません。

水晶体・白内障

小児白内障の処置と手術

小児白内障手術の特殊性
- 小児は小さな大人ではない，という小児科の言葉どおり，小児白内障には成人以降の白内障手術とは大きく異なる点がいくつかある。

克服されつつある違いと対策
- 組織が柔軟で自己閉鎖性が低い：小児では創口を密に縫合し，hydrationを繰り返しても角膜内方弁が閉じない例がある(図1)。狭い創口で操作をすると創(組織)が引き延ばされて閉鎖不全を起こすので，逆に切開創を意図的に大きく(3.2〜3.5mm)することで自己閉鎖性を上げることが可能である。
- 小児では圧倒的多数が直乱視であり，縫合も密に行うので3.5mm切開による倒乱視化を懸念する必要はない。
- どうしても創の閉鎖が得られない場合は，分散型粘弾性物質を内眼灌流液で3倍程度に希釈して前房に注入し手術を終了させる。

克服できない違いと対策
- 眼球構造が小さい：眼球の大きさの成長は生後急速に立ち上がり，2歳前ぐらいまでにほぼ成人の大きさに達するので，1歳6カ月未満の小児では前眼部構造が成人より小さい場合が多く，これは術者の努力で解決できない。
- 特に6カ月未満の小児で前房深度が浅く，水晶体嚢の直径が小さい場合IOL挿入が難しい例が少なくない。IOLのhapticsを切断して挿入するというアイデアもあるが(図2)症例数が少なく，予後は今後の課題である。

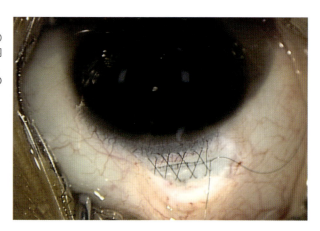

図1　密な強角膜縫合
3.5mm強角膜切開に10-0ナイロン9針の連続縫合を行ったところ。それでも角膜内方弁が開いてリークする例がある。また，ときに縫合糸を通した穴からリークを認めることもある。

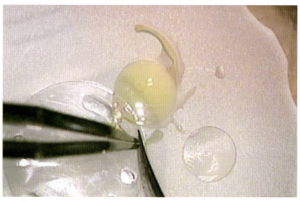

図2　IOLのトリミング
小児の小さな水晶体嚢に合わせてhapticsを短く切断する。

図は東海大学医学部付属八王子病院眼科教授 永原幸先生のご厚意による

小児の連続前嚢切開は難しいと感じますが，何かよい方法はありますか？

 よくあるご質問ですが，小児白内障を一般の白内障に準じる考え方に無理があります。連続前嚢切開と同後嚢切開が通常例と同じようにできることが小児白内障の最低限の術者レベルです（図3）。その前提でお答えしますが，小児の前嚢切開ではフラップを翻す剪断力切開は使えませんので，鑷子を用いたtear capsulotomyで行います。その場合，粘弾性物質は動きを止める働きがあったほうがよいので，著者は分散型粘弾性物質で前房を全置換して行っています。

図3　連続前嚢切開と同後嚢切開
6.0mmのフォールダブルIOLを前提として約5.0mmの連続前嚢切開と約4.0mm弱の連続後嚢切開を行い，25Gカッターによる前部硝子体切除を始めたところ。両方ともきわめて特殊例を除いて，ほぼ全例で施行できることが小児白内障に携わる術者に求められるレベルである。

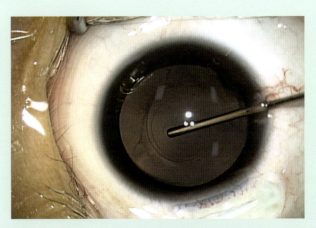

 小児期にIOLを挿入すると成長に従って近視化しないでしょうか？

 眼軸長は生下時から2歳前ぐらいまで急速に伸びますので，それ以降に関しては正常な眼球の発達の範囲であれば，強い近視化は認めません。問題は2歳未満ですが，1歳未満，特に6カ月未満では30.0ジオプトリー（D）を挿入しても強い遠視が残ることが多く，眼鏡／コンタクトレンズによる追加矯正は必須です。また，成長に従って屈折値が大きく近視側にシフトすることは否めません。これも追加矯正で対応する必要があります。ただし，そもそも小児白内障手術の目的は，屈折異常がない弱視眼を得ることではなく，屈折異常が出てもよりよい矯正視力を得ることにあります。現時点では良好な矯正視力を得ることに専念し，強い近視化に対しては将来的にIOL交換などで対応するべきと考えます。

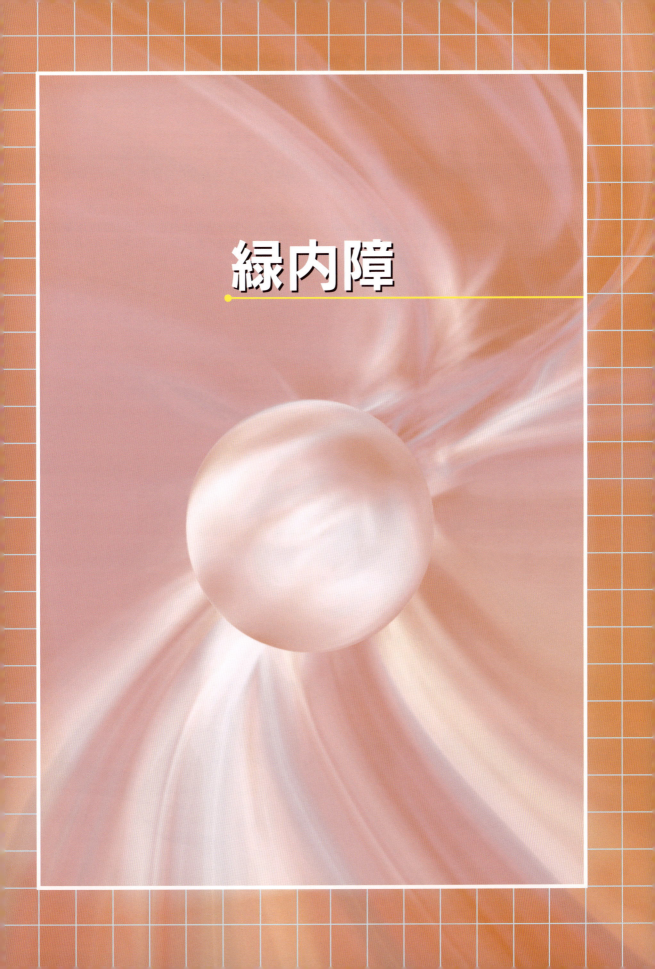

緑内障

濾過手術（線維柱帯切除術）

制御糸
- 下方注視が困難な症例に対しては透明角膜，あるいは経結膜的に上直筋へ制御糸を置いて術野を確保する。

麻酔
- 結膜弁作製の後に鈍針で2％リドカインをTenon嚢下に注入する。
- 手術既往のある症例に対して，麻酔効果以外に結膜瘢痕の程度や範囲を把握する目的で結膜切開の前に鋭針で2％リドカインを結膜下に注入し，手術部位を決定する術者もいる。

結膜弁作製
- 下方への結膜弁作製は術後濾過胞関連感染症発症のリスクを高めるため避けるのが一般的であるが，上方の耳側，鼻側，12時方向のどこに結膜弁を作製するかは術者によって異なる。
- 結膜弁作製方法には円蓋部基底（図1）と輪部基底（図2）の2通りあるが，その選択も術者の判断による。いずれの場合も結膜はTenon嚢とできるだけ遊離しないようにして，両者を一緒に強膜から剥離することが重要で，結膜縫合後の房水漏出を予防するためのポイントとなる。

図1 円蓋部基底結膜弁作製
まず小さな放射状切開を行い（①），Tenon嚢付着部を損傷しないように輪部に沿って結膜だけを切開した後（②），放射状切開部よりTenon嚢付着部やや後方から剪刀をTenon嚢と強膜との間に挿入し，鈍的に両者を剥離する（③）。次に剪刀を広げた状態で片方の刃をTenon嚢と強膜の間に挿入し，輪部側に押し当てるようにして強膜との付着部でTenon嚢を切開する（④）。

①
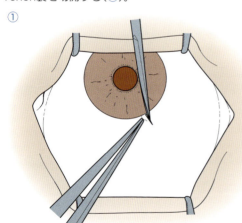

②
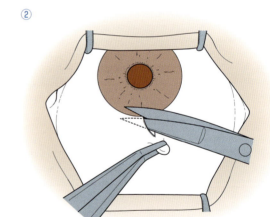

③
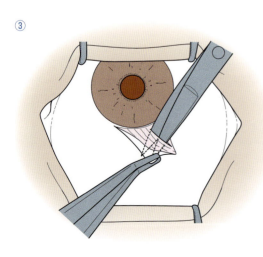

④
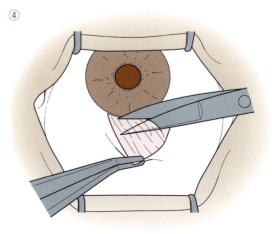

- 結膜損傷を避けるため，有鈎攝子で結膜を把持するのは最小限にとどめ，できるだけTenon嚢を把持する。

強膜弁作製

- 強膜弁の形態や大きさ，厚み，深層強膜弁を作製するか否かは術者によって異なるが，強膜弁の厚みが不均一だと早期穿孔や強膜弁離断，瘻孔形成などの原因となるため，均一な厚みの強膜弁を作製するよう心がける(図3)。

図2　輪部基底結膜弁作製
まず輪部より6mm以上離れた部位で有鈎鑷子を用いて結膜とTenon嚢を同時に把持し，上強膜に至る小切開を置き(①)，上強膜を露出した後に剪刀をTenon嚢下に挿入して強膜から剥離し(②)，結膜とTenon嚢の切開線が一致するよう同時に切開する(③)。その後無鈎鑷子に持ち替え，Tenon嚢を把持して輪部側に結膜弁作製を進める(④)。

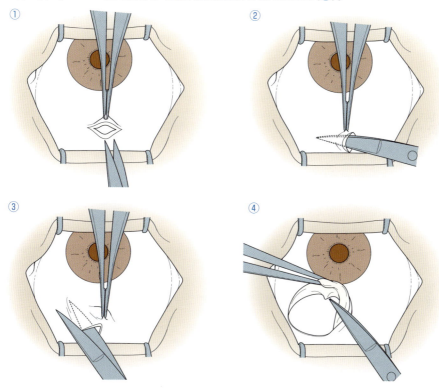

図3　強膜弁作製
強膜床の色調や強膜弁側面の放射状切開の深さで強膜弁の厚みを把握し(①)，切開面に対して接線方向に刃を当てて切開を進め(②)，角膜まで切り上げる。

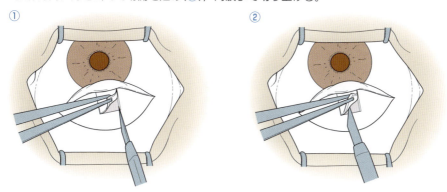

マイトマイシンC塗布

- 強膜弁作製後にマイトマイシンCを吸収させた止血用スポンジを強膜弁周囲や結膜下に留置する。
- マイトマイシンC（マイトマイシン注用2mg，協和発酵キリン）1バイアルを生理食塩水5mLで溶解し，0.04%（0.4mg/mL）として3分間作用させることが多い。
- すべてのスポンジ片を除去した後，生理食塩水などで十分洗浄する。

強角膜ブロック切除（以下，ブロック切除）

- あらかじめ前房穿刺を行って眼圧を十分下降させた後，メスやVannas剪刀，Kellyパンチなどを用いてブロック切除を行う（図4）。
- ブロック切除とこれに引き続く周辺虹彩切除の操作中は低眼圧に伴う駆逐性出血などの合併症が生じやすく，前房消失に伴う角膜内皮障害も生じうるため，できるだけ短時間での操作が望ましい。

図4 強角膜ブロック切除
メスとVannas剪刀で行う方法。初めに横切開を入れると房水が漏出して前房が浅くなるため，まず強膜弁の内側1mmに縦切開を入れ（①，②），その後に角膜側を横切開（③），最後に後方を横切開する（④）。後方の横切開には毛様体損傷を避けるためVannas剪刀を用いる。

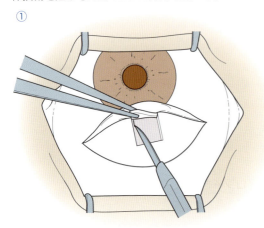
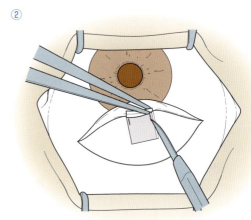
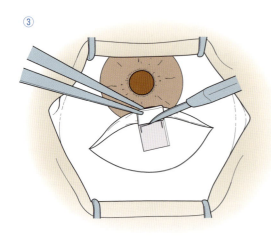
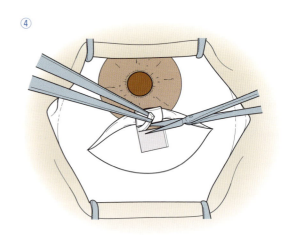

周辺虹彩切除
- 適切な大きさの周辺虹彩切除を行う(図5)。
- 周辺虹彩切除を置く目的は前後房の圧較差を解消することであり，必要以上に大きな切開は不要である。

強膜弁縫合
- 10-0ナイロン糸で強膜弁をウォータータイトに縫合する。
- 通常はヘラ針を用いるが，強膜弁が薄く，縫合時に瘻孔形成が危惧される症例に対しては丸針を用いるとよい。
- 縫合数や縫合の位置は術者の判断による。

結膜縫合
- 円蓋部基底結膜弁，輪部基底結膜弁いずれの場合も円蓋部側にずり下がっているTenon嚢を引き上げて通糸し，結膜切開部にTenon嚢が裏打ちされるように縫合すると房水漏出が生じにくい(図6, 7)。

図5　周辺虹彩切除
有鉤鑷子で虹彩を引き出すと同時にVannas剪刀をブロック切除部に沿わせるように当て，角膜側に引きつつ軽く左右に振りながら2アクションで全層の虹彩を切除する(①, ②)。

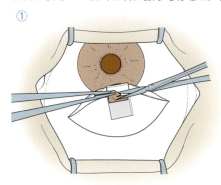 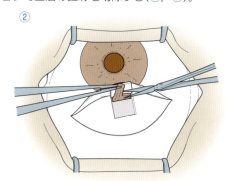

図6　円蓋部基底結膜弁縫合
まず結膜弁の角から縫合を行うが，角膜輪部に10-0ナイロン糸を刺入し(①)，Tenon嚢断端の角に針をかけ(②)，最後に結膜に通糸する(③)。次に，反対側の結膜切開部を同様に縫合する。ヘラ針を用いるときは結紮部を埋没させ，丸針を用いるときは結紮部の断端を短く切除する。その後，適宜，放射状切開部に端々縫合やcompression sutureを，輪部切開に角膜−結膜連続縫合，インターロッキング，マットレス縫合，Wise's suture techniqueなどを追加する。

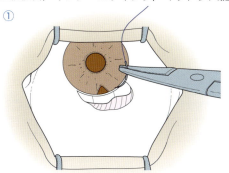 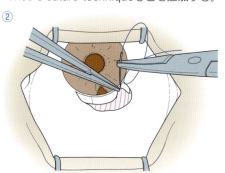

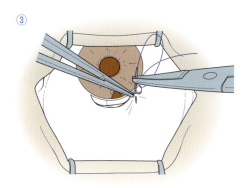

図7 輪部基底結膜弁縫合

無鈎鑷子を用い，10-0ナイロン丸針で連続縫合を行う。結膜前縁の結膜（①），Tenon嚢（②），そして後縁のTenon嚢（③），結膜（④）の順に縫合を進める。

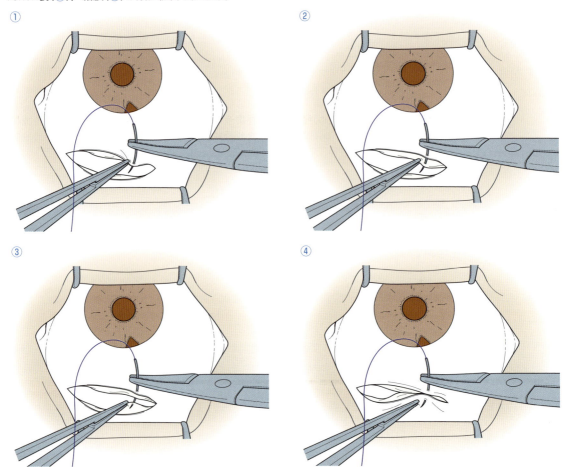

Q1 平坦な濾過胞でも眼圧下降に有効でしょうか？

A1 濾過胞が平坦でも眼圧が下がっている症例をときおり経験します。多くは上脈絡膜腔への濾過で降圧が得られているようで，超音波生体顕微鏡や前眼部OCTで確認できます。また，Schlemm管断端からの房水流出の促進や，手術を契機とした房水産生の低下も眼圧下降に関与している可能性がありますが，機序が同定できないことも多いです。
　いずれにしても濾過胞が平坦であれば眼圧は後々上昇してくることが多く，濾過胞を維持するに越したことはありません。

レーザー強膜弁縫合切糸術とニードリングのタイミングを教えてください。

- レーザー強膜弁縫合切糸術（laser suture lysis ; LSL）

原則，眼球マッサージ時の抵抗と濾過胞所見，眼圧値でLSLを行うか判断します。ここで注意すべきは術後極早期，たとえマッサージ時の抵抗が大きく眼圧が高くても，マッサージによる濾過量が極端に多く，一気に眼圧が下降するような症例はLSL後に低眼圧となりやすい点です。また，フィブリンや凝血塊が存在するときにLSLを行うと，これらの吸収に伴い過剰濾過となることがあります。このような場合には，濾過胞の瘢痕化がある程度進んでから，あるいはフィブリンや凝血塊が吸収されてからLSLを行うのが望ましいですが，もし過剰濾過となっても経結膜的強膜弁再縫合などの処置で対応することが可能です。一方，濾過胞が瘢痕化しつつある症例に対しては，たとえ眼圧が適切でもLSLを行ったほうがよく，LSLが有効とされる術後数週間を多少過ぎても，LSLを行ってすべての糸を切っておいたほうがその後ニードリングが必要となったときの操作がしやすいです。なお，どの糸をどのような順番でLSLするかは術者の判断によります。

- ニードリング

術後早期にニードリングが必要となるのは，強膜弁下の癒着が原因で濾過が得られないときです。この場合は眼圧も下降していないことがほとんどで，眼球マッサージやLSLでも濾過が得られなければ必然的にニードリングを行うことになります。この時期は強膜弁下の癒着はそれほど強くなく，強膜弁下に注射針を進めると癒着は容易に解除するので過度な剥離操作は不要です。

また，術後数ヵ月で濾過胞の被胞化が進んでくる時期もニードリングが必要となることが多いです。眼球マッサージを行っても被胞内の圧力が上がるだけで濾過は不十分となり，眼圧下降もほとんど得られません。このような場合には眼圧上昇がわずかであってもニードリングを行って，被胞の切開を試みたようがよいです。

その後も濾過胞所見や眼圧値に応じて適宜ニードリングを行います。

流出路再建術

流出路再建術
- 経線維柱帯流出路あるいは経ぶどう膜強膜流出路からの房水流出促進による眼圧下降を目的とした手術である。
- 流出路再建術は濾過手術と比較して術後合併症が少なく，また術式により低侵襲に手術を行うこともできるため，安全性の点で優れている。
- 術後の眼圧下降効果は濾過手術より劣り，術後眼圧は上強膜静脈圧（8〜10mmHg）以下にはなりにくい。そして術後一過性に高眼圧になることもあるため，緑内障早期から中期までの術式として評価されている。

適応
- 発達緑内障，原発閉塞隅角緑内障，ステロイド緑内障，落屑緑内障，原発開放隅角緑内障など。原発閉塞隅角緑内障では，ぶどう膜炎による続発緑内障にも，開放隅角・閉塞隅角を問わず有効であるという報告が多い。
- 早期から中期までの緑内障が一般的。

適応外
- 眼圧をlow teenまで下げる必要のある正常眼圧緑内障。
- 血管新生緑内障。
- 内頸動脈海綿静脈洞瘻などSchlemm管以降に眼圧上昇の機序がある症例。

主な合併症
- 主な合併症を（表1）に示す。
- 線維柱帯切開後は房水の流出抵抗が減少して房水静脈から前房内に血液逆流が起きるため，術後の前房内出血は頻発である。

表1 主な合併症
合併症として前房内出血が多い。

線維柱帯切開術（眼外法）	前房内出血，術後眼圧上昇，Descemet膜剥離，毛様体剥離
前房内操作が必要な術式 ・線維柱帯切開術（眼内法） ・隅角切開術	上記の合併症 虹彩損傷，角膜内皮損傷，白内障，眼内レンズ落下，Zinn小帯断裂
隅角癒着解離術	前房内出血，毛様体剥離
レーザー線維柱帯形成術	前房内出血，周辺虹彩前癒着，術後虹彩炎，術後眼圧上昇

流出路再建術　主な術式
- 線維柱帯切開術（眼内法・眼外法）
- 隅角切開術（goniotomy）
- 隅角癒着解離術（goniosynechialysis：GSL）
- レーザー線維柱帯形成術（laser trabeculoplasty：LTP）
- インプラント手術：
  ①Schlemm管を介した流出路再建術用インプラント（iStent®, iStent inject®, Hydrus™ Microstentなど）
  ②脈絡膜上腔を介した流出路再建術用インプラント（SOLX® Gold Micro Shunt, CyPass® Micro-Stentなど）

所見および検査
- 開放隅角か閉塞隅角かで術式が変わるため，術前の正確な隅角評価が大切である。閉塞隅角の場合は眼外法を選択する。
- 隅角鏡を用いる手術の場合は，隅角の視認性が手術のしやすさに影響するため，角膜の状態を事前に確認しておく。

線維柱帯切開術
- 房水流出抵抗が高い線維柱帯を切開することにより，房水流出の主経路であるSchlemm管への房水流出促進を目的とした手術。隅角の構造を（図1）に示す。

図1　隅角の構造
Schlemm管前に線維柱帯構造がみられる。

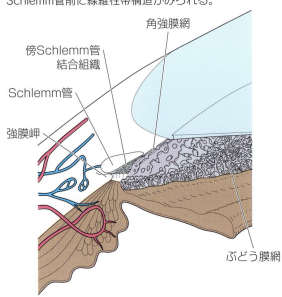

- 従来は，強膜弁を作製してから線維柱帯切開術を行う手術（眼外法）が主流であったが，近年では角膜小切開のみで行う低侵襲な眼内法も行われるようになってきた．眼内法と眼外法のメリット，デメリットについて（表2）に示す．
- 線維柱帯切開後は房水の流出抵抗が減少するため，房水静脈から前房内に血液の逆流（blood reflux）が確認できる．
- 術後前房出血は，1週間程度で消失することが多いが，無水晶体眼や後嚢切開術後の症例では硝子体中に出血がまわることがあり，術後数カ月霧視を訴えることもあるため，慎重に適応の判断をするべきである．

線維柱帯切開術（眼内法）

メリット
- 角膜小切開で手術ができるため，結膜・強膜を温存できる．
- 強膜弁を作製しない分，手術が短時間になる．

デメリット
- 角膜混濁などで隅角の視認性が不良な症例では，隅角鏡を用いて手術を行うため手術が困難になる．
- 水晶体や虹彩毛様体損傷の可能性があり，隅角手術に習熟している必要がある．

適応外
- 角膜移植後や角膜混濁が強く，前房内の視認性が悪い症例は手術が困難になる．

術式
- 眼内法では，線維柱帯を切開するのに5-0ナイロン糸の先端を熱処理で丸く加工した糸を用いる（図2）．
- 器具の出し入れをするための角膜小切開を手前に作製し，糸の挿入をするための角膜極小切開を作製する．前房内は粘弾性物質で満たしておく．
- 術者は耳側に位置し，隅角鏡を用いて，鼻側の隅角にアプローチする．

- 隅角手術用の柄付きプリズムレンズはレンズ表面に傾斜がついているため，隅角の観察をする際は患者の頭部は鼻側に30°くらい傾け，顕微鏡の接眼部を術者側に傾け，隅角手術の位置をとる（図3）．

図2　先端を丸く加工した5-0ナイロン糸

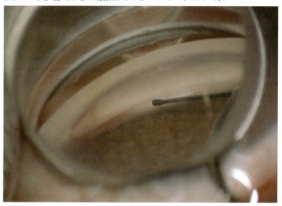

図3　隅角手術の術中の体位
顕微鏡は術者方向に煽りをつけ，患者の顔と眼球は術者と反対方向に向いてもらう．

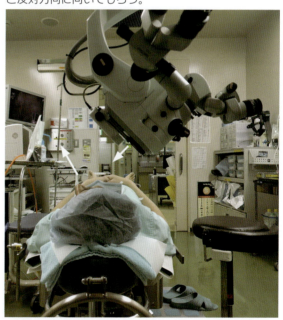

表2　線維柱帯切開術の眼内法と眼外法のメリットとデメリット

	メリット	デメリット
線維柱帯切開術（眼内法）	・結膜・強膜を温存できる ・手術が短時間 ・前房出血がやや少ない	・角膜移植後や角膜混濁が強い症例は不向き
線維柱帯切開術（眼外法）	・角膜混濁例でも手術可能	・強膜弁作製が必要

- 隅角鏡を用いて線維柱帯を同定し，27G鋭針で線維柱帯を切開し（図4①），粘弾性物質でSchlemm管を拡張させる（図4②）。その際に切開した両端から粘弾性物質をSchlemm管内に入れる。
- 加工した5-0ナイロン糸を鑷子でつかみ，Schlemm管内に挿入し（図4③），Schlemm管外壁に糸を沿わせるように進めていく（図4④）。そして対側から回ってきた糸を鑷子でつかみ（図4⑤），糸を引っ張ることにより線維柱帯を切開する（図4⑥）。

図4　線維柱帯切開術（眼内法）

①線維柱帯に27G針で切開を入れる。隅角鏡を載せるとSchlemm管の存在する位置の線維柱帯が赤く充血していることもある。

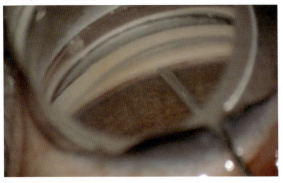

②Schlemm管内に先端を曲げたヒーロン針の先を入れて，粘弾性物質でSchlemm管を拡張させる。

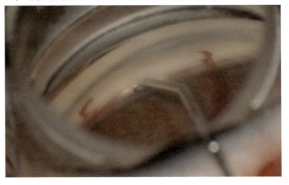

③加工した5-0ナイロン糸を切開した部位よりSchlemm管内に挿入する。

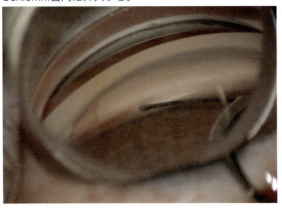

④Schlemm管外壁に沿わせるように糸を進めていく。

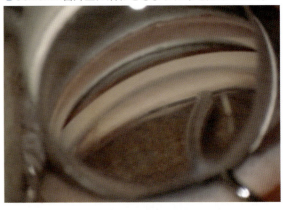

⑤対側から回ってきた糸の先端を鑷子でつかむ。

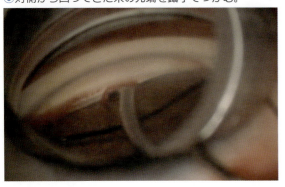

⑥糸を引っ張ることにより線維柱帯を切開する。線維柱帯を切開すると，前房内に血液の逆流がみられる。

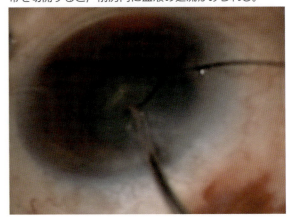

線維柱帯切開術（眼外法）

メリット
- 角膜混濁が強く前房内が透見できないような先天性角膜疾患に合併した緑内障でも手術を行うことができる。

デメリット
- 強膜弁作製の必要がある。

術式
- 線維柱帯の切開にトラベクロトームを使用した従来の手術（図5）と，近年では線維柱帯切開術（眼内法）と同様の加工した5-0ナイロン糸を使用する360°スーチャートラベクロトミーがある。
- 耳下側もしくは鼻下側に強膜弁を作製し，強膜弁下に同定したSchlemm管内をオペガンハイ®などの粘弾性物質で拡張させた後，トラベクロトームを両端にそれぞれ挿入し，強膜弁を仮縫合した後，前房内に回転させることにより外側から線維柱帯を切開する。
- 小児の緑内障でSchlemm管の同定が難しい症例は，初回手術でも上方に強膜弁を作製することがある。
- 両端にトラベクロトームを挿入して線維柱帯を切開した場合，120°線維柱帯は切開される。
- 5-0ナイロン糸を使用する場合は，強膜弁作製後，トラベクロトームの代わりに糸の先端を加工した5-0ナイロン糸をSchlemm管内に入れ，対側から出てきた糸と一緒に引っ張ることで線維柱帯が切開できる（図6）。

隅角切開術（goniotomy）
- 隅角鏡を用いて，角膜切開創から挿入した切開刀で隅角を切開する。角膜切開のみで手術できるため，結膜・強膜が温存できる。
- 1回の切開で120°程度の切開が可能であり，3回まで手術が可能である。
- 隅角鏡を用いた手術のため，角膜混濁が強い症例では手術が困難である。
- 近年ではジアテルミーで線維柱帯を電気的に焼灼して線維柱帯を切除するトラベクトーム（trabectome）を使用した手術もある（図7）。

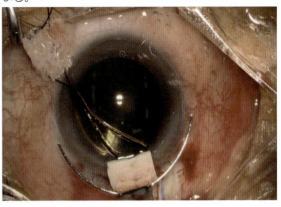

図5　線維柱帯切開術（眼外法）
Schlemm管の両端にトラベクロトームが挿入されている。

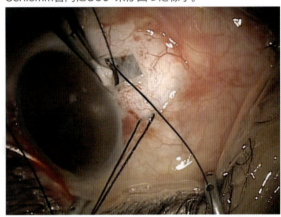

図6　360°スーチャートラベクロトミー（眼外法）
Schlemm管内に360°糸が回った様子。

図7　トラベクトーム

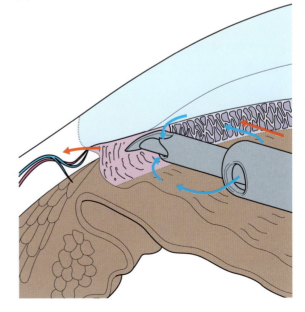

隅角癒着解離術
(goniosynechialysis；GSL)
- 慢性閉塞隅角緑内障や周辺虹彩前癒着(peripheral anterior synechia；PAS)が高度な症例に対し行う。
- 隅角鏡を用いて、専用の解離針で癒着部位を剥離し、房水流出路を再開放させ眼圧下降を図る。
- 単独手術より白内障手術の際に追加で行うことが多い。
- 術後の再癒着を防止するため、術後しばらくしてからレーザー隅角形成術(laser gonioplasty；LGP)を併用することもある。

レーザー線維柱帯形成術
(laser trabeculoplasty；LTP)
- レーザーを線維柱帯に照射することにより房水流出を改善させる。
- 適応は、原発開放隅角緑内障(広義)、落屑緑内障、色素緑内障などである。
- ステロイド緑内障のように傍Schlemm管結合組織における房水流出抵抗の増大が原因とされる緑内障では、レーザーにより眼圧下降が期待されるが、眼圧レベルが高くかつ変動が激しい病型の性質上、観血的手術の法が好ましい場合が多い。
- 以前はアルゴンレーザーが多く使用されていたが、照射エネルギーが強く線維柱帯組織の熱変性や周辺虹彩前癒着を起こしやすいため、近年では半波長Nd：YAGレーザーを使用し、線維柱帯の色素細胞を選択的に破壊する選択的線維柱帯形成術(selective laser trabeculoplasty；SLT)が主流になってきている。
- 眼圧下降効果は緑内障点眼1剤分程度で無効例も存在するため、眼圧が高い症例や緑内障末期の症例にはあまり適さない。

インプラント手術
- 緑内障インプラント手術とは、眼圧下降を目的として緑内障ドレナージデバイス(glaucoma drainage device；GDD)を眼に移植する手術の総称である。
- 近年、眼圧下降効果は弱めでも低侵襲で合併症の少ない緑内障手術として極低侵襲緑内障手術(minimally-invasiveもしくはmicro-invasive glaucoma surgeries；MIGS)が考案され、より早期の緑内障への手術適応や薬物治療の代替手段としての適応が議論されている。角膜小切開から専用デバイスや眼内留置ステントを使用するのがMIGSの特徴である。
- 流出路再建術用インプラントとしては、Schlemm管を介したものと脈絡膜上腔を介したものがある。

iStent®
- わが国において認可されている流出路再建術用インプラントとしては、線維柱帯バイパス微小ステントであるiStent®(図8)が2016年3月25日に国内承認を得ており、わが国では白内障手術に併施することが前提となっている。
- 内径120μm、長さ1mmのチタン製の眼内ステントをSchlemm管内に留置することで線維柱帯に開存したバイパスを形成する。前房水は抵抗の強い線維柱帯経由でなくステントを経由してSchlemm管へ流入するため眼圧が下降する。
- 原理的にはいずれの部位の線維柱帯にも挿入可能であるが、隅角観察の容易さと鼻側に多い集合管の配置とにより、通常は耳側に術者は位置し鼻側の隅角にステントを置くことが一般的である。
- iStent®の効果は点眼0.4剤程度であるが、緑内障点眼での治療を強化させたい症例、もしくは緑内障点眼薬の本数を減少させたい白内障を有する症例に適する。

図8 iStent®

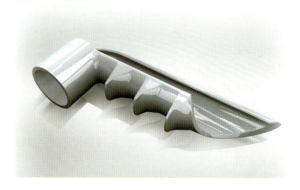

術後の一過性眼圧上昇の対処方法を教えてください。

 術後の一過性眼圧上昇は数日で落ち着くことが多いですが，術後の眼圧上昇により視野が進行してしまう可能性も考えられるため，眼圧30mmHg以上の高眼圧の場合は点眼や内服の追加を検討してもよいです。前房内出血の程度，眼圧レベルや病期によっては前房洗浄を考慮するとよいでしょう。そして高眼圧が長期に持続する場合は，緑内障の追加手術を検討する必要があります。

 線維柱帯切開術（眼内法）で糸が途中で止まってしまい先に動かない場合はどうすればよいでしょうか？

 眼外法と眼内法ともに対応はほぼ同じで，ナイロン糸がSchlemm管内の途中で止まってしまい先に動かない場合は，いったん糸を少し引いてから再度押し進めると糸がさらに進むことが多いです。それでも糸が進まない場合は，そのまま糸を引っ張れば糸の先端に近い部分まで切開をすることができます。

 隅角鏡を用いた手術のコツを教えてください。

 隅角手術では，隅角鏡下で線維柱帯をきれいにかつ安定して術野に出すことが大切です。隅角手術未経験もしくは経験が少ない術者の場合，そもそも隅角が見える状態を維持することが案外難しいです。患者の頭位と手術用顕微鏡の位置関係がうまく取れていないと，隅角をきれいに出すことも難しいため，隅角がきれいに見えない場合は患者の首の回旋角度や顕微鏡の角度をもう一度確認してください。また手術操作に集中するあまりレンズを持つ手に力が入り粘弾性物質が前房内から抜けてくることがあり，前房内の粘弾性物質が少ないと視認性も悪くなるため，できるだけレンズで眼球を押してしまわないように気をつけることが重要です。レンズを角膜に密着させるというより，少し浮かせた位置でレンズを固定するイメージで行うとよいかもしれません。また角膜とレンズの間に出血があると視認性が悪くなるため，角膜上の出血はできるだけ洗い流すようにしましょう。

緑内障

チューブシャント手術

歴史
- 米国では1989年にMilteno Implantが承認されており，その後1991年にBaerveldt glaucoma implant (BGI)，1993年にAhmed valve glaucoma implant (AGI)が承認されていた。
- わが国で承認される約20年も前から難治性緑内障に対する有用性は米国で報告されていた。難治性緑内障に対しわが国ではほとんどがトラベクレクトミーで対応しており，実際対応しきれない症例も多々あった。
- わが国では2012年4月に緑内障チューブシャント手術(glaucoma drainage implant；GDI)が認可され保険適用となった。

適応
- 基本的には結膜瘢痕化が強く，濾過手術が無効と考えられる症例すべてに適応がある。
- よい適応としては，複数回濾過手術を施し高度な結膜瘢痕を認める症例，結膜瘢痕を伴う硝子体手術後(20G経毛様体扁平部硝子体手術)，無虹彩症などが挙げられる。
- わが国ではGDIの歴史も浅く，また後ほど述べるがGDI特有の合併症もあり，初回は特殊な症例を除き原則濾過手術を行う。
- 以前から使用している米国では血管新生緑内障，ぶどう膜炎続発緑内障，角膜移植後緑内障，さらには小児ぶどう膜炎続発緑内障には初回GDIを行う施設も多い。その背景としては炎症性サイトカインによる術後結膜瘢痕が濾過手術を無効にするという多くの報告がベースとなっている。
- 術後結膜瘢痕が高度と予想される血管新生緑内障や，硝子体手術かつ強固なレーザー光凝固が必要な硝子体出血を伴う血管新生緑内障では初回GDIを行うこともある。

手術手技
- 著者は原則硝子体腔内に挿入するため，以下は経毛様体扁平部から硝子体腔内への挿入の手順を述べる。
- インプラントは原則上耳側の直筋の間に挿入する。
- AGIはBGIに比べ小型のため下耳側に挿入も可能である。
- シルク糸による直筋制御の有無は術者の裁量による。AGIは小型のため直筋に影響が少なく直筋制御の必要はない。
- 切開は輪部切開で行う。結膜およびTenon囊を強膜と十分に剥離し，止血する。
- 強膜弁は輪部から4×8mmで作製する。これはチューブが露出しないようにするためであり，強膜が薄い場合は保存強膜もしくは保存心内膜(図1)を使用する。
- 次に硝子体手術ポート(25Gもしくは27G，3もしくは4ポート)を作製し，wide viewing systemを用い最周辺部位まで硝子体切除を行う。トリアムシノロンにて硝子体を可視化し，シャンデリアもしくは直視下で十分圧迫し，扁平部硝子体まで硝子体除去を心掛ける。レーザー光凝固が必要な症例では可能な限り最周辺部位にレーザー光凝固を行う。
- インプラントの固定は輪部から8～10mm後方に非吸収糸(5-0Dacron®糸)で行う(図2)。著者はBGIの場合硝子体腔内に挿入するにもかかわらず直線タイプの250mmを用い，チューブ内にステント糸(3-0ナイロン糸)を使用し術後早期低眼圧予防に努める。AGIの場合は8mmHg以上の圧で

図1 保存心内膜によるチューブの被覆

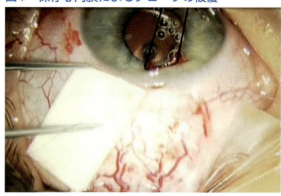

Dr. Joseph Caprioliのご厚意による

- 作動する弁を有するためステント糸を留置する必要はないが，チューブから通水し弁が機能するか否か挿入前に確認する必要がある(図3)。
- チューブ挿入する際は角膜輪部から3.5～3.75mmの位置に23G針もしくは24G針で穿刺し，挿入する。
- BGIの場合，挿入後8-0Vicryl®でプレート側チューブを結紮し，Sharwood slitを作製し，術後一過性高眼圧の予防に努める。このslitは，著者の場合Vランスでチューブの両端に1.5mm程度の長さでチューブに亀裂を作製する。AGIの場合弁を有するため，ステントや結紮糸，Sharwood slitの必要はない。
- wide viewing system下で顕微鏡にてチューブの位置を確認する(必須)。その後フラップを縫合し，BGIの場合ステントを後日外来診察で抜去しやすいように角膜輪部に9-0ナイロン糸で固定する(図4)。その後結膜を縫合し手術終了となる。

ポイント
- プレートはなるべく後方に置くほうがよい。眼球運動障害が起きづらい。

- チューブ挿入後必ず先端を直視下もしくはwide viewing system下で確認する。まれにチューブ先端が脈絡膜下に迷入する。
- 硝子体は眼内レンズ裏面の前部硝子体，毛様体扁平部まで切除する。チューブへの硝子体嵌頓を防ぐ。
- ステント糸は手術後3～4週で抜去する。早期に抜去すると過剰房水排泄により高度脈絡膜剥離を生じる。

合併症と対応
- **術後早期低眼圧**：前房に粘弾性物質の注入，結膜を開けてチューブ再結紮。
- **高眼圧**：点眼・内服でコントロール。改善がみられない場合は硝子体腔内のチューブ先端部にフィブリンや血腫が嵌頓していないか確認する。治療可能ならNd:YAGレーザー治療を行うが，不可能なら再度硝子体手術で解除する。
- **前部硝子体線維血管増殖**：抗VEGF注射および硝子体手術。
- **インプラントの露出**：保存強膜もしくは保存心内膜にて被覆する。

図2　AGIの強膜固定

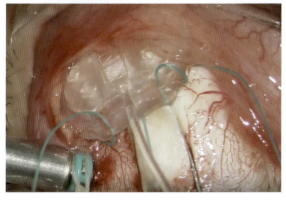

図3　チューブの通水による弁機能の確認

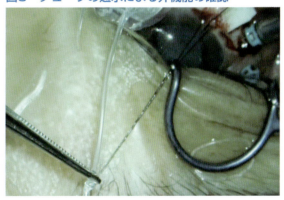

図4　ステント糸の角膜輪部固定

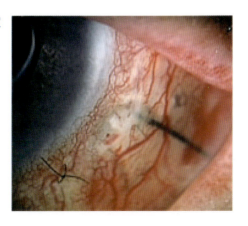

マイトマイシン C は必要ですか？

 原則使用していません。GDIはプレート周囲に線維被膜を形成させる手術です。むしろマイトマイシンCの使用が成績を悪化させるという報告もあります。しかしながらGDI術後眼圧上昇の考えられる機序として線維性被膜のチューブのプレート開放部への嵌頓があり，高度なTenon嚢の癒着が術前から考えられる症例，例えばぶどう膜炎に続発する症例や血管新生緑内障で瘢痕化が強い場合には使用します。

 硝子体腔内への挿入には硝子体専門術者による硝子体手術は必要ですか？

 硝子体切除は最周辺部，かつ眼内レンズ裏面の前部硝子体の除去も必要です（図5）。また術中医原性裂孔などの合併症もありうるため，硝子体専門術者の協力は必須です。

図5　最周辺部硝子体切除（Resight®下）

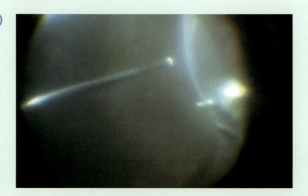

レーザー治療

緑内障

緑内障に対するレーザー治療
- レーザーは1950年代に発明された後，その原理は工業や通信だけでなく医療においてもすぐに導入された。
- 眼科領域では1960年代に網膜疾患の治療に応用され，1970年代に緑内障分野においてレーザーが応用されるようになった。
- 現在，レーザーは治療だけではなく検査にも応用され，眼科診療には必要不可欠なものになっている。
- 緑内障に対するレーザー治療は1970年代よりさまざまな術式が考案され，現在も治療の選択肢として利用されている(表1)。
- 緑内障レーザー治療は，その目的によって切開，凝固，破壊の3パターンに分類され，代表的な方法は表2のとおりである。

レーザー虹彩切開術(図1)
原理
- レーザーで虹彩周辺部を穿孔し，前房と後房の間にバイパスを作ることで後房から前房への房水の流入を促す。
- これにより瞳孔ブロック(圧較差)を解消し隅角を開大させ眼圧を下降させる治療法である。

適応
- 急性原発閉塞隅角症/緑内障の眼，急性原発閉塞隅角症/緑内障の僚眼，ぶどう膜炎により瞳孔領が癒着し瞳孔ブロックを認める続発性閉塞隅角緑内障などが適応になる。

方法
- アルゴンレーザー単独では総エネルギー量が大きくなり，水疱性角膜症の発症リスクが高まるとされているため，アルゴンレーザーとNd:YAGレーザーの併用かNd:YAGレーザー単独による方法が推奨される。
- 急性原発閉塞隅角症/緑内障を発症し眼圧上昇，角膜浮腫を認める場合には，アセタゾラミド内服とマンニトール点滴を行う。その間にアプラクロニジン点眼，ピロカルピン点眼，ベノキシール®点眼(オキシブプロカイン)を行いレーザーの準備をしていく。
- レーザーはAbrahamイリデクトミーレンズなどの専用のコンタクトレンズを用いて，上眼瞼に隠れる上方の周辺虹彩を切開する。照射エネルギーを少しでも少なくするために虹彩の薄い場所(虹彩

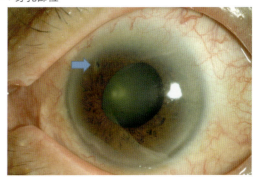

図1 レーザー虹彩切開術
→：穿孔部位

表1 緑内障に対するレーザー治療法の歴史

レーザー治療法	発表者，文献，発表年
毛様体光凝固術	Lee: Am J Ophthaomol 71: 911-920, 1971
レーザー虹彩切開術	Beckman: Arch Ophthaomol 90: 453-455, 1973
レーザー線維柱帯形成術	Wise: Arch Ophthaomol 97: 319-322, 1979
選択的レーザー線維柱帯形成術	Latona: Ophthaomology 105: 2082-2088, 1998

表2 緑内障に対するレーザー治療法の種類

目的	レーザー治療法	レーザーの種類
切開	レーザー虹彩切開術	アルゴンレーザーとNd:YAGレーザー併用，Nd:YAGレーザー単独
	レーザー切糸術	アルゴンレーザー，クリプトンレーザー
凝固	レーザー線維柱帯形成術	アルゴンレーザー，半波長Nd:YAGレーザー
	レーザー隅角形成術	アルゴンレーザー
破壊	毛様体光凝固術	半導体レーザーなど

小窩）を選択して照射するのが望ましい．アルゴンレーザー照射時に泡が出現する場合があり，前房水が沸騰した水蒸気であると考えられている．

手順
① アルゴンレーザー（RED）200〜500μm/0.2sec/200mW
虹彩表面を引き延ばすことで虹彩と角膜内皮の間にスペースを確保する．
② アルゴンレーザー（RED）50μm/0.01msec/500〜1,000mW
虹彩をクレーター状に掘り進めていく．0.05sec間隔のリピートモードで少しずつエイミングを奥へ進めながら連続照射すると効率よく掘り進めることができる．
③ Nd:YAGレーザー 1〜3mJ
残った虹彩組織を穿破させる．

合併症
水疱性角膜症
- 急性原発閉塞隅角症/緑内障の眼においては，周辺部の虹彩と角膜内皮面がほぼ接触していることもあるため，角膜内皮への障害を最小限にするために角膜内皮面との距離がある少し中央部の虹彩を穿孔させることもある．
- 視認性が悪くなった場合は，無理して過剰なレーザーエネルギーを加えるより観血的周辺虹彩切除術や水晶体再建術を検討する．

穿孔部位からの出血
- 出血した場合にはコンタクトレンズを当てたまま眼球を圧迫することにより止血できる場合が多い．
- 出血によって視認性が悪化した場合には，緊急性によって後日施行することも検討する．

虹彩炎
- 虹彩炎は必発であるため消炎薬の点眼を約1週間行う．
- 一過性の眼圧上昇も起こりうるため，眼圧下降薬の点眼や内服を併用したほうが望ましい．

レーザー切糸術
原理
- 線維柱帯切除術後に強膜弁を縫合した糸をレーザーで切糸し，房水濾過量の増加を図る方法である．

適応
- 線維柱帯切除術後に強膜弁からの房水濾過量が不足している場合（眼圧が高値で前房が深く眼球マッサージをしても濾過胞形成が不良の場合）に施行する．
- 通常，術後数日以内に施行することが多い．
- 術後日数が経過しすぎるとレーザーで切糸しても房水濾過量の増加を期待できないことが多く，その際にはニードリングを行い房水濾過量の増加を図る．

方法
- Mandelkorn, Hoskins, Blumenthalなどの接触式レンズ（図2）を強膜弁縫合部に押し当てて，縫合糸にエイミングを合わせてアルゴンレーザーやクリプトンレーザーで焼却する．
- アルゴンレーザー（RED）50〜100μm/0.1〜0.2sec/100〜300mW．
- 切糸の順序は結膜切開の方法や術式，術者の考え方により異なる．基本的には1日1本の切糸を原則とする．

合併症
- **結膜ホール**：結膜下出血を伴うときに緑色のレーザーを使うと結膜にホールができることがある．ホールからの房水漏出量が多い場合には結膜縫合を検討する．

レーザー線維柱帯形成術
原理
- レーザーを線維柱帯に照射して房水流出抵抗を減らし，線維柱帯からの房水流出を促進させ眼圧を下降させる治療法である．
- アルゴンレーザーを照射するアルゴンレーザー線維柱帯形成術（argon laser trabeculoplasty；ALT）は組織侵襲が高く，術後の周辺虹彩前癒着

図2　レーザー切糸用レンズ
① Mandelkorn　② Hoskins　③ Blumenthal

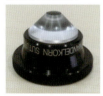
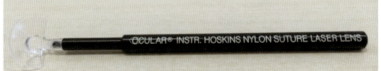
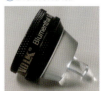

(peripheral anterior synechia；PAS)の形成や反復照射による眼圧上昇などの問題があり，近年ではQスイッチ半波長Nd:YAGレーザーにより色素細胞のみを選択的に破壊するselective laser trabeculoplasty（SLT）（図3，4）が低侵襲で副作用も少ない方法として普及している。

適応
- 原発開放隅角緑内障や落屑緑内障において適応となる。
- 特に点眼治療の継続が困難な症例に対して適応となる。

方法
- レーザー前にピロカルピン点眼，アプラクロニジン点眼およびベノキシール®点眼を行う。
- Goldmann三面鏡や隅角鏡を用いて線維柱帯の色素帯に照射を行う。
- ALTではアルゴンレーザー（GREEN）50μm/0.1sec/400〜800mWをスポット同士が重ならないよう約2スポット分程度間隔をあけて照射する。照射範囲は1回につき隅角1/4周に25発程度が望ましい。
- SLTでは400μm（固定）/3nsec（固定）を0.6mJ程度から開始し，小さい気泡が発生する程度の出力で照射する。照射範囲は隅角半周から全周に60〜120発程度の照射が望ましい。

合併症
- 虹彩前癒着の形成や虹彩炎，眼圧上昇などの合併症がある。

レーザー隅角形成術

原理
- アルゴンレーザーによって周辺部の虹彩を凝固させ，虹彩を収縮させることで隅角を広げ線維柱帯からの房水流出を促進させ眼圧を下降させる治療法である。

適応
- 原発閉塞隅角緑内障において，プラトー虹彩による機序で眼圧上昇が認められる場合，隅角癒着解離術後の虹彩前癒着予防目的，浅前房の開放隅角眼に対するレーザー線維柱帯形成術の前処置，小眼球などに対して適応となる。

方法
- レーザー前にピロカルピン点眼，アプラクロニジン点眼およびベノキシール®点眼を行う。
- 拡大率の高い隅角鏡やAbrahamイリデクトミーレンズなどを用いて，アルゴンレーザー（RED）300〜500μm/0.2〜0.5sec/100〜200mWで虹彩根部に照射する。
- 照射間隔はレーザー照射径の約2倍程度の間隔をあける。
- 照射範囲は病態により決定するが，全周照射する場合は40〜60発程度の照射となる。

合併症
- 虹彩炎，眼圧上昇などの合併症がある。

図3　SLT用レンズ

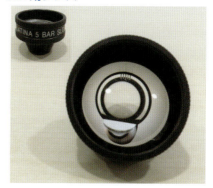

図4　SLT用レーザー機器
Selecta Duet　　　Selecta II　　　　　Tango™

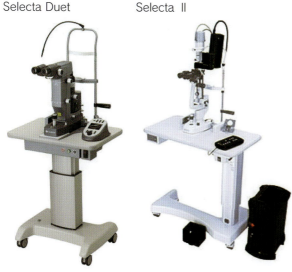
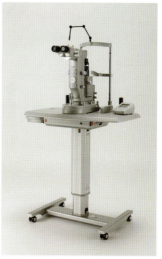

日本ルミナスのホームページより転載　　エレックスのホームページより転載

レーザー瞳孔形成術

原理
- 有水晶体では瞳孔縁付近の虹彩にアルゴンレーザー，偽水晶体では眼内レンズと虹彩の隙間にNd:YAGレーザーを照射し，虹彩組織が収縮する力を利用して癒着を解除させる治療法である。

適応
- ぶどう膜炎などによって瞳孔縁全周が水晶体前囊と癒着し虹彩膨隆が起こり，瞳孔ブロックによる機序で眼圧上昇が認められる場合に適応となる。

方法
- レーザー前に散瞳薬，アプラクロニジン点眼およびベノキシール®点眼を行う。
- 後囊切開用のレンズを用いて，有水晶体に対してはアルゴンレーザー（RED）200～500μm/0.2sec/200mWで瞳孔縁の虹彩を照射し，偽水晶体に対してはNd:YAGレーザー1.0～1.5mJで眼内レンズと虹彩の隙間を狙い照射する。

合併症
- 虹彩炎，眼圧上昇などの合併症がある。

毛様体光凝固術（図5）

原理
- レーザー照射により房水産生の場である毛様体上皮を破壊し，房水産生を不可逆性に抑制し眼圧を下降させる治療法である。

適応
- 薬物・手術治療を十分に行っても眼圧のコントロールが不良な症例，全身状態などにより観血的手術の施行が困難な症例，さらに視機能が消失しているが高眼圧のため眼痛を認める絶対緑内障などにおいて適応となる。

方法
- 球後麻酔で行う。
- 照射条件は，エネルギー1,500～2,000mW，照射時間が1.5～2.5秒である。
- 照射範囲は3時と9時（長後毛様体動脈の走行部位）を避けて270°に17～20発とする報告が多い。

合併症
- 低眼圧による眼球癆，眼圧上昇，前房出血，硝子体出血，強膜穿孔などの合併症がある。
- 2段階以上の視力低下を起こすこともあるため，視力が残存している症例には適応を十分に検討する必要がある。
- 虹彩毛様体炎は必発であり，術後の消炎は必ず行ったほうが望ましい。

網膜光凝固術
- 網膜虚血を起こしうる糖尿病網膜症や網膜中心静脈閉塞症，眼虚血症候群によって引き起こされる血管新生緑内障が適応となる。
- 網膜虚血により誘導される隅角新生血管を退縮させる目的で，汎網膜光凝固術を行う。

その他
- 悪性緑内障に対するNd:YAGレーザー，チューブシャント手術後のチューブ開口部への硝子体嵌頓に対するNd:YAGレーザーなどがある。

図5 毛様体光凝固術
①IQ810™とG-Probe™（IRIDEX）

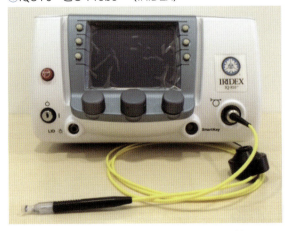

②術中写真

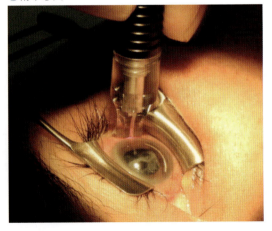

レーザー治療の合併症とその予防策はありますか？

 いずれのレーザー治療でも虹彩炎と眼圧上昇が起こりうるため，治療前後に十分な消炎などの準備や対策を行うこと，眼圧上昇を予測して眼圧下降薬で対応することが重要です。また無理して過剰なエネルギー負荷をかけないことが合併症予防に重要であると考えます。

緑内障

毛様体破壊術

毛様体破壊術の原理と特徴
- 房水の産生組織である毛様体を破壊し房水産生を低下させることで眼圧下降を図る術式が毛様体破壊術である。
- 本術式は破壊程度が弱ければ眼圧下降が得られず，破壊が過度に及ぶと眼球癆に至る可能性があり，きわめて定量性が少ない術式である。

レーザー毛様体破壊術の種類
- 照射経路の違いにより，経強膜法，眼内法，経瞳孔法の3種類があり，用いられるレーザーは，ダイオードレーザー，Nd:YAGレーザー，アルゴンレーザーなどである。

経強膜法
- 経強膜法で用いられるダイオードレーザー（波長は810nm）やNd:YAGレーザー（波長は1,064nm）は，高い組織深達性を有することから強膜を通過し毛様体上皮においてよく吸収される。
- 毛様体上皮で吸収されたレーザーは，毛様体上皮および実質を熱凝固し，房水産生能を低下させる。
- ダイオードレーザーは，装置自体（図1）も安価で携帯性にも優れ，経強膜法での主流となっている。

眼内法
- 眼内法では，レーザー，光源，カメラが一体となっている専用の内視鏡装置（810nmダイオードレーザー搭載）を用いて，経角膜輪部から偽水晶体眼あるいは無水晶体眼に対して，あるいは硝子体手術時に内視鏡装置やアルゴンレーザーを併用し治療する。
- 直視下で毛様体を凝固するため，より確実な治療を行うことができる。

経瞳孔法
- スリーミラーなどを使用し毛様体突起を直視できる症例に対して，アルゴンレーザー毛様体凝固を行う。

手術適応
- 各種眼圧下降薬投与や複数回の緑内障手術治療を行っても眼圧コントロールが不良な症例で，視機能不良例に対して，あるいはすでに視機能を喪失した症例においても高眼圧による疼痛緩和を目的として行う。
- 緑内障の病型は問わない。

経強膜法
- 毛様体突起が直視できない症例，水疱性角膜症や過度の白内障で眼内を透見できない症例に対しても外来で施行可能なため，最も広く行われている。

眼内法
- 手術室にて，硝子体手術と同時に（図2），あるいは，無硝子体眼に対して毛様体扁平部経由で行うか，専用のレーザー搭載内視鏡で白内障手術と同時に，あるいは偽水晶体眼または無水晶体眼に対して経輪部的に行う。
- 内眼操作が必要なため感染リスクに対する配慮が必要である。

図1 ダイオードレーザー装置

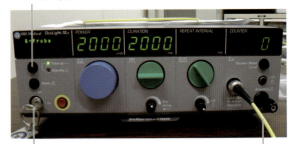

Treatボタン / メインスイッチ / G-Probe™のコード

図2 眼内法の1例
無水晶体眼に対して，散瞳下で圧迫して毛様体を直視下にて観察。輪部から挿入したライトガイドをレーザープローブに替えてレーザー毛様体手術を行う。

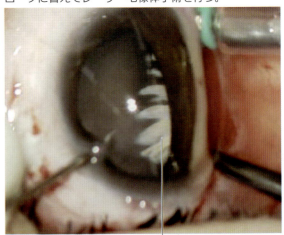

毛様体

経瞳孔法
- 非観血的な治療法であるため外来での施行が可能ではあるが，極大散瞳が得られスリーミラーなどを使用し毛様体突起を直視できる症例や無虹彩症（図3）に適応が限られる。

実際の手技
経強膜法
- 患者にベッド上に仰臥位で寝てもらい，ルートを確保する。術中および術後の疼痛が強いため，あらかじめ球後麻酔を行っておく。
- ダイオードレーザー装置は，G-Probe™を備えた装置（図1）と，ペン型プローブを備えた装置の2つが主である。それぞれの装置には本体とプローブのほかに，フットペダルが備わっている。
- 角膜輪部から1.2mmの距離で，視軸に対して水平に強膜から線を引いた場合が毛様体ひだ部にあたる。G-Probe™（図4）は，プローブ先端の眼球接触面が眼球の形状に沿うように設計されており，プローブの短軸側の接触面の先端を角膜輪部に合わせると，接触面内にあるレーザー照射ファイバーの先端部が輪部から1.2mmの位置で，視軸に対して水平になるように設計されている。
- ペン型のプローブを使用する場合は，2通りの照射方法がある。視軸に対して平行に照射する場合は，カリパーで輪部から1.2mmの距離を計測し，プローブを視軸に対して平行に強膜面に当てて行う。一方，強膜に対して垂直に照射する場合は，角膜輪部から2.0〜2.5mmの部位にプローブを強膜に対して垂直に当て治療する。ペン型のプローブを使用する場合は，治療位置とその角度に十分注意する。

- 開瞼器を装着して，プローブを先に述べた位置に当てる。すでに球後麻酔を行っているため，正しくプローブを当てるために適宜鑷子にて眼球を動かし術野を確保する（図5）。術野が乾燥していると結膜も一緒に凝固されるため，生理食塩水や点眼麻酔などで術野をある程度湿らせておく。

図4　G-Probe™の先端
プローブ先端の眼球接触面が眼球の形状に沿うように設計されている。プローブの短軸側の接触面の先端を角膜輪部に合わせると，接触面内にあるレーザー照射ファイバーの先端部が輪部から1.2mmの位置に，視軸に対して水平になるように設計されている。

①横面　　　レーザー照射ファイバー

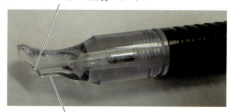

短軸側（角膜輪部に合わせる側）

②眼球接触面（プレート面）

レーザー照射ファイバー

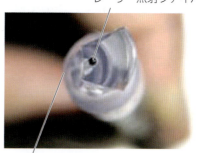

短軸側（角膜輪部に合わせる側）

図3　無虹彩症例
ミラーを当てると，毛様体が見える。経瞳孔法では，ミラー越しに毛様体が見える症例のみ治療が可能である。

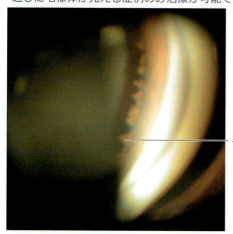

毛様体

図5　治療例
プローブの短軸側の接触面の先端を角膜輪部に合わせ，適宜鑷子にて眼球を保持する。

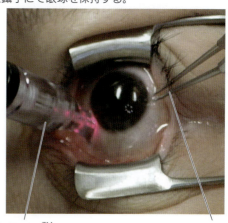

G-Probe™　　　　　　　　　鑷子

- 照射条件は，エネルギーが1,500～2,000mW，時間は2sで，長後毛様動脈の凝固を避けるため3時と9時を除いて270°の範囲で合計約20発を照射する。はじめは過凝固を避けるため低いエネルギーから開始し，徐々にエネルギーを上げてポップ音が聞こえる直前のエネルギーに調節し照射する。ポップ音は毛様体が蒸散するときに発生する音であり，この音が聞こえるようであれば過剰凝固と考えられる。
- G-Probe™では，プローブの接触面の先端を角膜輪部に合わせて当てることで接触面から0.7mm突出したレーザーファイバー（図4）が結膜を圧排し位置ずれを防ぎ効率的なレーザー照射が可能である。実際の照射では，1回照射した後，プローブ半分に相当する距離だけプローブを横にずらし治療を続けると，眼球半周で約10発となる。

眼内法

- 硝子体手術や白内障手術に応じた準備をし，術前に十分散瞳をしておく。
- アルゴンレーザーを使用する場合，照射条件はエネルギーが300～900mW，照射時間は1～2sで，毛様体突起が白濁収縮するまで照射し，初回治療は半周までとする。
- 硝子体手術例や無硝子体眼に対しては毛様体扁平部経由で行うことが可能である。
- 専用の内視鏡を用いる場合は経輪部的に偽水晶体眼または無水晶体眼に対して行うことが可能で，前房内および虹彩と水晶体前嚢との間に粘弾性物質を注入し，直視下にて照射し，終了後は粘弾性物質を洗い流しておく。

経瞳孔法

- 術前に十分散瞳し，2％キシロカイン®（リドカイン）での点眼麻酔を行う。毛様体突起が直視できるように患者には眼球を動かしてもらうとよいため，点眼麻酔が望ましいが，痛みが強い場合は球後麻酔を行う。
- アルゴンレーザー装置の前に患者を座らせミラーを当てて，治療する。
- 照射条件は，スポットサイズが100～300μm，エネルギーが200～600mW，時間は0.1～0.2sで，毛様体突起が白濁し凝固収縮するまで照射する。
- 毛様体突起の数は通常70程度であるが，初回の治療では半数，半周までにとどめる。

術後管理

- 経強膜法や経瞳孔法では，術後炎症を抑制するため，0.1％ベタメタゾン点眼を1日4～6回程度使用する。
- 眼内法を行った場合はステロイドだけでなく抗菌薬を併用する。
- 術後炎症による毛様体炎および毛様痛を緩和するためアトロピンを使用してもよい。
- 特に経強膜法では術当日は強い炎症や痛みを伴うことが多く，術終了時にステロイド結膜下注射を行い，消炎鎮痛薬も合わせて処方する（術後眼圧管理については，**Q1**を参照）。

　眼圧は，毛様体破壊術処置後すぐ下がるのでしょうか？

　術直後から眼圧下降が得られる症例もありますが，術後炎症のためかえって眼圧が上昇する症例もあり，術前に使用中であった抗緑内障薬は，縮瞳薬以外は継続します。縮瞳薬は炎症を助長し，虹彩癒着の原因となりうるため中止します。抗緑内障薬は術後眼圧下降をみながら適宜漸減していき，最終的な効果の判定は1カ月を待って行います。術後1カ月以上経過しても十分な眼圧下降が得られない症例に対しては再照射を考慮しますが，効果が強すぎると眼球癆に至るため，常に控えめの凝固を心がけます。

合併症にはどのようなものがありますか？

 疼痛，結膜充血や浮腫，角膜浮腫，虹彩毛様体炎，虹彩萎縮，前房出血，白内障進行，硝子体出血，眼圧上昇，低眼圧（経強膜法で発生頻度は0～25％），強膜穿孔，視力低下，眼球癆（経強膜法で発生頻度は0～9.9％），眼内法では網膜剝離や眼内炎などの合併症が起こりえます。重篤な合併症である低眼圧や眼球癆の危険性は照射エネルギー量と相関するとの報告[1]もあり，適切なエネルギー量で治療することを心がけます。有効な視力を有する症例に対して行ったダイオードレーザー経強膜毛様体手術では，2段階以上の視力低下をきたした症例は最大で55.2％に及んだと報告されており[1]，有効視力のある症例ではできる限り毛様体レーザー手術を避けるべきです。

 術後成績はどうですか？

ダイオードレーザーによる経強膜法での眼圧下降率は12.3～66.0％で，術後眼圧が21mmHg以下に保たれる症例は，経過観察1～2年で54.0～92.7％ですが，再治療率も0～59％であったと報告されています[1]。内視鏡による直視下のダイオードレーザー治療は，海外では緑内障の重症度が低い症例に対して行われており，術後眼圧が21mmHg以下に保たれる症例は成人では2年で82％，90.8％と高く報告されています。

●文献
1) Ishida K : Update on results and complications of cyclophotocoagulation. Curr Opin Ophthalmol 2013；24：102-210.

あたらしい緑内障手術

MIGSとは
- 低侵襲緑内障手術（minimally-invasiveまたはmicro-invasive glaucoma surgeries）の略称。
- 多くの場合新しい緑内障インプラント材料（glaucoma drainage device；GDD）が使用される。
- 多くの場合，ab interno（眼内）アプローチ手術である。
  ・結膜切開や強膜切開を併用しない。
  ・眼表面への侵襲が小さい。
- 手術時間は短く，安全性は高い。
- 眼圧下降効果はやや弱い。
  ・多くの場合，従来手術（トラベクレクトミー）より劣る。

MIGSの種類
GDDを使用するMIGS
- 濾過手術系
- 流出路再建系
  ・経Schlemm管流出経路系
  ・経ぶどう膜強膜流出路（脈絡膜上腔）系

GDDを使用しないMIGS
- ab internoトラベクロトミー／トラベクレクトミー
- 低侵襲毛様体光凝固術

房水濾過を目的としたGDD
- 結膜下への房水濾過により眼圧下降を得る術式。
- InnFocus MicroShunt™（InnFocus Inc.，米国）：poly SIBS樹脂製（図1）
- XEN Gel Stent（AqueSys Inc.，米国）：軟性ゼラチン製（図2）

図1 InnFocus MicroShunt™
強膜フラップを作製せずに，結膜フラップ下に前房に挿入される濾過手術用GDDである。

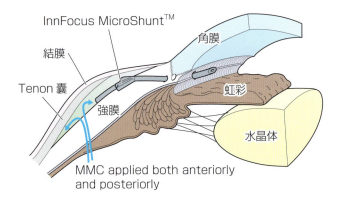

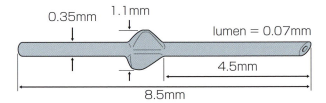

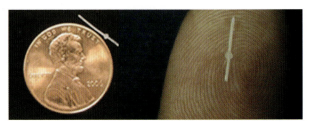

InnFocus Inc.のウェブサイトより転載

図2 XEN Gel Stent

①Ahmed緑内障バルブとXEN Gel Stent（→）の比較

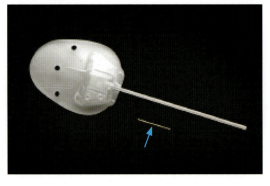

②結膜を切開せずに眼内アプローチで隅角から結膜下に挿入されたXEN Gel Stent

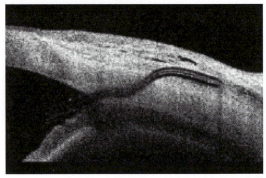

AqueSys Inc.のウェブサイトより転載

Schlemm管/線維柱帯に留置されるGDD
- 線維柱帯の抵抗を減らすことで眼圧下降を得る術式。
- iStent®(Glaukos Co., 米国)：チタン製, 長さ1mm（図3）
- iStent Inject®(Glaukos Co.)：チタン製, 長さ0.36mm（図4）
- Hydrus™ Microstent (Ivantis Inc., 米国)：ニッケルチタン合金, 長さ8mm

脈絡膜上腔に留置されるGDD
- 前房水を脈絡膜上腔に誘導することで眼圧下降を得る術式。

プレート状
- SOLX® Gold Shunt (SOLX Inc., 米国)：純金製, 長さ5.2mm（図5）

図3 トラベキュラー マイクロバイパス システム
①iStent®の外観

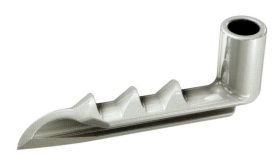

②線維柱帯に挿入されたiStent®（→）

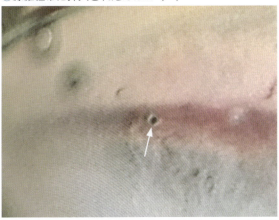

①はGlaukos Co.より提供

図4 iStent Inject®の外観

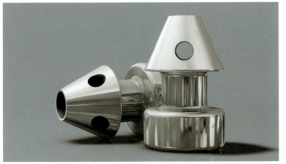

Glaukos Co.より提供

図5 SOLX® Gold Shunt
①SOLX® Gold Shuntの外観

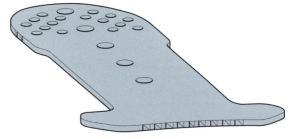

②シャントが留置される場所の模式図

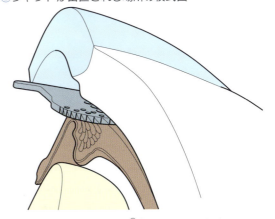

③眼内に留置されたSOLX® Gold Shunt（→）

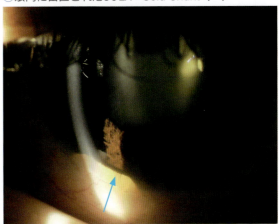

- Aquashunt™ (OPKO Health Inc., 米国）：ポリプロピレン製，10mm
- STARflo™（iSTAR Medical SA，ベルギー）：多孔性シリコーン製，長さ11mm（図6）

チューブ状
- iStent Supra®（Glaukos Co.）：ポリエーテルスルホン製（図7）
- CyPass® Micro-Stent（Transcend Medical Inc.，米国）：ポリイミド製，長さ6.35mm。

ab internoトラベクロトミー・トラベクレクトミー
- 眼内アプローチにより，線維柱帯を切開または切除することで眼圧下降を得る術式。

線維柱帯の切開
- gonioscopy-assisted transluminal trabeculotomy[1]/ab interno 360°スーチャーロトミー[2]
- マイクロフックab internoトラベクロトミー（図8）[3]
- TRAB™ 360（Sight Sciences Inc.，米国）

線維柱帯の帯状切除
- Trabectome®（NeoMedix Co.，米国）
- Kahook Dual Blade（New World Medical Inc.，米国）

図6 STARflo™と1ユーロセント硬貨の比較

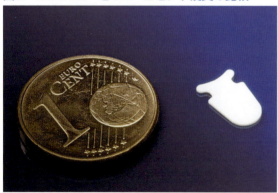

iSTAR Medical SAより提供

図7 iStent Supra®の外観

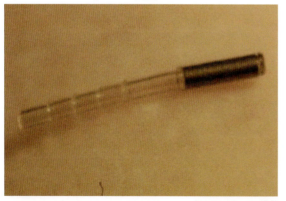

Glaukos Co.より提供

図8 マイクロフックab internoトラベクロトミー（μLOT）

① μLOT用マイクロフックの先端

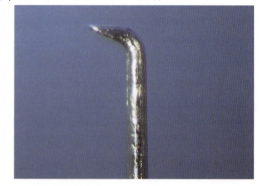

② μLOTの術中所見

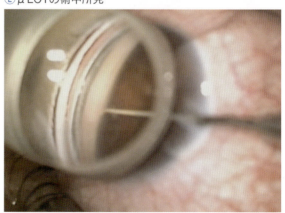

低侵襲毛様体光凝固術
- 毛様体上皮を選択的・低エネルギーで凝固し，房水産生能を低下させることで眼圧下降を得る術式。
- 内視鏡的毛様体光凝固（endoscopic cyclophotocoagulation；ECP）（E2, EndoOptiks Inc., 米国）（図9）
- 経強膜マイクロパルス毛様体光凝固（CYCLO G6™ glaucoma laser system/MP3 probe, Iridex Co., 米国）
- 図10に各種緑内障手術のおおよその位置づけを示した。

図9 国内で開発中の機器を用いたECP
①ECPの術中所見

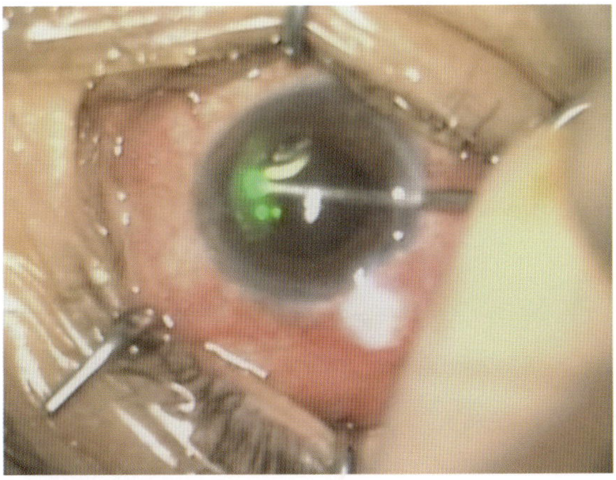

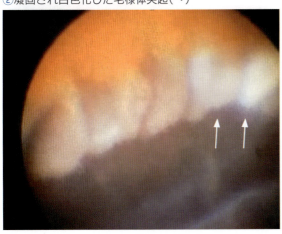

②凝固され白色化した毛様体突起（→）

図10 各種緑内障手術のおおよその位置づけ

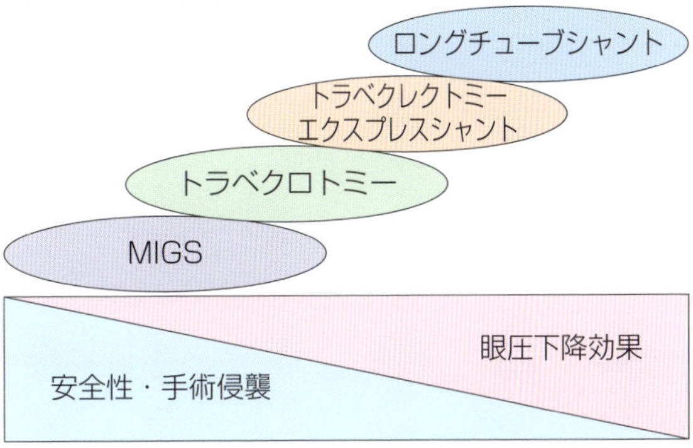

> **Q** MIGSの登場により，手術適応が変わることはあるのでしょうか？
>
> **A** 原則として，従来の緑内障手術は，許容できる最大の薬物治療を行った後に考慮されています。MIGSをはじめとする新しい低侵襲手術が登場することで，これまでよりも早期の緑内障あるいは最大の薬物使用の前に緑内障手術が考慮されるようになります。また，iStent®やCyPass®は白内障との同時手術が想定されたGDDであり，緑内障患者が白内障により視力低下した場合は，MIGS併用緑内障手術がより一般的となっていく可能性が高いです。

●文献
1) Grover DS, et al. : Gonioscopy-assisted transluminal trabeculotomy, ab interno trabeculotomy: technique report and preliminary results. Ophthalmology 2014; 121: 855-861.
2) Sato T, et al. : Outcomes of 360 degrees suture trabeculotomy with deep sclerectomy combined with cataract surgery for primary open angle glaucoma and coexisting cataract. Clin Ophthalmol 2014; 8: 1301-1310.
3) Tanito M, et al. : Microhook ab interno trabeculotomy, a novel minimally invasive glaucoma surgery, in eyes with open-angle glaucoma with scleral thinning. Acta Ophthalmol 2016; 94: e371-372.

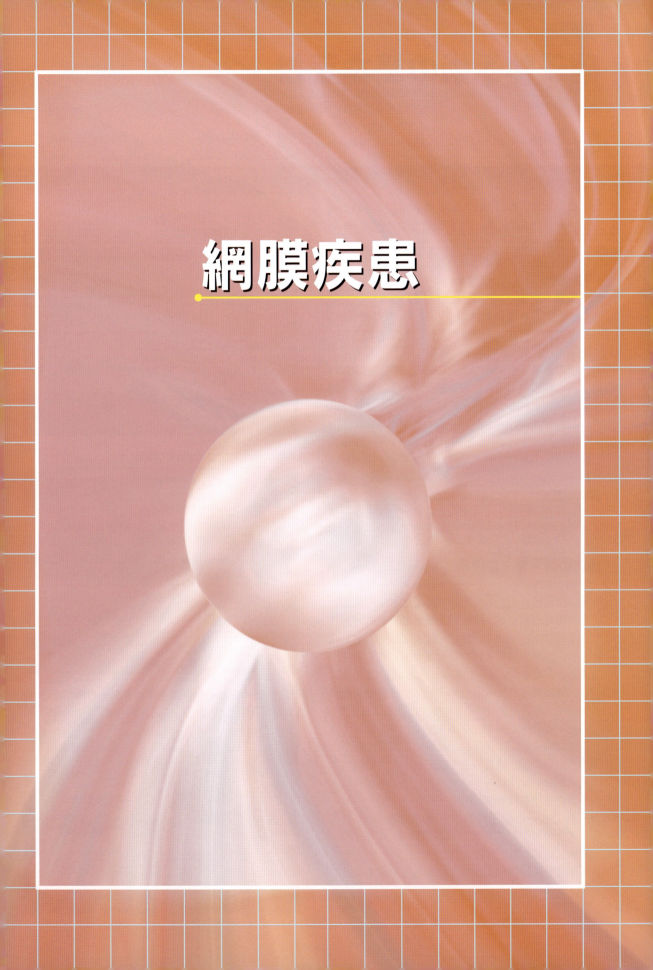

網膜疾患

硝子体手術の基本手技

術野の確保
強膜創の作製
- 強膜創は，角膜輪部から3.5～4.0mmの位置に作製する。
- 20Gシステムの場合は，結膜を切開し，強膜を露出させ，強膜面に対して垂直に20G MVRブレードを眼内へ刺入する。23G・25G・27Gシステムの場合，結膜切開は不要である。
- 経結膜に，1ステップまたは2ステップでトロカールを刺入する。
- 1ステップの場合トロカールブレードが内筒になっており，カニューラが外筒として装着されているため，1ステップで強膜面に対して斜めに刺入する。結膜をずらした後に刺入すると，手術終了時に結膜が強膜創を覆った状態となるため，感染が予防される可能性がある(図1)。
- 23Gの場合，2ステップでトロカールを刺入する方法も行われている。23G用のMVRブレードを強膜面に対して斜めに刺入し創を作製する。同部位に鈍針を通したカニューラを創に挿入し留置する。

照明の設置
- 圧迫手技が必要となる場合や双手法で手術が必要と予想される場合，必要に応じてシャンデリア照明を設置する(図2)。

器具の持ち方・注意点
- 手術中にライトガイドや硝子体カッターで網膜を傷つける場合がある。初心者に起こる可能性がある合併症であるが，接眼レンズ使用時で術野が狭くなっているときや，他の手技に気がとられている場合，器具の出し入れの際などに生じる可能性が高い。著者もカッターをカニューラに挿入するときに，先に眼内に挿入したライトガイドまで注意が及ばず，網膜を傷つけそうになったことがある。
- 防止する方法として，ライトガイドの先端はできるだけ強膜近くに保持し，網膜に不用意に近づけすぎないこと，器具の途中に指を添えて眼内に入りすぎないようにストッパーとして使用することなどが挙げられる(図3)。

ライトガイドと硝子体カッターの位置
- ライトガイドはできるだけ強膜創近くに保持し，眼内には必要以上に挿入しない。
- 照明される範囲が広がり，眼底が見やすくなること，網膜に対する光障害を予防するために，網膜から離れた位置にライトガイドの先端を維持することが大切である。
- ライトガイドは少し立てぎみにすることにより，広い範囲が見やすくなる。

図1　1ステップでのトロカール刺入

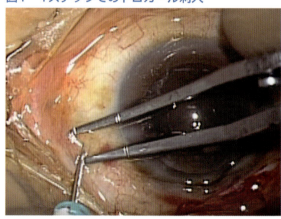

図2　シャンデリア照明の設置

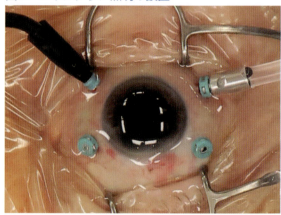

図3　ライトガイドや硝子体カッターの持ち方

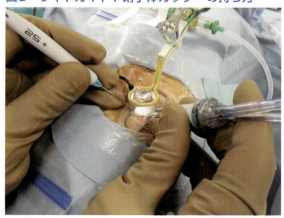

硝子体切除
- 硝子体カッターは常に開口部が見えている状態を維持し，必要時以外は網膜面に対して開口部を向けないことが大切である．
- 硝子体腔中央から切除を開始する．
- 執刀数が少ない間は，ライトガイドを寝かし気味にしていたり，不要に網膜に近づけすぎたりしているため，自分で条件を悪くしているものである．見える条件を作っていくことが手術上達の第一歩である．

手術補助薬剤
マキュエイド®
- 硝子体は通常透明な組織であるため，照明と背景のコントラストだけを頼りに手術を継続することは，かなりの習熟度を必要とする．
- 安全・確実に手術を施行するために，硝子体を可視化する目的でトリアムシノロン(TA)が使用されている．現在市販されているTAは「マキュエイド®硝子体内注用40mg（わかもと）」である．本剤は，生理食塩水または眼内灌流液4mLに溶解し，濃度が10mg/mLになるように調整して適量を使用する．
- 硝子体を可視化することにより，①後部硝子体剥離を確認しやすくする，②周辺部の硝子体や残存する硝子体皮質を処理しやすくする，③内境界膜（internal limiting membrane；ILM）剥離の際に剥離の境界部を明確にすることが可能となる．

インドシアニングリーン，ブリリアントブルーG
- 内境界膜を染色し可視化することで，内境界膜剥離を安全に施行することができる．
- インドシアニングリーン(ICG)は，オフサグリーン静注用®25mg（参天製薬）を眼内灌流液で希釈して使用する(図4)．ICGによる網膜毒性についての報告が散見されるため，使用に際しては十分に検討を行う必要がある．
- ブリリアントブルーG (BBG)は，ブリリアントブルーG (SIGMA-ALDRICH)を眼内灌流液で希釈して使用する方法と，ILM Blue (D.O.R.C)を個人輸入して用いる方法がある(図5)．
- 調整したICG・BBGを網膜に直接吹き付け，速やかに硝子体カッターで吸引する．

液体パーフルオロカーボン
- 液体パーフルオロカーボンは，現在市販されているものは「パーフルオロン®（日本アルコン）」（分子式C_8F_{18}）である．比重は1.754g/mL（25℃）〜1.726g/mL（37℃）で粘稠度が低く，表面張力が低い．
- 本剤の使用目的は「網膜硝子体手術において，剥離した網膜を物理的に伸展・復位させるために用いる．本剤は開放性眼外傷，巨大裂孔，増殖性硝子体網膜症に伴う初発又は再発難治性網膜剥離患者に対する網膜硝子体手術時における網膜復位に用いる．」と記載されている(図6)．

図4　ICGの使用例

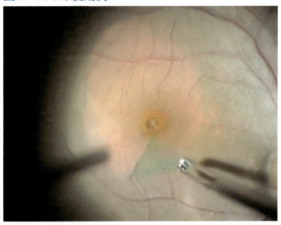

図5　BBGの使用例

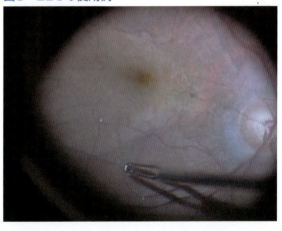

図6　液体パーフルオロカーボンの使用例

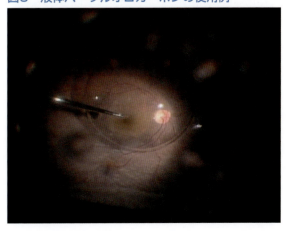

眼内光凝固

- 眼内光凝固は，主に①創傷治癒・瘢痕形成による裂孔周囲の網膜接着，②虚血部位への光凝固により，血管内皮細胞増殖因子(vascular endothelial growth factor;VEGF)抑制効果を目的としている。
- 網膜裂孔周囲への光凝固は，網膜下液が残存している状態では凝固斑が十分に出ず効果が不十分になる。バックフラッシュニードルで十分に網膜下液を吸引し，必要時は強膜を圧迫しながら光凝固を行う(図7)。
- 裂孔周囲は，凝固を密に3列程度囲むようにする。
- 照明付きレーザープローブを使用すると，眼底周辺部を圧迫する場合に便利である。
- 虚血性病変に対する眼内光凝固では，虚血となっている部位に光凝固を行う。
- 網膜光凝固は通常の光凝固と同様，1凝固径分間隔をあけながら照射する。
- 凝固斑の出方を見ながら照射パワーを調節する。
- 網膜とプローブの先端との距離が近すぎても過凝固となるので，注意を要する。

液空気置換

- 網膜剥離や黄斑円孔に対する硝子体手術では，眼内灌流液を空気に置換する必要がある。
- 眼内灌流液を吸引する際は，硝子体カッターやバックフラッシュニードルを用いる。バックフラッシュニードルは先端にシリコーンのブラシがついているため，網膜を損傷するリスクが軽減される。
- 網膜剥離手術の場合，原因裂孔から網膜下液を吸引しながら液空気置換を行う場合と，意図的裂孔を作製して網膜下液を吸引する場合があるが，術後視野障害を回避するために，可能な限り意図的裂孔を作製しないようにする。
- 意図的裂孔は，一般的には血管アーケードの外側で，比較的後極よりに作製する(図8)。作製する部位の網膜に眼内ジアテルミーで凝固を行い，バックフラッシュニードルで吸引しながら意図的に裂孔を作製する。出血を避けるために，血管の集まっている部位での意図的裂孔作製は行わない。
- 液空気置換が完了し，網膜下液を除去できたら，原因裂孔周囲や意図的裂孔周囲を眼内レーザーや冷凍凝固にて凝固する。

ガス置換

- 硝子体手術の際に使用される気体タンポナーデ物質として，空気，長期滞留ガス(SF_6(六フッ化硫黄)・C_3F_8(八フッ化プロパン))，が用いられる。
- 空気のタンポナーデ効果は3〜5日と短いのに対し，SF_6は12〜14日，C_3F_8は6〜8週と長い。
- SF_6は20%に，C_3F_8は12%に希釈して眼内へ注入すると，膨張しないとされているため，それぞれ希釈して使用する。

図7　眼内光凝固

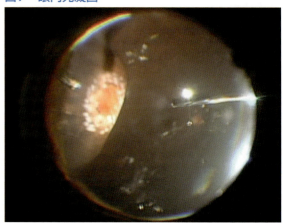

図8　意図的裂孔の作製

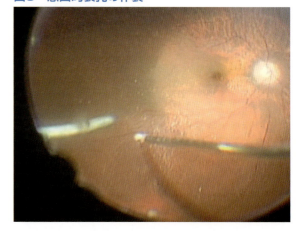

シリコーンオイル注入

- 現在，網膜タンポナーデ物質として市販されているシリコーンオイルは，SILIKON™1000（日本アルコン）である。
- 難治性網膜剥離や，広範囲の網膜切開例，低眼圧，進行する増殖硝子体網膜症，術後早期の視力回復が必要な症例，高度の虹彩ルベオーシス，術中の駆出性出血などに使用する。
- 通常は，液空気置換を行った後にシリコーンオイルを眼内に注入する。眼内をオイルで充填し，強膜創を縫合する。
- 無水晶体眼ではオイル誘発性に瞳孔ブロックと閉塞隅角を起こす可能性があるので，6時方向の虹彩切除を行う（Japanese iridectomy）。

創の閉鎖

- 20Gシステムによる硝子体手術の場合は，すべてのポートを7-0または8-0吸収糸で縫合する。
- 23G・25G・27Gシステムの場合，ポートからの漏出が認められない場合は無縫合でもかまわないが，漏出が確認された場合は，術後低眼圧を予防するために吸収糸または10-0ナイロン糸で縫合する。ナイロン糸は術後1週間程度で抜糸する。

 意図的裂孔に対する網膜光凝固がうまくできません。

 近年，意図的裂孔を作製するケースが少なくなってきていますが，一部の網膜剥離などでは意図的裂孔を作製する場合があります。網膜下液排除後，意図的裂孔周囲にレーザー光凝固を行う必要がありますが，下液が十分に排除できていない場合，レーザーが入らないことがあります。眼内灌流圧を上げて，片手にバックフラッシュニードルを持ち，意図的裂孔部位から受動的に下液を排除しながら，他方の手に持った眼内照明付きのレーザープローブで光凝固を行うと，光凝固を完成できます。照明の当たり具合では，空気置換下の網膜の反射によって意図的裂孔周囲が見えにくいことがありますが，照明やレーザーのエイミングビームの光量を調節し，見える環境を整えることで対応できると思います。

網膜疾患

硝子体手術における広角観察システム

- 近年，硝子体手術は急激な進歩を認め，20Gシステムから23G，25G，さらには27Gシステムにまで適合し，いわゆるmicro incision vitrectomy surgery（MIVS）が主流となっていることは明白である。
- MIVSの進歩を可能にした背景には広角観察システム，および眼内照明系の存在が重要である。本稿では広角観察システムに焦点をあてその特徴を簡単に概説する。

広角観察システムの種類

- 広角観察システムには角膜上に設置する非接触型レンズ(図1)と，角膜面に直接設置する接触型レンズ(図2)がある。どちらのレンズにも共通するのは得られる画像は倒像であり，直像に補正するためのインバーターが必要となる。
- 従来，硝子体手術は多種類の直像角膜接触型レンズを駆使して行ってきたが(図3)，広角観察システムを用いることで安全性，操作性が向上したと考える。

広角観察システムの利点

- 眼内シャンデリア照明を併設することで周辺部の硝子体処理を安全に視認性良好に行うことができる。また強膜圧迫も最小限で行うことができる(図4)。
- 後部硝子体剥離作製時に眼底全体像を把握しながら安全に施行することができる(図5)。
- 術中網膜光凝固の際，広い視野を保ちながら施行が可能である(図6)。
- 中央部に集光する倒像レンズを用いている特性により散瞳不良症例でも手術が可能である。
- 液空気置換の際にレンズ交換が必要なく，空気置換下でも視認性は良好である(図7)。

などたくさんの利点が挙げられる。

広角観察システムの欠点

- 導入・設置に際して費用がかかる。
- 非接触型レンズでは，角膜の乾燥やレンズのくもりに起因して視認性が低下することがあり，角膜表面を粘弾性物質などでコーティングするなどの工夫が必要である。

などが挙げられる。

- 広角観察システム，直像接触型レンズの特性を理解し，うまく使い分けることで，より安全で再現性が高い硝子体手術の提供が可能になると考える。

図1　非接触型広角観察システム(Resight®，(Zeiss))
①術中写真
②黄色128Dレンズ，緑60Dレンズ

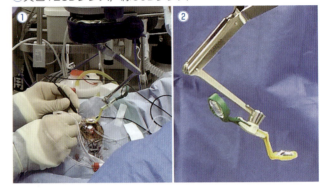

図2　接触型広角観察用レンズ(HRX®(VOLK))

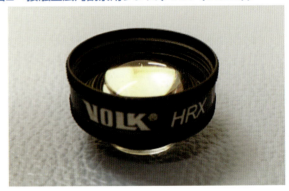

図3　直像接触型硝子体手術用レンズ(HHV硝子体手術用コンタクトレンズ®(HOYA))

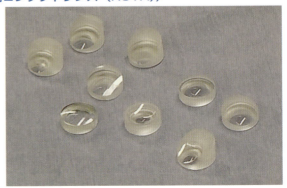

図4 周辺部硝子体処理
①広角観察システム＋眼内シャンデリア照明下
②直視下。より強い強膜圧迫が必要。

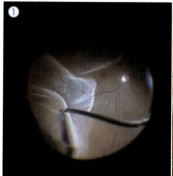
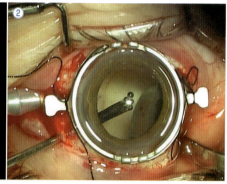

図5 後部硝子体剥離作製時
①広角観察システム。網膜像を全体的に捉えながら遂行が可能である。
②直像接触型レンズでの後部硝子体剥離。全体像の把握は困難。

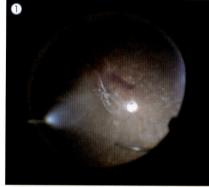
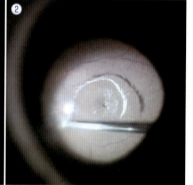

図6 網膜光凝固
①広角観察システム下。広い視野で網膜光凝固が可能である。
②直像レンズ下

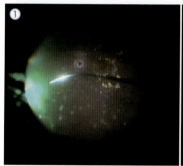
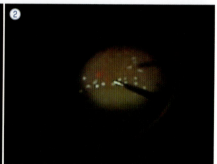

図7 広角観察システム（Resight®）下での液空気置換
空気下でも視認性は良好である。

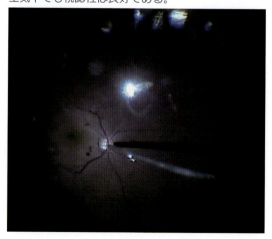

 すべての硝子体手術を広角観察システムで完遂可能ですか？

 幅広く使用されているResight®システムでは周辺部観察用の128Dレンズと中心部観察用の60Dレンズが使用できますが，得られる画像は立体感が弱く，内境界膜剥離などの手技習得にはラーニングカーブを要します。著者らは，黄斑部操作にはメニスカス直像接触型レンズを使用しています。

内境界膜剥離

網膜疾患

- 現在の硝子体手術，特に黄斑疾患に対する硝子体手術において，内境界膜剥離は手術の成否にかかわる重要な手技である。
- かつては習得に時間を要する難しい手技であったが，内境界膜の可視化法や手術器具の進歩により，現在では安全，確実，短時間に行える手技として広く普及している。
- 近年，難治症例に対して，内境界膜を単純に剥離除去するのではなく，意図的に内境界膜を残存させ，治療に活用する新しい手技が考案されている（Q参照）。

内境界膜(internal limiting membrane)とは

- 内境界膜は，網膜と硝子体との境界面にある薄膜であり，本態はグリア細胞の1つであるMüller細胞の基底膜である。
- 主要構成成分はコラーゲン(IV型)，ラミニン，フィブロネクチンなどである。
- 内境界膜の厚さは眼底の部位によって異なる。成人の場合，後極部では2,000～3,000nmであり，周辺になるほど薄くなる(周辺部で50nm，赤道部で300nm)。一方で，中心窩(20nm)，視神経乳頭，網膜血管の上では薄い。
- 内境界膜は加齢によって厚くなり，80年で生後の約3～4倍の厚みになる。
- 内境界膜は網膜と硝子体間の物質移動の関門として機能すると考えられている。また，病的な状態において，グリア細胞や硝子体細胞，マクロファージが網膜上で増殖，遊走する足場となる。

内境界膜剥離の問題点

- 内境界膜剥離がMüller細胞や網膜の機能を障害する可能性が指摘されている。
- 内境界膜の染色剤は高濃度で網膜毒性を示す。そのため，できるだけ薄い濃度で短時間の染色にとどめる必要がある。

内境界膜剥離の適応

- 絶対適応ではないが，手術成績の向上を目的として一般的に内境界膜剥離が行われる疾患：黄斑円孔，黄斑上膜，偽黄斑円孔，増殖糖尿病網膜症や増殖性硝子体網膜症などの増殖性網膜疾患，内境界膜下血腫。
- 内境界膜剥離の施行について，現時点では一定の見解が得られていない疾患：分層黄斑円孔，強度近視網膜分離。

内境界膜剥離の準備，セッティング

麻酔

- 安全に内境界膜剥離を行うために疼痛と眼球運動を抑制しておく。
- 通常は点眼およびTenon囊下麻酔で内境界膜剥離を行うことができる。しかし，難しい場合には球後麻酔を行う。
- 眼内の内境界膜鑷子の動きを追視しないように前もって患者に説明しておくと有効である。
- 十分な理解が得られない患者や患者の恐怖心が非常に強い場合は，全身麻酔を選択する。

内境界膜の可視化

レンズ

- 近年，広角眼底観察システムが普及しているが，内境界膜剥離を行う際には，立体視，拡大率の点で接触型凸レンズのほうが優れている(図1①)。
- 特に術者が初心者の場合は，接触型凸レンズの使用が望ましい。
- 良好な立体視を得るためには，観察対象をレンズの視野の中央で捉えることが重要である。

内境界膜の染色

- 内境界膜の染色には従来インドシアニングリーンが用いられていたが，より安全性の高い染色剤としてブリリアントブルーGが開発された。
- ブリリアントブルーGもしくはインドシアニングリーンを内境界膜上に塗布し，その後，硝子体内の余分な染色剤を除去する。
- 黄斑上膜が存在すると内境界膜が染色されないため，あらかじめ黄斑上膜を剥離除去してから染色を行う。

その他の可視化法

- トリアムシノロンの粒子を内境界膜上に載せて内境界膜剥離を行うと，剥離範囲を把握することができる。
- この方法は，ブリリアントブルーG，インドシアニングリーンに比べて細胞毒性は低いと考えられる。
- しかし，トリアムシノロンには内境界膜に対する染色性がなく，ブリリアントブルーG，インドシアニングリーンに比べて内境界膜の視認性に劣る。
- トリアムシノロンは黄斑上膜に付着するので，黄斑上膜の存在の確認に有用である。

内境界膜剥離の実際

内境界膜を染色する
- 後部硝子体剥離を起こし，中心部硝子体切除を行ったうえで内境界膜を染色する。

内境界膜剥離のきっかけを作る
- きっかけを作る方法としては以下の3つの方法がある。
① 内境界膜鑷子を用いて直接内境界膜を把持する方法
② Vランスを用いて内境界膜を切開する方法
③ FINESSE™ Flex Loop（日本アルコン，図1②）を用いて内境界膜を切開する方法
- 術者によって安全に行える方法を選択すればよい。
- Vランスは刃先が鋭利であるため，網膜組織を損傷し出血をきたしやすい。また，患者の体動や眼球運動によって大きな損傷を招くことがあるので注意が必要である。
- FINESSE™ Flex Loopについては，網膜を過度に押さえると内境界膜下の網膜組織に損傷を与える可能性がある。特に強度近視眼や炎症既往眼など，網膜が菲薄化している症例では注意が必要である。

内境界膜鑷子を用いてきっかけを作る方法
- きっかけを作る場所は手勝手の良い場所を選択する。上方の網膜血管アーケードの12時もしくはやや耳側で，少し後極側の場所が行いやすい（図1③）。視神経乳頭−黄斑間や黄斑の近傍，網膜血管の近傍できっかけを作ることは避ける。
- 内境界膜鑷子の形状は数種類存在するが，図1④に示す形状は先端が鈍で扱いやすい。図1⑤に示すような向きで内境界膜鑷子を持ち，内境界膜を把持する。
- 把持した状態で網膜面に平行に鑷子を少し動かす。動かす方向は内境界膜鑷子の軸（シャフト）の方向に動かす（図1⑤）。このとき，内境界膜だけを把持できていれば内境界膜表面に微細な皺が生じ，その後内境界膜に亀裂が生じる（図1⑥）。内境界膜に加えて神経線維層を把持している場合には，神経線維層が白色に変化するので（図1⑦），把持を解除し，より網膜表面に近いところを把持し直す。

図1　内境界膜剥離のきっかけの作製
① 内境界膜剥離の際に用いる接触型凸レンズ。
② FINESSE™ Flex Loop（日本アルコン，→）。
③ 左眼において内境界膜剥離のきっかけを作製する場所（＊，術者側から見た図）。
④ 内境界膜鑷子。先端が鈍で内境界膜を把持するのに適している。
⑤⑥（術者が右利きの場合を示す）内境界膜鑷子のかみ合わせが術者に対して水平になるように鑷子を持つ。内境界膜を把持し，○の方向に鑷子を動かし内境界膜を牽引する（上方に持ち上げるのではなく，網膜面に平行に動かす）。すると，内境界膜表面に微細な皺が観察される。そこでさらに牽引すると内境界膜に亀裂が生じる（⑥，→）。⑤の×の方向に鑷子を動かすと牽引された内境界膜の状態が鑷子やそのシャフトに隠れて観察できない。
⑦ 内境界膜よりも深い部分を把持して牽引をかけた場合，神経線維層が白色に変化する（→）。その場合は把持を解除し，より網膜表面に近いところを把持し直す。

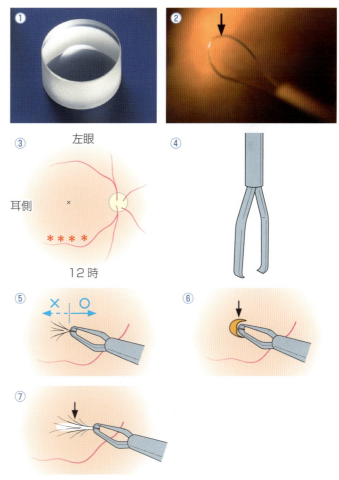

亀裂の拡大
- 内境界膜の亀裂の辺縁を把持し亀裂を拡大する（図2①）。
- 辺縁がわかりにくい場合は内境界膜を再度染色する。

内境界膜剝離の拡大
- 拡大した亀裂から黄斑方向に向けて剝離を進める（図2②）。
- 内境界膜鑷子は網膜面と平行に動かす（図2③）。網膜面を上方に引っ張るような操作は網膜に裂孔を生じたり，把持している内境界膜が容易にちぎれる原因になるので避ける。
- 内境界膜剝離の拡大操作を視野の外で行わないようにする。接触型凸レンズは視野が狭いため，知らぬうちに網膜を損傷することがあり注意が必要である。
- 内境界膜剝離の拡大の途中で内境界膜がちぎれ，黄斑の内境界膜が残存してしまうと，黄斑の近傍で内境界膜を把持し直さなくてはいけなくなる。そのため，確実かつ効率的に黄斑の内境界膜剝離が行えるように剝離を拡大する手順を工夫する（図2②）。
- 黄斑の内境界膜剝離を行う際に，一方向からの剝離では抵抗があり，スムースに剝離できない場合がある。そのような場合は異なる方向から剝離を進め，スムースに剝離できる方向から黄斑の内境界膜剝離を完成させる。
- 内境界膜剝離の範囲について一定の見解はない。通常の黄斑疾患であれば網膜血管アーケードよりも後極側を剝離すれば問題ない。

図2 内境界膜剝離
①左眼において内境界膜の亀裂を拡大したところ（→，術者側から見た図）。
②黄斑に向けて（→）内境界膜を剝離する（色の濃い部分は剝離し網膜面上に翻転した内境界膜を示す）。内境界膜剝離の境界が黄斑（×）を通過しようとしている。この図のように内境界膜剝離の境界を長めの直線状にして黄斑の剝離を"点"ではなく"線"で進めると黄斑の内境界膜が残存することがない。しかし，黄斑で抵抗を感じた場合は，この方向からの剝離を止めて，その他の方向からの剝離を試みる。
③内境界膜鑷子は網膜面と平行（矢印方向）に動かす。

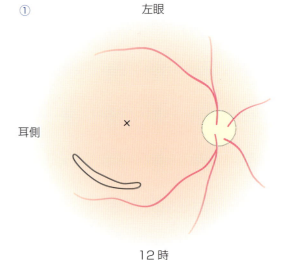

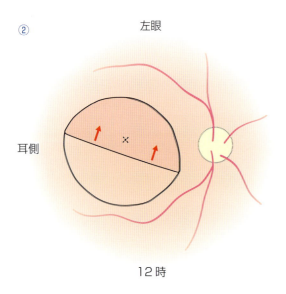

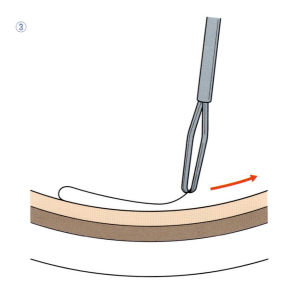

Q1 黄斑円孔に対する"内境界膜を活用する手術"にはどのようなものがありますか？

A1 硝子体手術＋内境界膜剥離＋ガスタンポナーデ＋伏臥位を行うと，黄斑円孔の90％以上は初回手術で閉鎖します。しかし，これらの術式で閉鎖が得られない黄斑円孔が存在し「難治性黄斑円孔」とよばれています。具体的には黄斑円孔直径の大きなもの（400μm以上），陳旧性の黄斑円孔，強度近視や外傷，炎症に伴う黄斑円孔などです。これらの難治性黄斑円孔に対して，内境界膜翻転法，内境界膜自家移植が考案され，そして難治性黄斑円孔の発生を予防する目的で中心窩の内境界膜を温存する方法が考案されました。これらの術式のうち，内境界膜翻転法，内境界膜自家移植について図3，4に示します。

内境界膜翻転法および内境界膜自家移植の奏効機序は，翻転もしくは移植した内境界膜が網膜グリア細胞の増殖や遊走の足場となり，これらを促進するためと考えられていますが，詳細は不明です。両術式ともに，90〜100％の高い確率で難治性黄斑円孔を閉鎖することが報告されています。一方で，視機能の改善効果は明らかでなく，今後長期間の検討が必要です。

図3　粘弾性物質を用いた内境界膜弁翻転法

①②硝子体切除後にブリリアントブルーGで内境界膜を可視化し，約2.5乳頭径の半径で内境界膜を黄斑円孔に向かって剥離する。
③剥離した内境界膜の約半分を硝子体カッターで切除し，内境界膜弁を作製する。
④〜⑥内境界膜弁を翻転し，粘弾性物質を載せ，内境界膜弁を固定する。手術終了時に眼内を20％ SF_6 ガスに置換し，術後は数日間伏臥位を保つ。

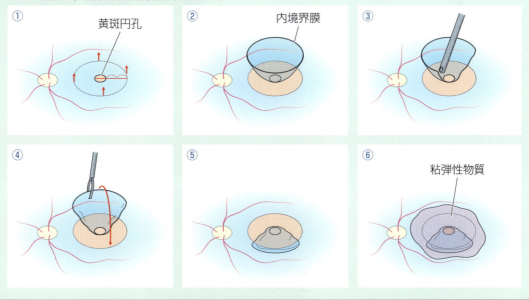

図4 パーフルオロカーボンを用いた内境界膜自家移植

①②残存する内境界膜をブリリアントブルーGで可視化し，その一部を切り取り（①赤破線）黄斑円孔に移植する（②点線矢印）。
③術中のOCT。内境界膜移植片（→）が黄斑円孔内に位置する。
④⑤移植操作（①および②）をパーフルオロカーボン（PFCL）下で行う。PFCL下で行うことで，移植片のコントロールが容易になる（④および⑤の→はともに移植された内境界膜を示す）。
⑥⑦移植操作が終わったら，眼内を空気に置換する。PFCLは保ったままの状態で眼灌流液（BSS）を吸引除去する（⑦，→：バックフラッシュニードル，▶：PFCL）。
⑧⑨BSSの水位がPFCLの高さを下回ると⑧で示すような層を形成するので，BSS，PFCLの順に吸引除去する（⑨，→：バックフラッシュニードル）。PFCLを吸引する際には，移植片が黄斑円孔から動かないように慎重に行う。実際には，PFCLを完全に除去することは難しい。しかし，最終的に眼内を空気からガス（20% SF_6）に置換して手術を終了するため，少量のPFCLの残存であればやがて揮発し問題とならない。術後は数日間伏臥位を保つ。

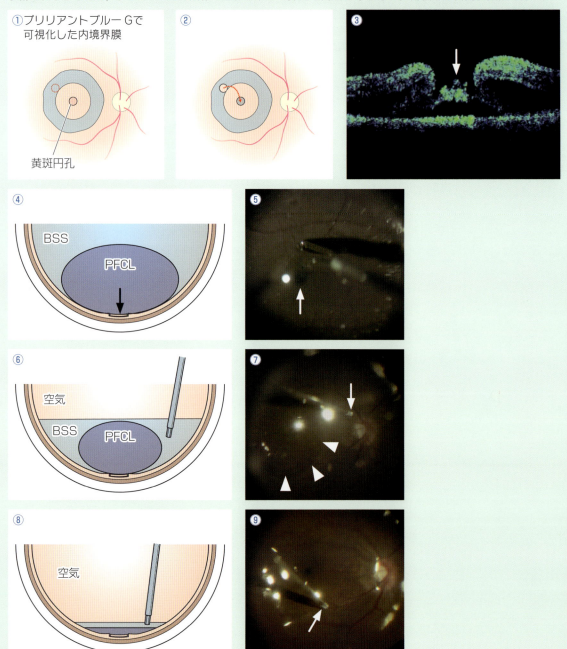

Q2 内境界膜剥離が困難な状況ではどのように対処すればいいですか？

A2 内境界膜剥離が困難な状況としては次の2つの状況が考えられます。1つは黄斑円孔網膜剥離や増殖性の網膜疾患（増殖糖尿病網膜症，増殖硝子体網膜症）において，眼底後極部に網膜剥離が存在する状況です。この場合，内境界膜に牽引をかけると網膜全体が持ち上がってしまい内境界膜を剥離できません。もう1つは，内境界膜と神経線維層の癒着が強く通常の牽引力では内境界膜が剥離できない状況です。これは増殖性の網膜疾患や炎症既往眼，強度近視でみられます。これらの状況においては，視神経乳頭から周辺に向かう方向に内境界膜を牽引しなければ内境界膜を剥離することができません（図5①）。また，網膜および内境界膜が菲薄化し脆弱であることが多く，内境界膜を把持した後に，網膜に平行に内境界膜鑷子を動かす必要があります（図2③）。さらに，把持力の強い内境界膜鑷子（図5②）を用います。これらのことに留意しても内境界膜剥離が難しい場合には，パーフルオロカーボン（PFCL）で網膜を下方へ押さえたうえで内境界膜剥離を行うと有効です（図5③）。内境界膜を十分染色したうえで内境界膜を一部剥離し，把持するきっかけを作ったうえでPFCLを注入するとその後の操作が行いやすいです。それでも操作が難しい場合には，インドシアニングリーンで内境界膜を染色します。インドシアニングリーンで内境界膜を染色したうえで眼内照明を照射するとブリリアントブルーGで染色した場合よりも内境界膜の剛性が高くなるため，剥離が容易になります。

図5 内境界膜剥離の工夫と活用

①眼底後極の網膜が剥離している場合や，内境界膜と神経線維層の接着が強い場合は，視神経乳頭を起点として矢印の方向に内境界膜を剥離する。内境界膜は短冊状に剥離除去される。視神経乳頭-黄斑間の網膜を損傷しないように注意する。
②把持力の強い内境界膜鑷子（例：マックスグリップ®鉗子（日本アルコン））。
③PFCL下での内境界膜剥離。内境界膜の表面は光沢を帯びる。
④網膜下注入を行う場所の内境界膜をあらかじめ剥離する（→）。
⑤⑥剥離した場所（→）から38Gカニューラを用いて網膜下注入を行う。このとき，カニューラを神経線維層に接着させ，低い注入圧（4～6psi）をかけるだけで網膜下注入を行うことができる（⑥，▶：内境界膜を剥離した場所，＊：網膜色素上皮剥離）。

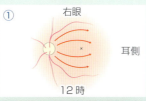
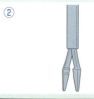
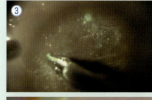
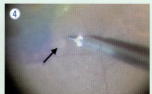
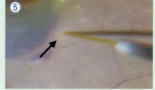
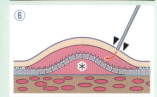

Q3 内境界膜剥離の特殊な活用法にはどのようなものがありますか？

A3 ①増殖性の網膜疾患（増殖糖尿病網膜症，増殖硝子体網膜症）における増殖膜処理の際に，網膜血管アーケード付近の増殖膜と網膜が一体化し境界がわかりにくいことがあります。その場合，眼底後極側から網膜血管アーケードに向けて内境界膜剥離を行い，内境界膜ごと増殖膜を剥離除去すると安全かつ効率的です。また術後の再増殖を抑制する効果もあるため，増殖性の網膜疾患に対しては，網膜血管アーケードを超える範囲まで内境界膜剥離を行っています。
②加齢黄斑変性や網膜細動脈瘤破裂に伴う網膜下血腫に対する硝子体手術の際に，網膜下に組織プラスミノーゲンアクチベータを少量（50～100μL）注入する状況があります。そのような場合に，注入を行う場所の内境界膜をあらかじめ剥離しておくと，注入針（38～41G鈍針）の先を神経線維層に接触させ，きわめて低い圧力（4～6psi）をかけるだけで薬剤を注入することができます（図5④～⑥）。注入針で網膜を穿孔する必要がないので，注入針や高い注入圧による網膜色素上皮細胞や脈絡膜の損傷をきたすことがなく，安全です。

網膜疾患

黄斑下出血の手術

黄斑下出血
- 黄斑下出血は網膜下出血が中心窩下に入り込み，急激な視力低下をきたす疾患である．
- 原因疾患としては，網膜細動脈瘤，加齢黄斑変性（特にポリープ状脈絡膜血管症（polypoidal choroidal vasculopathy；PCV））が多い（図1, 2）．これらはときに大量の出血を起こすことがある．
- 黄斑下出血が遷延化すると神経網膜が不可逆的変性をきたし，視力予後に影響するため，早期に出血を黄斑下より移動させることが重要である．

硝子体内ガス注入術
- 硝子体内にガスを注入し，ガスの圧迫で黄斑部の出血を移動させる方法である．
- 硝子体手術より簡便で，大きな合併症が起こることは少ない．
- 凝固の始まった血腫を溶解させるために，組織プラスミノーゲンアクチベータ（tissue plasminogen activator；tPA）を併用することや，原因として加齢黄斑変性が考えられる場合には抗VEGF薬を併用することもある．
- 網膜色素上皮下は移動できないため，中心窩下の色素上皮下出血が主である場合は適応外である．

方法
① 100% C_3F_8 0.3mLを硝子体内注入．
② 前房穿刺を行い，眼圧を調整する．
③ 数日間うつむき姿勢．
- 合併症として，硝子体出血や網膜剥離がある．

硝子体手術
- 硝子体を切除し，直接網膜下の血腫を溶解して，黄斑部の出血を移動させる方法である．
- 黄斑下出血が多量の場合や硝子体出血の合併のあるものが適応となる．

方法
① 硝子体切除後，黄斑下出血に対し，38G網膜下針でtPAを網膜下に注入．
② 液ガス置換．
③ 術後数日間うつむき姿勢．
- tPAと同時に網膜下に空気を注入する網膜下tPA/

図1　網膜細動脈瘤破裂
①カラー眼底写真，②OCT．
網膜下出血（→）と網膜前出血（▶）を認める．網膜色素上皮の不整はみられず，網膜下出血および網膜前出血を認め網膜細動脈瘤破裂による出血である．

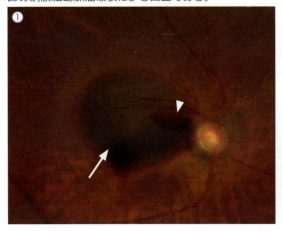
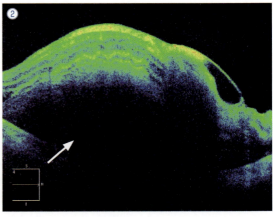

空気注入術もある(図3)。その場合には液ガス置換は行わず，術後うつむき姿勢のみとる。
● 合併症としては，術中硝子体出血や黄斑円孔がある。
● マイクロニードルとよばれる非常に細い穿刺針(47G)も開発されており，これにより上記の合併症を予防することが可能となっている(図4)。

図2　PCV
①カラー眼底写真，②OCT。
網膜色素上皮下出血(▶)と網膜下出血(→)を認める。網膜色素上皮の急峻な立ち上がりがみられポリープ病巣からの網膜色素上皮下出血を認める。

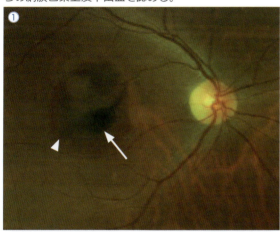
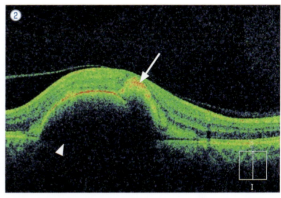

図3　網膜下tPA/空気注入術前後のカラー眼底写真
①術前，②術後。
黄斑部に中心窩を含む出血がみられる。術後，黄斑下の出血は良好に移動し矯正視力0.06から0.7に回復した。

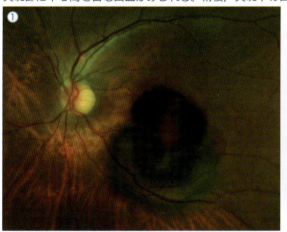
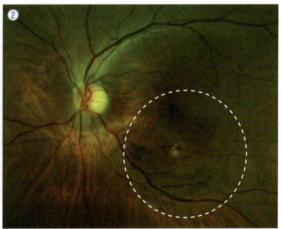

図4　マイクロニードルを用いた硝子体手術
①47Gマイクロニードルにて網膜をていねいに穿孔。
②その後，tPA（45μg/mL）および抗VEGF薬を投与。
③エアフィルターを使用し，8psiの低圧にて空気を網膜下にゆっくりと注入。
④0.5mLの空気を投与した後，手術を終了。腹臥位安静を数時間保つ。

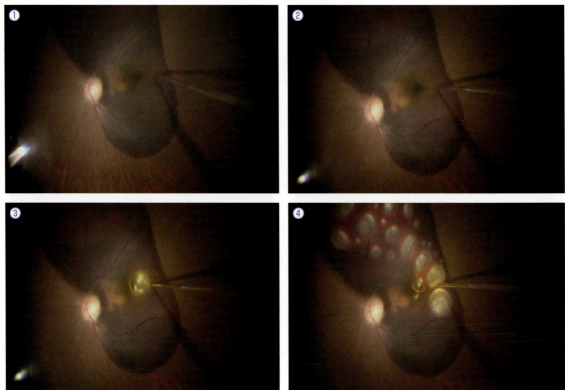

Q1　治療を開始する時期はどのくらいですか？

A1　出血後，網膜の障害が起こり，3〜14日で不可逆的な変化に進行します。また，出血が器質化してしまうと血腫の移動は困難となるため，発症後およそ1週間以内に血腫移動術を行うのが望ましいとされています。

Q2　ガス注入術と硝子体手術はどのように選択すればよいですか？

A2　一般に，ガス注入術は外来でも施行可能で簡便な治療ですが，処置後の血腫の移動量は少なく視機能の多くの向上は期待できません。一方，硝子体手術は手技も複雑で入院が必要になりますが，移動量は大きく視機能の向上も見込めます。tPAを投与しない場合は，両者の有意差はないとする報告もあります。一般的には，急性期かつ黄斑下の出血量の少ない場合で，手術室の整備されていない場合は，ガス注入術を選択し，大量の黄斑下出血がみられる場合は硝子体手術が望ましいと考えます。

網膜疾患

裂孔原性網膜剥離の硝子体手術とバックリング手術

治療法の変遷
- 網膜剥離の治療において原因網膜裂孔を発見し，それを閉鎖することは大原則である．Jules Goninは1913年にこの概念による烙刺法を確立して網膜剥離への積極的な治療が始まった．現在でも網膜剥離の治療はいかにして網膜裂孔を発見し，閉鎖させるかという治療法である．
- 後にバックルを縫着して強膜を内陥させて硝子体牽引を減少させる強膜バックリングが開発されてから網膜復位術は飛躍的に向上した[1]．
- 増殖硝子体網膜症に至れば強膜バックリングでは治療に限界があったが，Machemerらによって開発された硝子体手術で治療できるようになった．
- 通常の網膜剥離であれば強膜バックリングで治療を行い，深部裂孔に対しては硝子体手術が行われていた．上方の胞状網膜剥離に対してはガスか空気を硝子体内に注入する強膜バックリングが多く用いられてきた．
- 最近では上方の胞状網膜剥離に対しても硝子体手術が行われている[2,3]．

強膜バックリング
- 強膜バックリングはバックルを強膜に設置することで眼球を内陥させ，網膜裂孔周囲の硝子体牽引を減弱する手術である．
- さらに裂孔を閉鎖させるには裂孔周囲に冷凍凝固やジアテルミー凝固，網膜光凝固などを行う．
- 強膜バックリングにはバックルを強膜の外側に縫着するエクソプラントと強膜を半層切開して強膜の中に埋没させるインプラントがある．インプラントのほうがより硝子体牽引を軽減できるが，位置を修正したりすることが困難であるため再手術が難しい．エクソプラントは位置の修正がしやすいため広く用いられている．
- 硝子体基底部近傍の裂孔の場合，バックルを前方に縫着しなければならず，バックルが見えるのを避けるために美容的にインプラントを併用する場合もある．
- バックルは部分的に設置する局所バックルと眼球を1周してバックルを設置する輪状締結がある．局所バックルの場合は長期の経過で，眼圧で押し出されてバックル効果が減弱してくるが，輪状締結ではバックル効果は持続する．
- 局所バックルには円周方向に設置する場合と眼球に対して子午線方向に設置する子午線バックル（ラジアルバックル）がある．子午線バックルは弁状裂孔の前方の牽引を解除し前方フラップを復位させるのに優れており，単発の弁状裂孔や子午線方向に並んだ網膜裂孔に対して多く用いられる．円周方向に裂孔が並んでいる場合には円周方向のバックルを選択する．

萎縮性円孔による網膜剥離に対する強膜バックリング
- 萎縮性円孔による網膜剥離には，一般的に強膜バックリングで治療を行う（図1，2）．

図1　強膜バックリング手術を行った網膜格子状変性内円孔による網膜剥離
①下方に格子状変性内円孔に伴う網膜剥離がみられる．

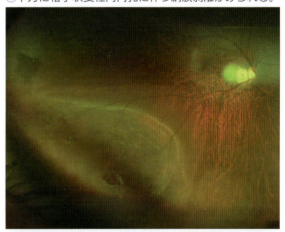

②局所バックリング手術（▶）を行い網膜は復位している．

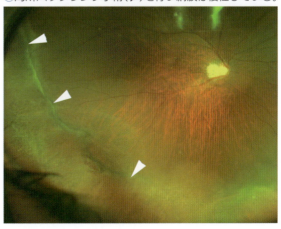

- 萎縮性円孔の周囲にジアテルミー凝固や冷凍凝固を行い，強膜バックルを円周方向に設置する。
- 格子状変性を伴うことが多く，格子状変性ごとバックルを乗せる（図3）。複数個の円孔であっても円孔の深さが揃っていることが多いが，強度近視眼では格子状変性の深さが異なって連なっていることがある。深さが異なった格子状変性内の円孔でも強膜バックルを乗せるためシリコーンスポンジではなく幅広のシリコーンタイヤを用いる。

胞状網膜剥離に対する強膜バックリング
- 下方の網膜剥離は一般的に進行がゆっくりであるが，上方の胞状網膜剥離は急速に進行することが多い。
- 上方の胞状網膜剥離では網膜下液が多いため網膜裂孔の位置が同定しづらく強膜バックリング手術では難易度が高かった。術後にバックルの位置不良となったり，バックルを設置した後に網膜裂孔がフィッシュマウスを形成して裂孔が閉鎖不全になることもあった。これは網膜下液を最初に排液しても，術中の眼球の回旋操作によって網膜裂孔から硝子体液が網膜下に迷入して胞状剥離となりやすいためである。そこで術中操作をゆっくり行い，最後にガスや空気を注入する方法が用いられてきた。
- 網膜下液を排液しながらまず眼内に空気を注入して冷凍凝固，輪状締結を行うDACE（drainage-air-cyro-encircling）は硝子体液の網膜下への迷入を予防できるため積極的に行われていた[4]。眼内に注入した空気は仰臥位で眼内の前方に移動するため，大きな1つのバブルになっていれば網膜裂孔を通って網膜下に迷入することはない。そこで術中に胞状網膜剥離とならず網膜裂孔の位置決めを確実に行える。
- 一方で空気を通しての操作が必要であり視認性が低下することから，ある程度の慣れが必要であった。

図2 下方の網膜格子状変性内円孔に対する強膜バックリング手術
①外眼筋に制御糸をかける。

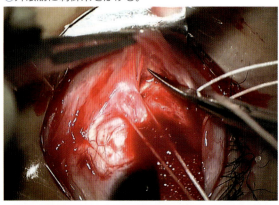

②裂孔部分にシリコーンスポンジを縫着する。

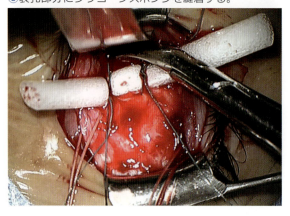

図3 上方の網膜剥離に対する強膜バックリング手術
①上方の網膜裂孔に対して網膜光凝固（→）が行われたが網膜剥離（▶）が伸展した。

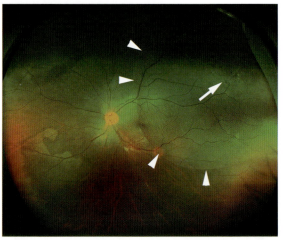

②鼻側上方に別の格子状変性もあり輪状締結（▶）が行われた。

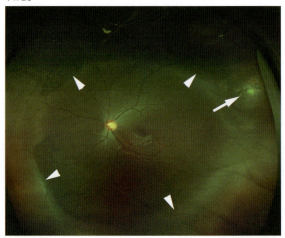

強膜バックリング手術の注意点

- 強膜バックリング手術には，網膜剥離手術の基本要素である徹底的な術前の眼底検査による全網膜裂孔の検出が必要である。これは術中操作によって術中の眼底観察が術前検査に比べて劣ってしまうためである。
- バックルの縫着であるマットレス縫合を行うときは，肉眼で行う方法と手術顕微鏡で行う方法がある。マットレス縫合する位置の対角線に術者が位置して，助手がその対側に構えて術野を展開する手術の基本が備わっており，最初に学ぶ術式としてはよい。
- 網膜下液穿刺は手術顕微鏡を用いていて行うほうが安全である。

硝子体手術

上方胞状網膜剥離に対する硝子体手術

- 硝子体手術では，胞状網膜剥離であっても，液空気置換によって術中に網膜復位が得られる。
- 裂孔の深さが異なる多発裂孔であった場合，強膜バックリングではより硝子体牽引の強い裂孔にしっかりバックルを乗せるようバックルの設置位置に苦慮するが，硝子体手術では単一裂孔とあまり変わりない手技で手術が可能である(図4，5)。
- 外眼筋を操作しないため術後の疼痛，複視の出現が少なく，眼表面の炎症も少ない。
- 硝子体手術の一番の特徴は早期に黄斑復位が得られることである。一方で核白内障が進行する可能性があり，多くの場合で白内障手術との同時手術を行うことから若年者では考慮すべきである。

図4　硝子体手術を行った上方の胞状網膜剥離

①硝子体出血を伴った上方の網膜裂孔(→)による網膜剥離(▶)がみられる。網膜裂孔は縦に裂けており，強膜バックリングでは位置決めは困難と判断し硝子体手術を選択した。

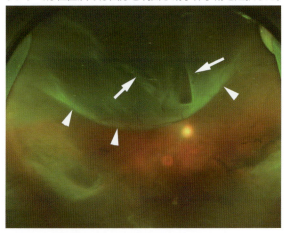

②硝子体手術を行い網膜は復位している。上方の網膜裂孔周囲に光凝固斑(▶)がみられる。

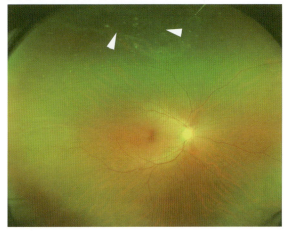

図5　網膜剥離に対する硝子体手術

①硝子体カッターで網膜裂孔への硝子体牽引を解除する。

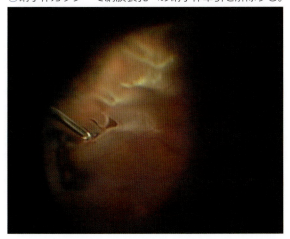

②液空気置換を行い網膜を復位させた後に光凝固ですべての網膜裂孔を凝固する。

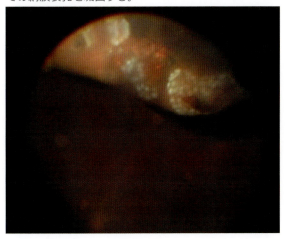

下方の弁状裂孔に対する硝子体手術
- 下方の弁状裂孔に対しては，上方の弁状裂孔と異なり眼内のガスタンポナーデの効果が低いことから，硝子体手術は向かないと考えられていた。
- しかし，下方の弁状裂孔は上方の弁状裂孔より重力に逆らって網膜裂孔が形成されるため，硝子体牽引が上方の網膜裂孔よりむしろ強く，硝子体手術がより有効であることがわかってきた[5]。
- 術後の腹臥位が難しい症例には局所バックルと硝子体手術が併用される。

巨大裂孔網膜剥離の治療
- 難治性とされていた巨大裂孔網膜剥離の治療も，液体パーフルオロカーボンが出現して硝子体手術中の剥離網膜のコントロールが容易になり，硝子体手術の適応が拡大したことと相まって網膜剥離に対して硝子体手術を選択する割合が増えている。

広角観察システム
- 硝子体手術は小切開化が進み広角観察システムも到来して，低侵襲化や安全性の向上からますます硝子体手術で網膜剥離を治療する傾向がある。一方で強膜バックリングを行っている症例は減少している。
- 強膜バックリングでは倒像鏡で眼底観察を行いながら手術を行うが，倒像鏡に設置した側視鏡のティーチングミラーからでは術中の眼底像を助手が共有することが難しかった。広角観察システムとシャンデリア照明を用いて手術顕微鏡で強膜バックリングを行うと助手と観察野を共有できる[6]。
- 眼内炎のリスク，シャンデリア照明を設置した近傍は眼底が見づらい，ほとんどが有形硝子体眼であり術中眼底観察は硝子体線維がじゃまをして硝子体手術時ほどよく眼底が見えない，眼球を回旋させて手術を行う際にシャンデリア照明の先端が水晶体や網膜に接触する可能性があるなどの欠点はあるが，その良好な術中観察のため急速に広まっている術式である。

強膜バックリング手術か硝子体手術か
- 強膜バックリングは眼外の手術であり，硝子体内にガスを注入することはあるが眼内のアプローチを必要とせず，眼内環境を変化させることが少ない。たとえバックル位置が不適切であっても，硝子体手術と異なり有形硝子体があるので網膜剥離が急に増悪することはない。また増殖硝子体網膜症になるスピードも硝子体手術と比べて緩徐である。そのような理由で網膜剥離手術を習得するうえでは最初に行われる術式となっていた。
- 晩期にバックル脱出やバックル露出を引き起こすことがあるが，晩期であれば裂孔周囲の凝固斑も固まっているのでバックル摘出を行っても網膜剥離の再発する可能性は低い。
- 網膜裂孔の位置や配列によって強膜バックルの種類を選択するが，硝子体手術は網膜裂孔の位置による制約がない。
- しかし硝子体手術を行うと硝子体内の酸素分圧が上昇して核白内障が進行することが知られている。特に60歳以上では1年以内に白内障手術がほとんどの症例で必要になるため，症例の年齢を考えて硝子体手術と同時に白内障手術が行われることが多い。
- 60歳以上ではすでに老視が生じているため，白内障手術を行って水晶体を人工水晶体に置換しても術後に老視が進行したという自覚症状が出ることが少ない。しかし50歳未満では術眼での調節力の消失が自覚されるため弊害となる。
- 硝子体手術は血液網膜関門を破壊させる手術でもあり，悪化する場合にはその勢いが早い。
- 再剥離する場合には有形硝子体がないため網膜剥離の進行が早く，炎症が強い場合には一気に増殖硝子体網膜症に進行することも知られている。増殖硝子体網膜症になれば増殖膜を除去することが網膜復位に必要であるため，硝子体手術による操作が必要である。
- 前部増殖硝子体網膜症を合併する状態では幅広のシリコーンタイヤで輪状締結術も併用する。
- 症例によってどちらが最終的にはメリットが大きいかで術式を選択する。
- 硝子体手術の一番の利点は手術顕微鏡による詳細な術中観察と助手との術野の共有が挙げられる。
- 眼内照明の方向や照明範囲を変化させることで，網膜を牽引する硝子体線維や周辺部の小さな網膜裂孔も観察可能である。実際に術前検査で発見できなかった網膜裂孔が術中に発見されることもしばしばある。
- 眼内照明は眼表面からの散乱光の影響を受けないため，中間透光体の混濁が軽度あっても眼内が詳細に観察できる。
- 強度近視眼でみられる黄斑円孔網膜剥離，後部ぶどう腫の境界にみられる傍血管微小裂孔などの深部裂孔による網膜剥離には強膜バックリングが困難であり硝子体手術が選択される。

Q1 すべての網膜剥離を硝子体手術で治療すべきでしょうか？

 A1 若年者の萎縮性円孔による網膜剥離は強膜バックリングの適応です。硝子体手術は早期に黄斑復位が得られる優れた術式です。しかし，術後に白内障が進行する可能性，増殖硝子体網膜症への進行が早いなどの欠点もあるので総合的な判断が必要です。

 Q2 網膜剥離に対する硝子体手術のコツを教えてください。

 A2 術中の操作を行いやすくするために早めに原因裂孔の硝子体牽引を除去するようにします。牽引が解除されると網膜剥離の丈が減少します。しかし術中に眼内灌流液の方向が原因裂孔に向いてしまったときには術中に網膜剥離が胞状になることがあります。そうすると手術操作が困難になるので後極に液体パーフルオロカーボンを注入して重石にして後極網膜を押さえて行います。胞状の網膜剥離は強膜創やカニューラに嵌頓する可能性があるのでクロージャーバルブ付きのカニューラを用います。

●文献

1) Schepens CL, et al.: The scleral buckling procedures. I. Surgical techniques and management. AMA Arch Ophthalmol 1957; 58: 797-811.
2) Escoffery RF, et al.: Vitrectomy without scleral buckling for primary rhegmatogenous retinal detachment. Am J Ophthalmol 1985; 99: 275-281.
3) 三木大二郎，ほか：上方弁状裂孔網膜剥離に対する強膜バックリング法と硝子体手術の比較．日眼会誌 2000; 104: 24-28.
4) 竹内　忍：経強膜手術と気体注入（最近の網膜剥離手術＜特集＞）．眼科 1989; 31: 921-926.
5) 平岡智之，ほか：下方弁状裂孔網膜剥離に対する強膜バックリング法と硝子体手術の比較．眼紀 2004; 55: 210-213.
6) Nagpal M, et al.: Scleral Buckling for Rhegmatogenous Retinal Detachment Using Vitrectomy-Based Visualization Systems and Chandelier Illumination. Asia Pac J Ophthalmol (Phila) 2013; 2: 165-168.

網膜疾患

増殖糖尿病網膜症の硝子体手術

増殖糖尿病網膜症
- 糖尿病網膜症は，わが国の視覚障害原因第2位であり，そのステージである増殖型(proliferative diabetic retinopathy；PDR)は，硝子体出血，牽引性網膜剝離(tractional retinal detachment；TRD)などを伴い失明につながりうる疾患である。
- 硝子体出血が主体のもの，線維血管性増殖膜(fibrovascular membrane；FVM)はあるものの網膜剝離がないもの，FVMによるTRDが主体のもの，裂孔開存型で増殖性硝子体網膜症に近い状態のものもある。

治療法
- PDRの硝子体手術は，増殖性硝子体網膜症と異なり新生血管に富んだ増殖膜が存在するため，最も難しい硝子体手術の1つといえる。
- 硝子体出血を慎重に取り除き，その後に広範なFVMの処理に長時間を要し，術中出血に難渋することもある。
- 手術目標は，microincision vitrectomy surgery (MIVS) を用いて，医原性裂孔を作ることなく全増殖膜切除と汎網膜光凝固(panretinal photocoagulation；PRP)を行うことである。
- 硝子体手術の難度は，単純硝子体切除に近い形で終刀できる場合もあれば，シビアな症例はあらゆる手技を要する最も高難度のものになる。
- 手術では，網膜を損傷することなく，出血を制御しながらFVMを正確に切除していくことに尽きる。
- 術前の蛍光眼底造影の後，FVMやTRDを避け虚血領域に対して密にレーザー光凝固を行っておくと手術も比較的容易になるため，術前検査やレーザー光凝固はしっかりと行いたい。
- 図1に症例を示す。

 術中裂孔が形成されてしまいました。どうすればよいでしょうか？

 術中医原性裂孔は，生じてしまうと再増殖，再剝離，再出血の原因になるので，最も避けたい合併症です。周辺部，特に下方のFVMは処理により裂孔が生じるよりも，多少FVMを網膜上に残してバックリングや強膜輪状締結を選択したほうがよいです。裂孔が開存することなくFVMを切除できれば，網膜下液は術後に徐々に吸収されていきます。裂孔が生じてしまった際は，完全にFVMを切除し，網膜下液も完全に排液し，裂孔周囲を含めPRPを行い手術終了としなければなりません。

 術後に新生血管緑内障になってしまいました。どうすればよいでしょうか？

 網膜虚血の強いPDR症例に水晶体再建術を併施すると，術後に血管新生緑内障(neovascular glaucoma；NVG)に至ることがあります。硝子体ゲル郭清やPRPが不十分であれば，よりNVGに移行しやすいので，硝子体ゲル郭清を最周辺部まで圧迫下に十分に行い，PRPも鋸状縁まで密に行いたいものです。そもそも，硝子体手術後は総じて緑内障を発症しやすく，眼内レンズ眼ではさらに緑内障発症率を高めるといわれています。よって，20～40歳代など若年で白内障が強くなければ，積極的に水晶体温存MIVSを行いたいです。PDR手術では，緑内障手術に備えるという観点から，MIVSを選択し結膜温存に努め，術終了時も極力縫合せずに終了します。

手術合併症

- PDRの手術合併症は多岐にわたり，術中には網膜出血，医原性裂孔，角膜浮腫もあれば，術後には緑内障，再出血などが挙げられる。
- 頻度が多いのは増殖膜処理中の網膜出血であるが，出血が生じたら速やかに止血処理する。軽度の出血であれば，眼灌流圧を一時的に上昇させて止血する。それでも止血しなければ，ソフトチップニードルで直接圧迫止血，または最小限のジアテルミー凝固を行う。過剰凝固により，術後に網膜孔が開存することもあるので留意する。
- 術中の高眼圧や2時間を超える長時間手術などでは角膜上皮浮腫が起こり，眼内視認性が低下する。その際は角膜中心部のみの上皮剥離を最小限行い，広角観察システムを用いるとよい。
- 術後は医療用ソフトコンタクトレンズ装用を行うなど上皮化促進に努め，術後の遷延性角膜上皮びらんに至らないように注意する。
- 術後再出血は一定の確率で生じるが，術直後の軽度硝子体腔出血は経過観察する。網膜剥離を併発している出血，高度の出血や繰り返す出血は再手術を行うことが多い。
- PDR手術では，術後続発緑内障の発症に備え強膜結膜縫合せずに終えるようにしたいが，強い創漏出があれば脈絡膜剥離や感染を防ぐために創縫合を追加する。

図1　増殖糖尿病網膜症の硝子体手術

46歳，男性。糖尿病足壊疽，骨髄炎なども併発している全身不良例。左眼術前矯正視力は0.1であった。白内障も併発しており，27G MIVS白内障同時手術を選択した。

①術前広角眼底写真。硝子体出血とFVMもうっすらと透見できる。

②術前OCT。信号強度は弱いがOCTも撮像でき，黄斑部を含めてTRDを認める。

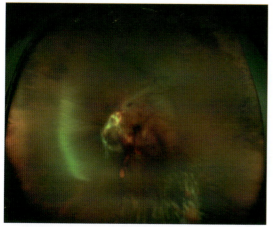

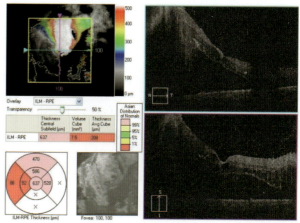

③術中写真。27G MIVSの3ポート，さらにシャンデリア照明の2ポートを設置している。

④術中写真。まずはコアビトレクトミーを行い，硝子体出血を慎重に取り除き，網膜前のFVMを確認する。

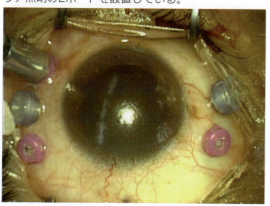

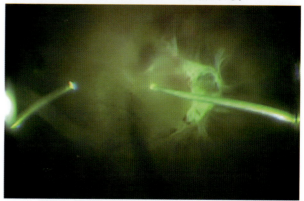

⑤術中写真。硝子体ゲル処理を終えた後，FVMを切除していく。状況により硝子体カッターを右手から左手に持ち替えて，FVMと網膜の間のスペースを広げていく。

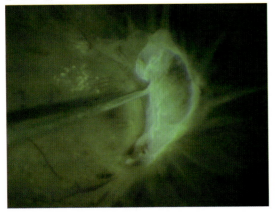

⑥術中写真。双手法を用いることなく，FVMの大部分を切除することが可能であった。

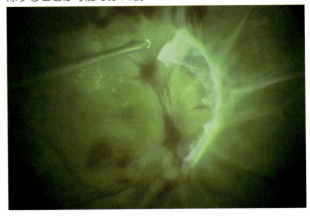

⑦術中写真。FVMを一通り切除した後，内境界膜を切除する。

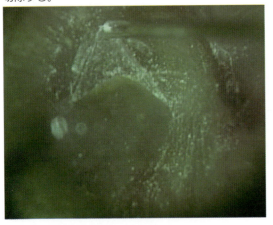

⑧術中写真。最終的に，汎網膜レーザー光凝固を行った。

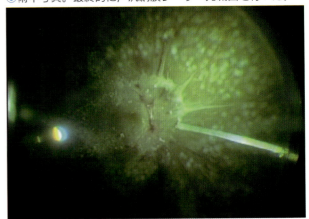

⑨術後1カ月の広角眼底写真。網膜伸展はまずまず良好で，網膜がドライになってきている。術後最高矯正視力0.5にまで回復し，本人の満足度は高いと考えられた。

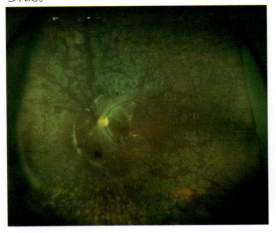

⑩術後1カ月のOCT。網膜下液は徐々に吸収傾向であり，このまま完全復位する傾向と考えられる。

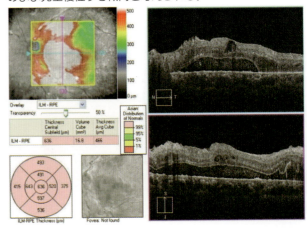

網膜疾患

増殖性硝子体網膜症の硝子体手術

増殖性硝子体網膜症
- 増殖性硝子体網膜症(proliferative vitreoretinopathy;PVR)は，裂孔原性網膜剥離に加え剥離網膜の前後面に非血管性増殖膜が形成されている状態とされ，網膜非復位の主原因に位置付けられる。
- PVRの発症機序は，網膜裂孔を通して網膜色素上皮細胞が遊走し，網膜表面に付着し硝子体皮質とともに膜組織を形成し増殖・収縮するため網膜剥離に至るというものである。
- PVRは裂孔原性網膜剥離から自然に形成されることは少なく，一般的には硝子体手術後や過剰冷凍凝固後の裂孔閉鎖不全などにより急速に形成されることが多い。
- 高度なPVRは，硝子体出血，脈絡膜剥離，巨大裂孔を伴う網膜剥離などに合併しやすい。
- 硝子体基底部など前部硝子体残存によるPVRは，前部増殖性硝子体網膜症(anterior PVR)と称され，最難治な病態とされる。

治療法
- 若年扁平網膜剥離で網膜下増殖を伴うPVRでは，強膜バックリングのみで治癒するものも多いので留意する。
- ほとんどのPVR手術では，硝子体手術による増殖膜除去が第一目標になる。
- 最周辺部を含め増殖膜の完全除去は一般的に難しいため，術後に残存増殖膜収縮により眼球内方へベクトルが働き，再剥離につながりやすい。これを防止するために，強膜バックリングや強膜輪状締結を併施することが多い。

 液体パーフルオロカーボンの使い方を教えてください。

 液体パーフルオロカーボン(PFCL)は，網膜硝子体手術において剥離した網膜を復位させるために用いる低動粘性率かつ高比重の無色透明液体です。わが国ではPVR，開放性眼外傷，巨大裂孔網膜剥離に対する硝子体手術時に用いることのみ保険適用が認められています。PFCL使用時は原則としてバブルを作らないように灌流圧を低く保ちながらゆっくりと注ぎ，優しく手技を遂行するように努めます。網膜牽引が解除されれば，裂孔後部を超えて前方までPFCLを注入でき，網膜光凝固が容易に可能になります。手術終了時にはPFCLを残さず除去します。

 どうしても網膜が伸展しません。どうすればよいでしょうか？

 PVRの手術で網膜を伸展させるには，まずは網膜前後の増殖膜を必要十分に除去することが最重要です。強膜輪状締結を併施していれば，大部分の症例で術中に伸展・復位が得られます。それでも，複数回手術後などの網膜収縮のため，術中復位がまったく不可能な場合のみ網膜切開を行います。網膜切開は，脈絡膜損傷に気を付けながら，収縮している網膜の範囲より長く円周方向に行います。網膜切開を行うことはまれであり，広範囲に行った場合など，網膜復位は得られても低眼圧や再増殖をきたしやすいので注意します。

●図1に症例を示す。

図1 増殖性硝子体網膜症の硝子体手術
64歳, 男性。1カ月前からの視力低下で受診。左眼白内障嚢外摘出後で眼内レンズを挿入されていない状態であり, 網膜剝離を認め, 左眼術前矯正視力は0.04であった。27G MIVSを選択した。

①術前眼底写真。下方を中心に広範囲の網膜剝離を認める。

②術前OCT。黄斑部を含め剝離しており, 網膜下索状物も描出されている。

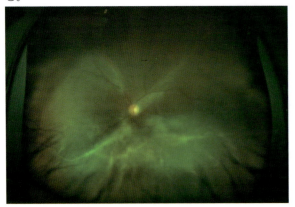
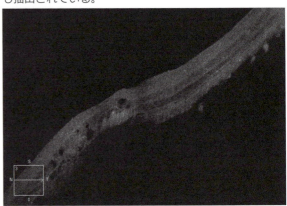

③術中写真。27G MIVSを行い, 耳側最周辺部に原因裂孔を確認した。網膜下病変の影響が大きいことが確認され, ジアテルミーを用いて下耳側に意図的裂孔を作製した。

④術中写真。意図的裂孔から網膜下増殖膜を切除した。27G鑷子はファインであり, 網膜下増殖膜の摘出に適している。

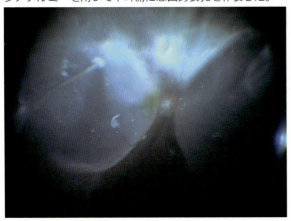
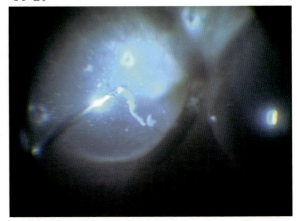

⑤術中写真。下鼻側にも意図的裂孔を作製し，網膜下増殖膜の摘出を試みる。しかし，増殖膜は長く繋がっておりシングルハンドでは摘出が困難であった。

⑥術中写真。左手でも鑷子を用いることにより（双手法），増殖膜を手繰り寄せ，意図的裂孔を拡大しないように慎重に摘出した。

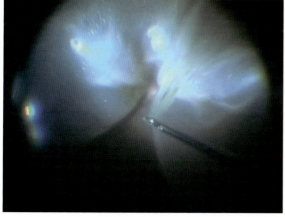

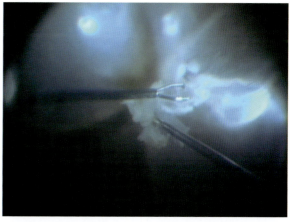

⑦術後の広角眼底写真。網膜伸展はまずまず良好であったが，この後，下方の網膜が若干剥離してきてしまった。

⑧術後の広角眼底写真。後日，強膜輪状締結術を追加し，シリコーンオイル（SO）下であるが網膜は復位した。術後最高矯正視力は0.07であり，今後，SO抜去・水晶体再建術を行う予定である。

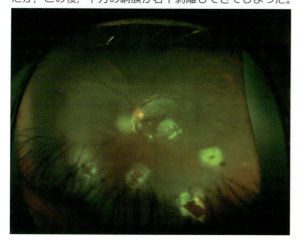

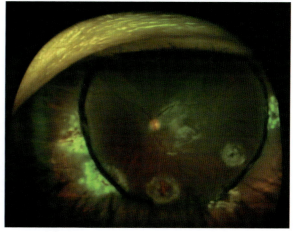

網膜疾患

硝子体内注射

- 2008年に抗VEGF薬が加齢黄斑変性に対して認可されて以降、適応疾患の追加もあり、眼科診療における硝子体内注射の占める重要性は増している。
- トリアムシノロンも認可され、今後も硝子体注射の適応症例は増加が予想される。
- 一方で、内眼手術と同様に感染性眼内炎や眼圧上昇、水晶体および網膜損傷などのリスクがある点に留意して治療にあたる必要がある[1]。

硝子体内注射の適応疾患と副作用
抗VEGF薬
- 適応疾患：加齢黄斑変性、網膜静脈閉塞症に伴った黄斑浮腫、糖尿病黄斑浮腫、病的近視における脈絡膜新生血管。
- VEGFは血管新生作用と血管透過性亢進作用を併せもっており、新生血管抑制や黄斑浮腫の治療に用いられる。
- 副作用：脳・心血管イベントが挙げられ、脳梗塞や心筋梗塞の既往がある患者に対して使用する場合には患者に十分説明したうえで慎重に用いる必要がある。

ステロイド
- 適応疾患：糖尿病黄斑浮腫。
- トリアムシノロンが用いられ、糖尿病黄斑浮腫の治療のほかに、硝子体手術時の硝子体可視化を目的としても用いられている。
- 抗VEGF薬が0.05mL投与であるのに対して、トリアムシノロンは0.1mL投与であり、注射後に一過性の眼圧上昇が生じやすい。そのため、硝子体内注射前に前房水抜去を行うことが一般的である。
- 副作用：ステロイドによる白内障の進行や眼圧上昇のリスクが高くなる。また懸濁液であるため霧視や飛蚊症の症状が出現することがある。

手技の注意点
- 硝子体内注射部位は網膜や毛様体ひだ部を損傷しないという点を考慮し、角膜輪部から3.5〜4.0mmの位置で注射を行う。有水晶体では水晶体損傷を避けるために4.0mm、眼内レンズ挿入眼では3.5mmの位置から眼球に対して垂直に注射を行う。つまり針先が後極部に向かうように意識して硝子体内注射を行うことが基本である（図1①）。
- 瞼裂が狭い症例では、注射部位が見やすくなるように患者に下方視などをしてもらい注射を行う場合があるが、その際に正面視をしてもらっている場合と同じ角度で注射を行うと水晶体損傷のリスクが高くなるため、注意が必要である（図1②）。

図1　硝子体内注射
①正面視の場合
輪部から3.5〜4.0mmで注射。

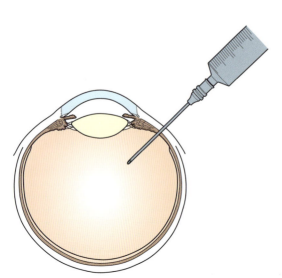

②眼球を傾けて注射する場合
正面視の場合と同じ角度で注射をすると、水晶体損傷のリスクがある。

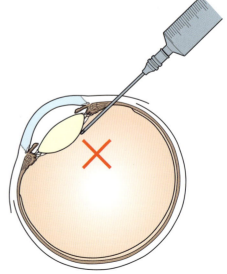

Q1 抗VEGF薬硝子体内注射投与レジメンにはどのようなものがありますか？

 A1 抗VEGF薬硝子体内注射がわが国で最初に適応された加齢黄斑変性に対しては，導入期に毎月連続投与を3回施行し，その後はOCT所見などを参考に必要に応じて追加投与を行うPRN（pro re nata）投与が一般的でした。しかし，PRN投与では疾患活動性の再燃がみられてから追加投与を行うため，治療のタイミングが遅れがちになるというデメリットがあり，7年間の大規模studyの結果からPRN投与では視力を維持することができないことが明らかになりました（図2）。そのため，米国などを中心に再発する前に治療をするproactive投与を行うことが一般的になっており，決まった投与間隔で硝子体注射を行う固定投与法や疾患活動性に合わせて投与間隔を短縮・延長していくtreat & extend法などが行われています。網膜静脈閉塞症に伴った黄斑浮腫や病的近視における脈絡膜新生血管に対しては，多くの場合でPRN投与が行われており，疾患または症例ごとにどのような投与間隔がよいかは，今後のさらなる研究結果が待たれます。

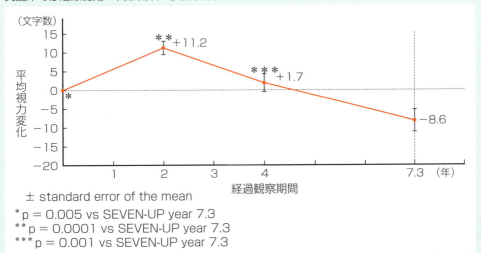

図2 SEVEN-UP試験の視力経過
実臨床では治療開始4年目以降にも視力低下が起こることがわかる。

文献2）より一部改変して引用

 Q2 糖尿病黄斑浮腫に対する抗VEGF薬とステロイド薬の使い分けの目安は？

 A2 糖尿病黄斑浮腫には，VEGFだけでなく炎症も大きく関与しているため，症例ごとに抗VEGF薬，ステロイド薬に対する反応性は異なることが多いです。そのため，治療に抵抗する場合には薬剤の変更を行うことも有効です。ステロイド薬を使用する際には，白内障進行や眼圧上昇といった副作用を考慮する必要があり，有水晶体眼やステロイドレスポンダーに対しては抗VEGF薬のほうが一般的に使用しやすいです。眼内レンズ眼やステロイドによる眼圧上昇がみられない症例では抗VEGF薬，ステロイド薬の両方が使用可能です。

●文献
1) 小椋祐一郎，ほか；日本網膜硝子体学会硝子体注射ガイドライン作成委員会：黄斑疾患に対する硝子体注射ガイドライン．日眼会誌 2016；120：87-90.
2) Rofagha S, et al.: Seven-year outcomes in ranibizumab-treated patients in ANCHOR, MARINA, and HORIZON: a multicenter cohort study (SEVEN-UP). Ophthalmology 2013; 120: 2292-2299.

レーザー光凝固

レーザー網膜光凝固の目的
- レーザー網膜光凝固には，大きく分けて以下の3つの目的がある。
- 網膜裂孔に対して行うレーザーで，感覚網膜と網膜色素上皮の接着を強め，網膜剥離を予防する目的で行う。
- 網膜静脈閉塞症や糖尿病網膜症においては，虚血状態にある無灌流領域から血管内皮細胞増殖因子(vascular endothelial growth factor；VEGF)が産生され，増殖糖尿病網膜症や血管新生緑内障発症につながる。その予防のために，虚血網膜の網膜視細胞(外層)をレーザーで破壊し，酸素需要を減らし，VEGFの産生を抑制する。
- 脈絡膜新生血管，動脈瘤や黄斑浮腫の原因となる毛細血管瘤を直接レーザー光凝固し閉塞させる目的のものもある。本稿では毛細血管瘤に対する直接凝固について解説する。

レーザー光凝固の照射条件
裂孔に対する照射条件
- 凝固サイズは，網膜上で300〜500μmになるよう設定し，凝固時間は0.2〜0.4秒，出力は灰白色のスポットが得られる程度(緑色波長であれば100〜200mW前後)とする。

汎網膜光凝固(panretinal photocoagulation；PRP)照射条件
- 網膜面上で200〜500μmのサイズの凝固斑を，およそ1.5凝固斑間隔をあけて，凝固時間は0.1〜0.2秒でレーザー照射を行う。
- レーザー出力は，使用する波長，中間透光体混濁の有無などにも影響されるが，灰白色の凝固斑を得られる出力で凝固する(緑色波長の場合は120〜250mW程度)。
- 凝固部位周囲の網膜色素上皮は徐々に萎縮し，凝固斑が拡大(atrophic creep)する。後極付近に凝固すると経年変化で中心窩まで萎縮拡大が及び重篤な視力低下をきたすため，注意しなければならない。

毛細血管瘤照射条件
- 中心窩から径1,500μm以上離れているときは，サイズ100μm，パワー100mW，照射時間100msec程度の設定で行い，白色凝固斑が出る程度で凝固する。
- 中心窩に近づく場合は，短照射時間で行う。

パターンスキャンレーザーでの照射条件
- パターンスキャンレーザーの特色は，一度に複数のレーザースポットが得られること，従来の凝固と比べて高出力，短照射時間で行うことが挙げられる。そのため，従来の凝固法とパターンスキャンレーザーを用いた凝固法では照射条件がまったく異なるため注意が必要である。
- パターンスキャンレーザーを使用する場合も，灰白色になる程度のレーザー出力で凝固するが，凝固時間が0.02秒と従来凝固の約1/10になるため，レーザー出力は従来より高出力設定が必要となる。目安としては，従来の凝固法の出力の2倍近い値(300〜400mW)になることが多い。
- 凝固間隔はパターンで凝固するために，あらかじめ機械で設定しておく必要がある。従来の凝固条件では経年変化で凝固斑が拡大するため，十分に間隔をあける必要があったが，パターン凝固の場合は凝固斑拡大がみられないため，従来の凝固間隔では不十分なPRPになる恐れがあり，注意が必要である(図1)。
- 通常は凝固間隔は0.75で施行するが，増殖変化が強い症例，血管新生緑内障も発症しているような場合は，さらに凝固間隔を狭くする必要がある。しかし凝固間隔0.5で施行すると患者が疼痛を訴えることも多いため，著者は凝固間隔を1.0として間を埋めるように凝固している。
- パターンスキャンレーザーは短時間に多数の凝固ができ，PRPのような凝固には特に適している。短時間照射・高出力設定のため，従来凝固と比べて脈絡膜への熱拡散が少ないとされ，従来凝固より痛みが少ない凝固が可能である。
- パターンスキャンレーザーは短照射時間であるため，横方向への凝固斑の拡大も従来凝固より少ないので凝固間隔は狭く，PRPの総凝固数も，従来凝固が1,000〜2,000発程度とすれば，パターンスキャンレーザーでは4,000発ほどは凝固すべきである(図1)。
- PRP前から傍中心窩網膜厚が300μm以上の肥厚がある場合は，PRPにより黄斑浮腫が生じ視力低下の原因となるため，トリアムシノロンの後部Tenon嚢下注射の併用を行ったほうがよい。

図1 増殖前糖尿病網膜症の一例

パターンスキャンレーザーで汎網膜光凝固を1回で完成させたが（凝固スポット数1,712）（①），2年後血管新生緑内障と硝子体出血を発症した（②）。蛍光眼底造影では，凝固斑拡大がないため無灌流領域が広範囲に残存し新生血管を認める（②）。

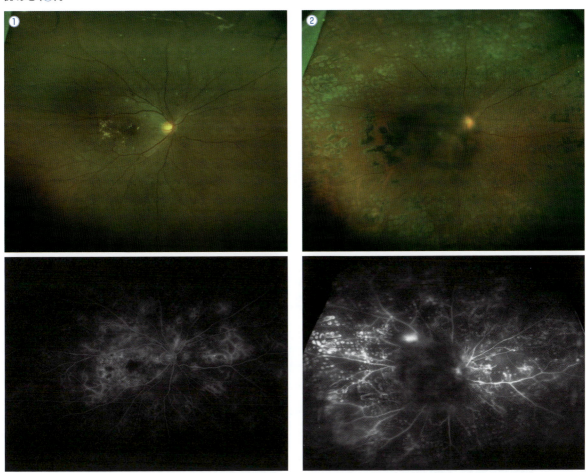

Q1 網膜レーザー光凝固の波長はどう選べばよいですか？

A1 網膜レーザー光凝固の波長には，緑色（532nm），黄色（577nm），赤色（647や659nm）があります。黄色波長は黄斑の色素であるキサントフィルへの吸収が少ないため，黄斑付近の凝固がより安全にできますし，酸化ヘモグロビンに対する吸収率が優れた波長なので毛細血管瘤直接凝固に適しています。赤色波長は中間透光体混濁や硝子体出血の症例で他の波長では凝固できない場合でも光凝固が可能となることがありますが，高出力で硝子体出血のない部位に凝固を行うと痛みや脈絡膜出血をきたすこともあるため，注意が必要です。

使用するレンズ

- 網膜裂孔，糖尿病網膜症，網膜静脈閉塞症では，広い範囲を観察できる倒像レンズが便利である。Mainster PRP165レンズ（倍率×1.94）やSensor Medical TechnologyのディスポーザブルレーザーレンズRETINA180レンズ（倍率×1.25）を著者は用いている（図2）。
- 鋸状縁近傍の最周辺部の裂孔は通常の倒像レンズでは観察できないため，圧迫子つき一面鏡レンズ（OR-L，メイヨー）を使用する（図2）。
- 毛細血管瘤直接凝固に対しては，倍率がほぼ等大の局所凝固用レンズを用いる（Area Centralis（Volk）（倍率×1.06）など）。

図2 レーザー網膜光凝固に用いる主なレンズ

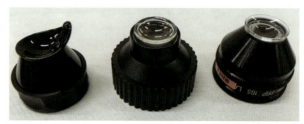

圧迫子つき一面鏡　ディスポーザブルの広角レンズ（RETINA180）　ディスポーザブルではない広角レンズ（PRP165）

 パターンスキャンレーザーで網膜裂孔を凝固する際，注意する点はどこですか？

短照射時間（20msec）・高出力（従来凝固出力のおよそ2倍）のパターンスキャンレーザーで行う場合は，著者は2×2のグリッドパターンを使用し，裂孔を囲むようにしています。パターンスキャンレーザーの場合，凝固斑の拡大は少ないので凝固間隔は狭めにし（0.5），場合によってはその間をシングルスポットで埋めるようにしています（図3）。

図3 パターンスキャンレーザーで凝固した網膜裂孔
上耳側に馬蹄形裂孔を認め（①），凝固間隔0.5の2×2グリッドパターンで裂孔を囲み，隙間をシングルスポットで凝固した（②）。3カ月後，裂孔が瘢痕化した凝固斑で囲まれているのが確認できる（③）。

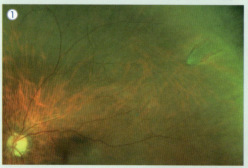
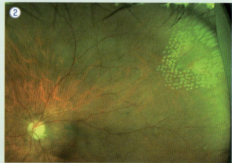
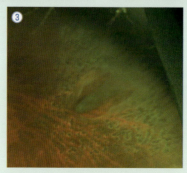

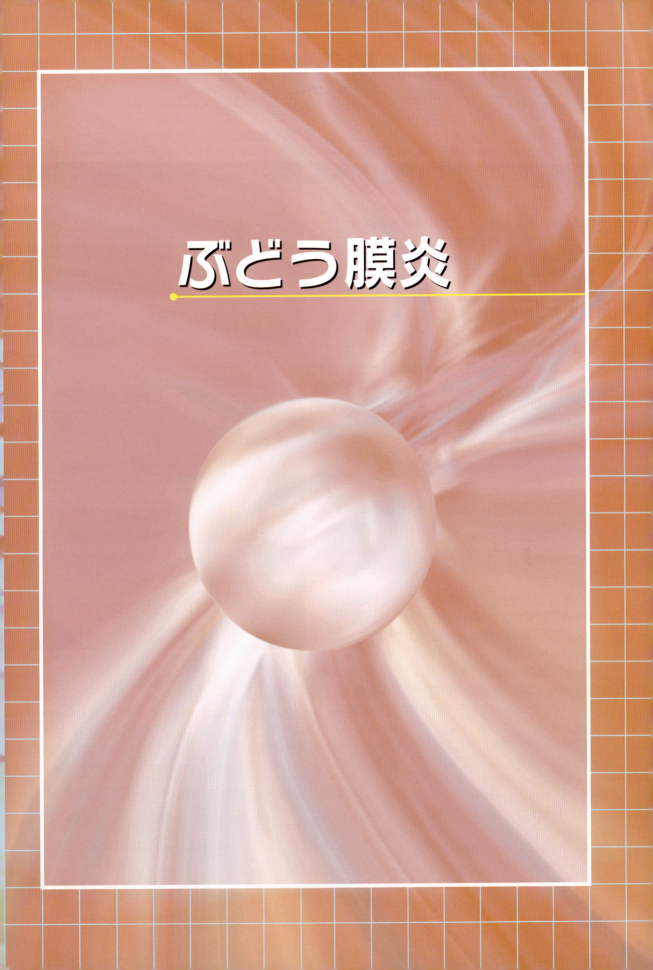

ぶどう膜炎

ぶどう膜炎

細菌性眼内炎の硝子体手術

疾患の概要
- 細菌性眼内炎は，①術後眼内炎と，②遠隔臓器から細菌が血行性に眼内に移行して発症する転移性内因性眼内炎に分類される感染性疾患である。
- 術後眼内炎には，白内障手術後の眼内炎が手術数が多いため最多であるが，近年，緑内障術後のブレブ関連眼内炎も増加傾向にある。
- 臨床像は起因菌や症例の状態によりさまざまであるが，進行が急激なことが多く，視力予後も不良なことが多い。

主訴および検査所見
症状
- 術後眼内炎，転移性内因性眼内炎ともに，自覚症状として眼痛，眼瞼腫脹，眼脂，飛蚊症，視力低下などがある。

検査所見
- 検眼鏡的には，主な所見として結膜・毛様充血のほか，結膜浮腫，角膜後面沈着物，フィブリンの析出，前房蓄膿，硝子体混濁などがある（図1, 2）。眼底が透見できる場合は網膜血管の白線化や網膜内出血がみられることがある。
- Bモード超音波断層検査では，濃厚な硝子体混濁を高輝度エコー像として確認できるほか，網膜剥離が検出されることがある。また，緑内障術後のブレブ関連眼内炎では無血管濾過胞からの眼内液の漏出が確認されることが多い（図3）。
- 血液検査では，転移性内因性眼内炎では白血球の増多やCRP値および赤沈が高値であることが多く，非感染性疾患である急性前部ぶどう膜炎との鑑別に有用である。

治療の考え方
- 術後眼内炎は①術後1週間以内の早期発症例と，②1カ月以上経過してから発症する晩期発症例に分類される。
- 早期発症例は診断後，表1に記したように抗菌薬の硝子体内注射による初期治療を遅滞なく開始するとともに，症例によっては速やかな硝子体手術が必要となることが多い。
- 一方，晩期発症例は一般に進行が緩徐で炎症も軽度であり，抗菌薬の頻回点眼や硝子体内注射で対応が可能な場合もある（表1）。

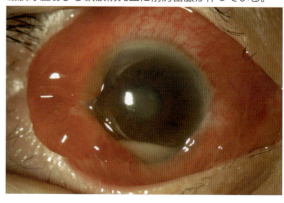

図1　細菌性眼内炎の前眼部写真
結膜浮腫および網膜前充血に前房蓄膿が伴っている。

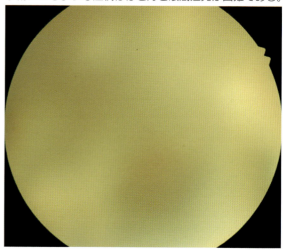

図2　細菌性眼内炎の眼底写真
手術に至るような症例はほとんど眼底透見が困難である。

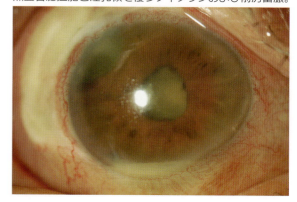

図3　ブレブ関連眼内炎の前眼部写真
無血管濾過胞と瞳孔領を覆うフィブリンおよび前房蓄膿。

- 抗菌薬の調整に関しては，バンコマイシン0.5g/v，セフタジジム1g/vを各々生理食塩水50mLのボトルより5mLずつ吸引し薬剤を溶解する．溶解液を残存した45mLの生理食塩水ボトルに戻し，10倍希釈とする．希釈した抗菌薬を表1に示す濃度にさらに調整して使用する(図4)．
- 発症初期には非感染性のぶどう膜炎との鑑別も困難なことが多いが，細菌による感染が疑われる場合には安易なステロイドの使用は真の病態のマスクにもつながるので慎まねばならない．
- 結膜嚢擦過物の培養，塗沫・鏡検と，硝子体手術を施行する際の前房水および硝子体採取は，起因菌の同定に重要な検体となる．
- 真菌が原因である場合，硝子体内のβ-Dグルカンの測定も診断には有用となる．

表1 抗菌薬の適正濃度

	バンコマイシン	セフタジジム
硝子体内注射	10mg/mL	20mg/mL
硝子体灌流液	20μg/mL	40μg/mL
結膜下注射	10mg/mL	20mg/mL
点眼	10mg/mL	20mg/mL

図4 抗菌薬の調整法

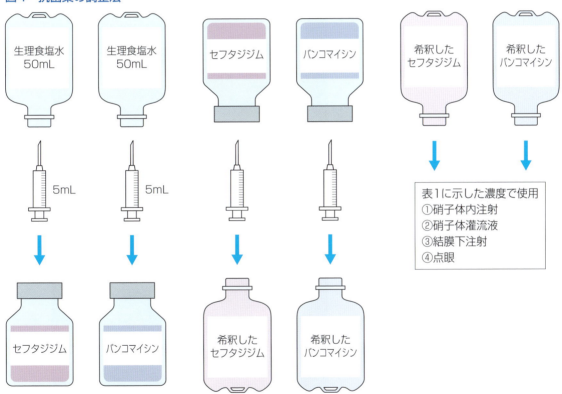

薄井紀夫：治療戦略1-緊急対応プロトコール．あたらしい眼科 2005；22：909-911．より引用改変

硝子体手術

- 前房内にフィブリンの析出が多量である場合，硝子体手術に先立って処理をする必要がある。サイドポートより粘弾性物質で前房を保持した後に角膜サイドポートより前房メインテナーと硝子体カッターを用いてフィブリンを除去する(図5)。Simcoe針などの先端の口径が大きい器具を用いてもよい(図6)。
- 既存の水晶体がある場合は，慎重に白内障手術を行う。しばしば角膜の状態や硝子体混濁により前囊が透見されにくい場合があるので，積極的に前囊染色を施行したほうがよい。また，眼内の炎症が強い場合には水晶体後囊が融解しており，水晶体落下をきたす可能性があることもあらかじめ念頭に置いて手術に臨む。眼内レンズの挿入は術後のさらなる炎症を惹起する可能性があるため，初回手術では挿入しないほうが無難である。
- 眼内レンズ挿入眼の場合は，前房内のフィブリンを除去した後に硝子体カッターでていねいにフィブリン膜を除去する。細菌性眼内炎の場合，水晶体赤道部付近にも感染巣がある場合もあるので，炎症が強く，硝子体手術を行う際に透見性が保持できない際は眼内レンズの摘出も考慮する。

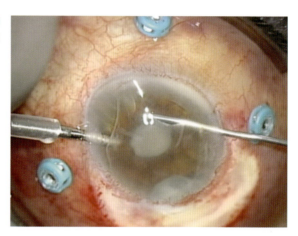

図5　硝子体手術に先立つ処理①
前房メインテナーを用いて前房内フィブリンを除去。

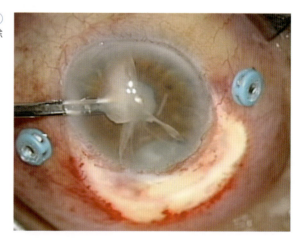

図6　硝子体手術に先立つ処理②
Simcoe針を用いてフィブリンを除去。

- 虹彩後癒着で散瞳が不良な症例が多い。現在は広角観察システムの普及により小瞳孔でも手術が可能であるが，視認性を上げるために必要に応じて虹彩リトラクターなどを使用する（図7）
- 硝子体手術の際はバンコマイシンとセフタジジムを含有した眼灌流液を用いる。眼灌流液の調整は，眼灌流液（500mL）にバンコマイシン（1mg/mL），セフタジジム（20mg/mL）を1mLずつ添加する（表1）。麻酔は，疼痛を自覚していることが多いため，状況が許せば全身麻酔が好ましいが，局所麻酔で行う際も球後麻酔など十分な疼痛管理が重要である。硝子体手術開始直後に確認すべき事項として，トロカールを挿入した後に硝子体腔内への開口確認がある。混濁が強く確認が取れない場合は，無水晶体眼であれば後嚢を切開して角膜サイドポートにインフュージョンを挿して前部硝子体の郭清を行うこともある。
- 細菌性眼内炎の場合，医原性裂孔の発生に十分に留意しなくてはならない。したがって，十分な硝子体郭清は必要であるが，深追いをしないことも重要である。また，後部硝子体剥離が完成しているように見えても，強固に硝子体が網膜に癒着していることもあるので十分な確認が必要である（図8）。

術後管理

- 術後の治療は，バンコマイシンとセフタジジムの頻回点眼が中心となる。
- 全身への抗菌薬投与は術後眼内炎では必須ではないが，転移性内因性眼内炎では血液培養での結果から感受性のある薬剤を選択し投与すべきである。
- 局所のステロイド点眼の使用に関してはさまざまな考えがあるが，抗菌薬の点眼により消炎傾向が確認されれば，比較的早期から追加してもよい。

図7 虹彩リトラクターを使用して視認性を確保

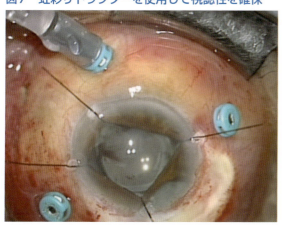

図8 後部硝子体剥離を作製
硝子体と網膜が強固に癒着している。

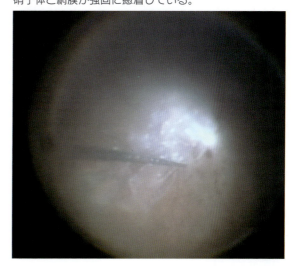

Q 硝子体手術の設備が整っていない場合，転院までの間にすべきことはあるでしょうか？

A バンコマイシンとセフタジジムの硝子体内注射をまず行ってください。軽症の眼内炎の場合は硝子体内注射のみでも効果を示すこともあります。

ぶどう膜炎の手術治療

- ぶどう膜炎の治療の主体は薬物治療であるが，その診断のために，あるいは続発する網膜剝離や緑内障に対し手術加療が必要となる場合がある。

前房水生検

- ぶどう膜炎の治療方針を立てるうえで重要なことは，感染性か非感染性かの見きわめである。そして，感染性の場合には原因微生物を特定することが的確な治療につながる。
- 前房水の生検は侵襲的な手技ではあるが，臨床所見から感染性か非感染性か迷う場合には考慮すべきである。
- polymerase chain reaction（PCR）法により前房水中のウイルス検索を行うだけでなく，前房蓄膿を伴っている場合にはその細胞成分も診断のヒントとなる。すなわち，好中球が主体である場合には感染性である可能性が高く，リンパ球が主体である場合には非感染性であることが示唆される。
- まれに悪性細胞が検出される場合もある。
- 悪性リンパ腫を疑っている場合には前房水のサイトカイン濃度（インターロイキン(IL)-6, IL-10)を測定することも診断の一助となる。

硝子体生検

- 病変の主体が後眼部にあり，ステロイド治療に反応しにくい場合，悪性リンパ腫の可能性を考え硝子体生検を計画することがある。
- 硝子体生検では，術中無灌流下で硝子体を採取し，得られたサンプルを遠心し上清をサイトカイン測定に，沈殿物を細胞診，残りのサンプルを遺伝子再構成の確認に用いる。

細胞診（図1）

- 細胞診は一見中心となる検査であるが，悪性細胞は壊死しやすく，また硝子体カッターでの硝子体切除時や標本作成時に腫瘍細胞が壊れやすいため，正確な細胞診が困難であることが多い。
- 具体的にはclass Ⅳ（細胞学的に強く悪性を疑う）以上が出れば確定診断でよいが，実際にはclass Ⅲ以下（細胞学的に悪性を疑うが確定的ではない）であることも多い。
- class Ⅲ以下の結果が返ってきた場合には，後述の検査結果や臨床像と併せて診断する。

サイトカイン測定

- 原発性眼内リンパ腫（primary intraocular lymphoma；PIOL）では眼内液中のサイトカインであるIL-10/IL-6比が1より大きいことが報告されている。
- IL-10はPIOLでは100pg/mL以上であり，正常眼ではIL-10は検出限界以下のことが多いが，ぶどう膜炎などの炎症性眼疾患では軽度上昇することもある。
- 炎症性サイトカインであるIL-6との比が1より大きい，あるいはIL-10が100pg/mL以上であればPIOLと考えられる。

図1　仮面症候群症例の前房水細胞診
本症例は最終的に鼻粘膜原発の悪性リンパ腫と診断された。

①ギムザ染色

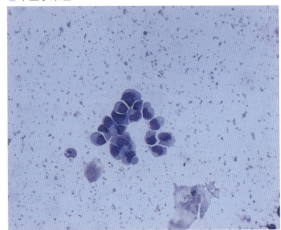

②パパニコロウ染色

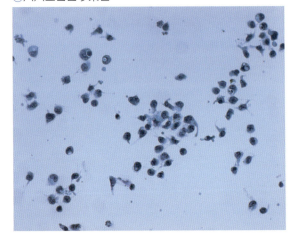

PCR法による免疫グロブリンJH遺伝子再構成の検索
- PCR法による免疫グロブリン遺伝子JH部位の再構成を検索する。
- リンパ球は多種多様な抗原に対応するために分化，成熟する際に免疫グロブリン，T細胞受容体の遺伝子を組み換えるため，遺伝子再構成検索でモノクローナリティが検出されるとリンパ球の腫瘍性増殖の証となる。

眼内悪性リンパ腫症例での陽性率
- 眼内悪性リンパ腫症例を対象としたわが国での調査報告[1]によると，上記3検査の陽性率は表1に示すとおりであり，細胞診の陽性率は他の2検査に比べてかなり低い結果であった。
- 3つの検査をすべて施行した52症例のうち，すべて陽性であったのは10症例（19.2％）にすぎず，2項目陽性が29症例（55.8％），1項目陽性が11症例（21.2％），すべて陰性が2症例（3.8％，いずれも中枢神経原発の症例である）という結果であり，臨床像と併せての総合的な判断が必要であることがうかがえる。

急性網膜壊死に対する硝子体手術
- 急性網膜壊死（acute retinal necrosis；ARN）は抗ウイルス療法を行っても約7割が経過中に網膜剥離を発症するとされており，視力予後不良の一因となっている。
- 網膜剥離の発症前に予防的な硝子体手術を行うことの是非は明らかでない。
- わが国でのARN104症例の治療成績を後ろ向きに検討した結果，初診時の壊死病巣が赤道境界部より周辺である場合には硝子体手術を急がず抗ウイルス療法をしっかり行い，初診時の壊死病巣が赤道境界部より後極である場合には硝子体手術の時期を考えながら治療にあたるという方針が提唱されている[2]が，今後，多数例での検討が待たれるところである。

続発緑内障に対する緑内障手術
- ぶどう膜炎患者のうち，5年以内に続発緑内障を発症する確率は約11％であるとの報告がある。
- 炎症に続発して生じる隅角閉塞・房水流出路障害と，ステロイドによる眼圧上昇の2つの要因により生じ，点眼加療で眼圧がコントロールできない場合には手術加療が必要となる。
- わが国ではトラベクレクトミーとトラベクロトミーが主流である。
- 特に最近360° suture trabeculotomy（s-Lot）により従来のトラベクロトミーより低い術後眼圧が得られるという報告もあり[3]，今後ぶどう膜炎の続発緑内障に対する緑内障手術手技として多数例での検討が待たれる。

表1　検査ごとの陽性率

診断法	陽性率(%)
細胞診	44.5
IL-10/IL-6>1.0	91.7
遺伝子再構成	80.6

 前房水生検の実際の手技を教えてください。

 結膜嚢および眼表面を消毒した後に1mLの空シリンジに30Gの鋭針をつけて虹彩や水晶体に当たらないように注意しながら前房内に穿刺します。針が確実に刺入できたら内筒をゆっくりと引き，前房水を0.1～0.2mL採取します。針を抜くときには周囲の結膜や涙液によるサンプルの汚染に気をつけます。

●文献
1) Kimura K, et al.: Clinical features and diagnostic significance of the intraocular fluid of 217 patients with intraocular lymphoma. Jpn J Ophthalmol 2012; 56: 383-389,2012.
2) Iwahashi-Shima C, et al.: Acute retinal necrosis: factors associated with anatomic and visual outcomes. Jpn J Ophthalmol 2013; 57: 98-103.
3) Chin S, et al.; Reduction of intraocular pressure using a modified 360-degree suture trabeculotomy technique in primary and secondary open-angle glaucoma: a pilot study. J Glaucoma 2012; 21: 401-407.

Tenon嚢下注射，硝子体内注射

Tenon嚢下注射

投与方法

①結膜，Tenon嚢を1mmの幅で切開して強膜を露出した後，マイクロ剪刀で後極に向かって鈍的にTenon嚢を剥離してポケットを作製する。この際，筋肉を傷つけて出血を伴わないように注意が必要。

②トリアムシノロン原液をよく拡散して1mLのシリンジに18G針で吸引し，鈍な21G Tenon嚢下針をつけ，シリンジを再度よく振って薬剤を0.5mL，20mgに調整し，Tenon嚢下，強膜直上に針を挿入する(図1)。後極部に確実に投与することが大切。

● トリアムシノロンの逆流のないほうが望ましい。

長所

● 後極部の治療を直接的に行えることが長所である。具体的には，病変部位の後極部強膜にトリアムシノロン粒子を投与し，経強膜的に薬剤を粒子の徐放性をもって後極部の網脈絡膜に浸透させ，しかも持続的に薬効を発揮させて炎症の消退を図るという治療である。

● 著者は好んで，炎症性囊胞様黄斑浮腫(cystoid macular edema；CME)，サルコイドーシスの雪玉混濁，硝子体混濁，静脈血管炎の消退目的，原田病の再燃時などに行っている。

● トリアムシノロンが赤道を超えて眼球前方に逆流して到達する際には眼圧上昇がみられることもあるため，しっかり全量後極に入れることが望ましい。

● 硝子体内投与と異なり，眼内操作でなく眼外操作であるため，眼内感染や白内障，網膜剥離などの眼内組織障害の重篤な合併症を引き起こす可能性が小さいことも長所である。

● Tenon嚢下針の刺入口，創口の除菌・殺菌は非常に大切であり，抗菌薬を用いて1週間以上しっかりと殺菌し，Tenon嚢炎にならないようにこまめに診察することは大切である。

短所

● トリアムシノロン薬剤を眼内に留置するため，不可逆性であることを認識しておくことはきわめて大切である。つまり診断時に，非感染性か感染性なのかの見きわめが非常に大切である。

● 感染性の疾患に誤って投与してしまうとまったく正反対の治療となり，炎症をさらに強く惹起する。そういった際に薬剤を抜去できないことを認識すべきである。

● 同部位から複数回投与するとTenon嚢と強膜が癒着し，薬剤が逆流することがありうるので，投与時に抵抗を感じる際には投与部位を変更したほうがよい。

● 投与部位については耳側，鼻側どちらでも下方に行う。

● 上方からの投与は投与後に眼瞼下垂をきたすことがある。理由は上眼瞼の筋肉の線維化ともいわれているが，定かではない。

持続期間

● 囊胞様黄斑浮腫を例にとって考えてみると，3カ月以降に再燃を認め再度Tenon嚢下注射する場合が多く，3〜6カ月程度の持続期間であるというのが標準的なコンセンサスである。

対象疾患

● ステロイドの全身投与に伴う副作用は年齢問わず認められる。

● 主に骨粗鬆症，胃潰瘍，肥満など，枚挙にいとまがない。また，全身投与で眼移行性を考慮すると，中途半端な量では効果がなく，ある程度まとまった大量投与が必要であり，副作用は必発である。

● ステロイドの局所投与であれば上記のような副作用が回避できるので，その点でもすばらしい治療法である。

● 注射，針先が苦手な患者もいるので，患者には双方の治療法の説明が必要である。

図1　Tenon嚢下注射

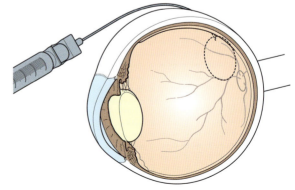

硝子体内注射

投与方法
- 本剤1バイアルに1 mLの生理食塩水または眼灌流液を注入してトリアムシノロン濃度が40mg/mLになるよう懸濁し，トリアムシノロンとして4mg（懸濁液として0.1mL）を硝子体内に1mLのシリンジと27G針を用いて投与する（図2）。
- 投与に際しては眼瞼周囲（特に睫毛根部付近）および結膜囊内の消毒を十分に行うことが感染予防の点から重要であるのはいうまでもない。

長所
- 硝子体内に直接的に高濃度の薬剤を送り込むことが可能であり，高度の汎ぶどう膜炎症例にきわめて有効である。

短所
- 眼内感染はもちろんであるが，眼圧上昇，白内障進行といったステロイドの眼合併症が出現する可能性が高い。両者ともTenon囊下注射に比較して頻度も多く，程度も重篤であり手術が必要な場合もある。また，投与後粒子が硝子体内に拡散して霧視を自覚することがあることも説明しておくべきである。

持続期間
- 硝子体の性状によると考えられ，個体差が大きいと考えられる。日々の診察で粒子の様子を観察することが大切である。

対象疾患
- ステロイドの内服やトリアムシノロンのTenon囊下注射ではコントロールできない高度な炎症を伴った眼炎症疾患が対象となり，もちろん感染性疾患には禁忌である。

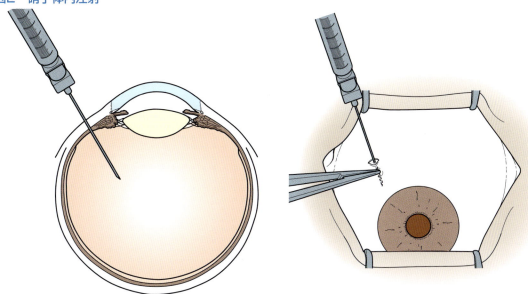

図2　硝子体内注射

> **Q** 硝子体混濁に対し，トリアムシノロンのTenon囊下注射を施行しました。混濁が少しは改善するのですが，明らかな消退は認めません。すぐに再投与すべきでしょうか？
>
> **A** 造影検査の画像をしっかり確認してください。血管炎が軽度な割に混濁が濃厚であれば眼内悪性リンパ腫の可能性があります。眼内悪性リンパ腫であっても，ステロイドの細胞傷害効果で混濁の減弱をわずかに認めます。明らかな網膜血管炎が認められない場合は硝子体手術にて硝子体混濁除去を施行し，サイトカイン濃度測定，病理細胞診にて悪性の有無を確かめてください。

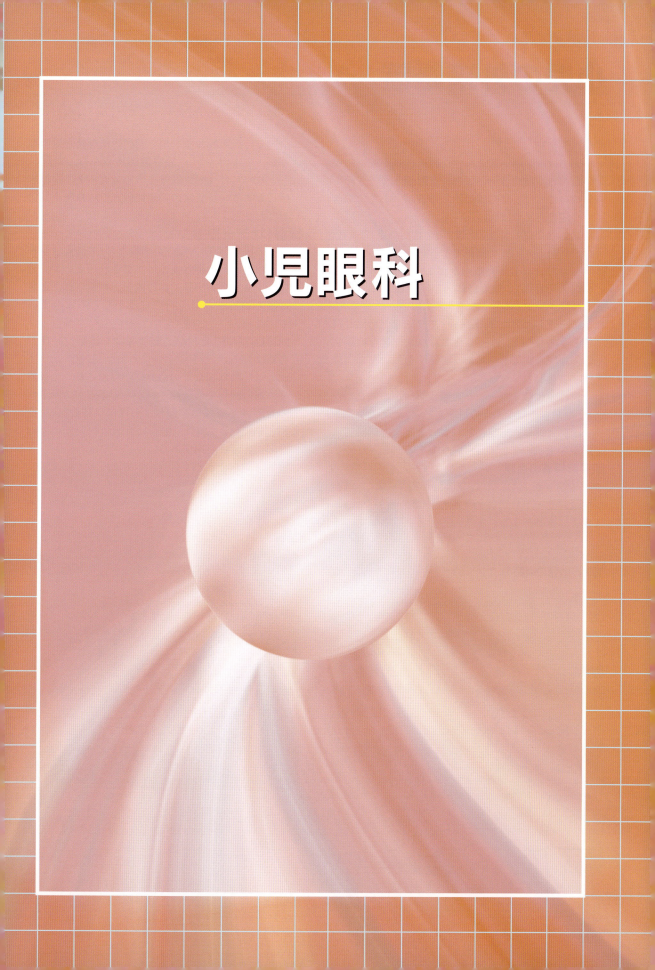

小児眼科

小児眼科

小児の外来処置

点眼の仕方
- 小児では調節麻痺薬を用いた屈折検査が頻繁に用いられる。高齢者での緑内障点眼がうまくさせていないことはしばしば問題になるが、小児の場合も点眼は容易ではない。
- 特に、サイプレジン®点眼（シクロペントラート）はpH（4.5～5.5）の関係でしみることから、点眼時に号泣されると点眼液が薄まってしまい（あるいは入らない）、検査自体の信用性がなくなってしまう。
- まず、天井にアニメのキャラクターなどを貼り視標とする（図1）。座ってうまく点眼できない場合は、患児を横にしてキャラクターを見せておき点眼する（図1）。
- 子供は急に触られることを嫌う傾向があることから「今からこんなふうに目薬するよ」とデモンストレーションし、患児に触れないように、保護者に開瞼の手伝いをしてもらい点眼する。

調節麻痺薬の点眼
- サイプレジン®点眼は5分間隔で2回点眼し、1時間後にオートレフラクトメータ（オートレフ）、スキアスコピーを施行する。
- 小児では調節麻痺薬を用いた屈折検査は必須であるが、ミドリン®P点眼で散瞳検査を行った際にも「ついで」にオートレフを取っておくと、遠視を始めとする屈折異常の検出に役立つ。ルーチン化しておくとよい。

鎮静（セデーション）
- 小児の抜糸（眼瞼内反症の術後など）や涙嚢ブジーなどは無麻酔で押さえつけてできればよいが、患児によっては力が強く施行困難と判断されたときは軽く鎮静をかけて行うほうがむしろ安全である。
- 頭部CTやMRIなどが必要な場合も鎮静が必要である。
- 鎮静は呼吸抑制などの合併症が懸念され、全身管理に弱い眼科では敬遠されがちであるが、緊急時の対応さえ周到に準備しておけば（当院では麻酔科と小児科が対応）、忙しい外来において小児の対応に非常に有用である。
- 鎮静は同意をとって行う。

図1　小児の点眼のコツ

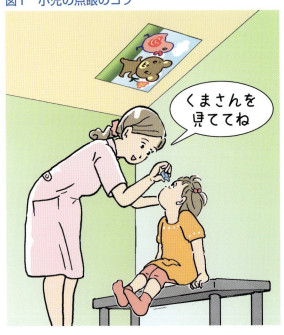

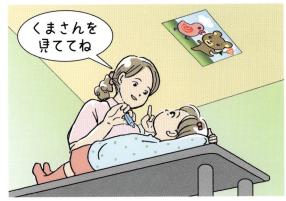

座ってうまく点眼できない場合

トリクロールシロップ®（トリクロホスナトリウム）
- 体重×0.7mL経口投与。
- 乳幼児の昼寝の時間帯や食事前（少し空腹状態）の時間帯に来院時間を合わせ，図2のように注射器で経口投与する。その後，ミルクや食事を摂取することで鎮静が得られやすくなる。
- 睡眠に入ったら睫毛を触って覚醒しないことを確かめ，即処置，検査に入る。
- 患児にもよるが30分はよく眠っている。覚醒するときに興奮することがあるため，保護者には幼児を1人にしないよう注意を促しておく。

エスクレ座薬®（抱水クロラール）
- 250mgと500mgがある。30～50mg/体重で使い分ける。
- 経口投与ができない児に用いる。

霰粒腫に対する注射
- 小児の霰粒腫に対してはできるだけ全身麻酔を避けたい。著者の施設ではまずはステロイド（トリアムシノロン）の局所注射を行い，それでも引かない場合にのみ全身麻酔での摘出術を行うことにしている。
- 本来はトリアムシノロン投与は完治を目指したものではなく推奨されるものではないが，3歳までの全身麻酔はリスクが高く一般病院では敬遠されることが多いため，トリアムシノロン投与で手術時期を先延ばしにすることにも意味がある。
- 炎性霰粒腫の場合は必ず抗菌薬で炎症を引かせることが先決であり，細菌感染が治まっていなければトリアムシノロン投与の適応ではない。
- トリアムシノロンは0.1mLでも入れば十分で，肉芽に向けて直接注射する。
- 角板は用いるべきだが，小児では角板を入れること自体が難しく，瞼板を越えないように腫瘤に浅く注射する。
- 顔が動くと危険なため，著者の施設では図3のようなネットで児を固定し，保護者には児の側で注射を見てもらっている。

霰粒腫の切開
- 無麻酔で皮膚側から皮膚に沿い1針切開を入れ，内容物を掻き出す。
- その後は無縫合で眼軟膏を多めに塗付する。約1カ月間の塗布を続行する。
- 上記が不可能な場合，縫合を要する場合は全身麻酔とする。

図2 シロップの飲ませ方

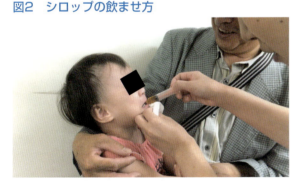

図3 小児の固定
ネットの付いた台に児を横たわらせ，向こう側から手前にネットを引き留め金に固定する。

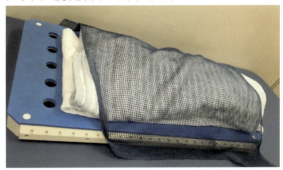

 小児というだけで苦手です。どうしたらよいでしょうか？

 1歳までの赤ちゃんは点眼も処置もそれほど困ることはありません。固定が容易だからです。しかし，意思もあり力も強くなってくる幼児では，力いっぱい眼を閉じますし，押さえつけての診察は危険を伴います。実は小さな幼児でも，最初に「デモンストレーション」し「説明と同意」を行っているとスムースにできます。試してみてください。

小児眼科

斜視手術

斜視手術の原理
- 斜視手術は，外眼筋に操作を加えることにより，直接的に眼位と眼球運動を変化させる手技である。

斜視手術の目的
- 小児への斜視手術の主な目的は，両眼視機能の発達を促すこと，あるいは両眼視機能を回復させることにある。
- 特に，乳児内斜視では早期（生後8カ月まで）に眼位を改善し，眼鏡での屈折矯正や光学的斜視矯正を併用して良好な眼位（8Δ以内）を維持することが望ましい。
- 間欠性外斜視が恒常性外斜視に移行した場合にも，立体視の喪失と弱視の発生が危惧されるため，早期の眼位改善が必要とされる。
- 複視の軽減や両眼単一視野の拡大，眼性頭位異常の改善，社会的・精神的側面からの整容的な改善も斜視手術の積極的な治療適応となる。

斜視手術の種類
- 斜視手術には，外眼筋の緊張を変える強化手術と弱化手術，外眼筋の作用方向を変える筋移動術がある。

強化手術
- 強化手術には，短縮術(resection)，前転術(advancement)，縫い上げ術(tucking)，ひだ形成術(plication)などがある。
- 短縮術では，外眼筋を付着部から一定の長さで切除し新しい断端を本来の付着部に縫着することにより，前転術では，眼筋付着部を本来の位置から前方に移動することにより，外眼筋の静止張力が増加し解剖学的安静眼位が変化する（図1①）。
- 原田－伊藤法（上斜筋前部前転術）は，上下・水平眼位への影響を与えず，外方回旋のみを矯正する（図2）。

図1　強化手術と弱化手術
①短縮術
外眼筋を短縮することで，静止張力が増加する。

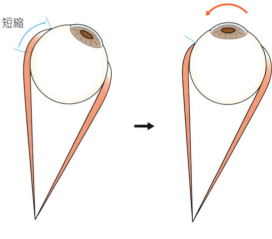

②後転術
外眼筋を後転することで，静止張力が減少する。

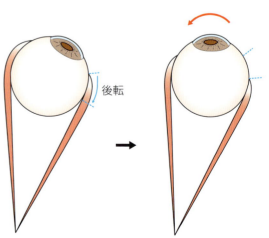

- 縫い上げ術とひだ形成術では，外眼筋を折りたたんで短縮することにより，直筋手術では前眼部の循環を温存できる。縫い上げ術では，外眼筋の前方と後方の筋(または腱)同士を縫着する。ひだ形成術では，後方の外眼筋を前方の強膜に縫着する。
- 上斜筋腱縫い上げ術は，上斜筋腱全幅を短縮することにより上斜筋の回旋，下転，外転のすべての作用を増強する。

弱化手術

- 弱化手術には後転術(recession)，後部縫着術(Faden法：posterior fixation suture)，切腱術(tenotomy)，腱切除術(tenectomy)，筋切断術(myotomy)，筋切除術(myectomy)，腱延長術(tendon elongation)などがある。
- 後転術は，外眼筋の強膜付着部を切離し，起始部方向へ移動して強膜に縫着することにより，外眼筋の静止張力が減少し解剖学的安静眼位が変化する(図1②)。
- 後部縫着術は，直筋の筋腹を後方の強膜に縫着し，まつわり距離を固定することで，外眼筋の作動方向での回転運動を減弱する(図3)。
- 外眼筋の強膜への再固定を行わない切腱術や筋切除は，斜筋の弱化に用いる術式である。上斜筋後部切腱術は，回旋作用に影響を与えずに，下転作用と外転作用を減弱する。
- 腱延長術には，腱を切断してシリコーンバンドや非吸収糸をスペーサーとして挿入する方法と，腱を分割して延長する方法とがあり，Brown症候群では機械的運動制限を解除し，上斜筋過動に対して上斜筋作用を減弱する。

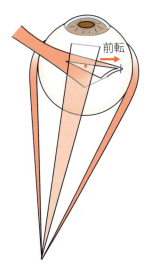

図2 原田－伊藤法
上斜筋腱のうち回旋作用の主体となる前部線維のみを前転し，内方回旋を強化する。

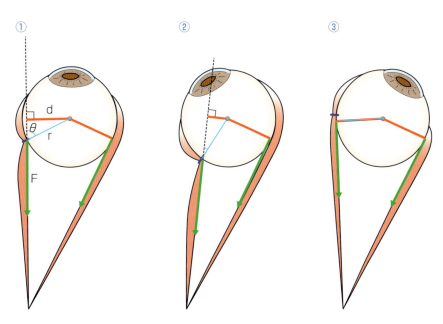

図3 内直筋後部縫着術
外眼筋のまつわり距離を固定することにより，外眼筋の作用方向でのモーメントアーム($d=r \cdot \sin\theta$)を短縮し，眼球の回転運動を減弱する。
①強膜への縫着を後方に設けるほど，第1眼位での内直筋の作用は弱化する。
②眼球が内転位になるにしたがってモーメントアームが短縮し，内直筋の作用は減弱する。
③外転位ではモーメントアームは眼球半径に一致し影響されない。

筋移動術

- 筋移動術は，外眼筋の眼球付着部または筋腹を本来の外眼筋走向とは異なる方向に固定することにより，外眼筋の作用方向を変える術式である。
- 筋移動術には，眼球付着部または筋走行の移動のために行う筋腹の分割や他筋との連合などの違いにより，さまざまな術式がある。

A型斜視・V型斜視に対する水平直筋移動術

- 水平筋を上下に移動した場合，付着部を移動した方向とは反対方向に眼球が回転した際に直筋の走向は水平となり，外眼筋の作用が大きくなる。
- A型斜視は内直筋の上方移動または外直筋の下方移動で修正され，V型斜視は内直筋の下方移動または外直筋の上方移動で修正される(図4)。
- 移動方向はMALE（AまたはV字の，内直筋(medial)は先端(apex)へ，外直筋(lateral)は広いほう(empty space)へ）と覚える。

回旋斜視に対する直筋移動術

- 上下直筋を鼻側または耳側に移動した場合，本来の付着部方向への回旋作用が生じる。
- 外方回旋斜視は下直筋の鼻側移動または上直筋の耳側移動による内方回旋作用で，内方回旋斜視は下直筋の耳側移動または上直筋の鼻側移動による外方回旋作用で矯正する(図5)。

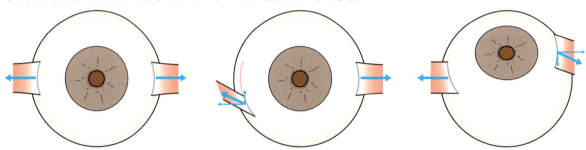

図4　水平直筋の下方移動
水平直筋を下方に移動した場合，上転位で水平に働く張力は大きくなる。

図5　下直筋の水平移動
下直筋付着部移動では，鼻側への移動により内方回旋が，耳側への移動により外方回旋が生じる。

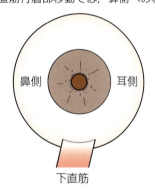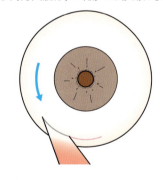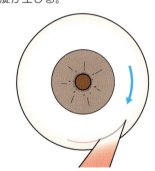

Duane症候群に伴う上下斜視に対する外直筋Y-splitting
- Y-splittingは，外直筋を付着部で切離し筋腹を半分に裂いて，上半分は本来の付着部の上方，下半分は下方へ縫着することにより，側方視時の上下ずれ(up-shoot, down-shoot)を改善する。

下斜筋過動に対する下斜筋前方移動術
- 下斜筋後転術に前方移動術を加える場合，下斜筋を強膜に縫着する位置を前方にするほど下斜筋の上転作用への弱化効果が強くなる(図6)。

直筋麻痺に対する筋移動術
- 上下直筋の麻痺では水平直筋を，水平直筋の麻痺では上下直筋を，麻痺筋の眼球付着部方向に対称に移動し，麻痺筋の作用方向へ静止張力を増加することで眼位を改善する。
- 直筋麻痺に対する筋移動術には，付着部の全筋腹を移動するもの(Knapp法)，筋腹を分割して付着部の半筋腹を移動するもの(Hummelscheim法)，付着部を温存し筋腹を分割して麻痺筋に縫着するもの(Jensen法)，強膜に縫着するもの(稲富法)，筋腹を分割せず強膜に縫着するもの(西田法)などがある(図7)。

斜視手術の選択
- 第1眼位の偏位量，むき眼位による眼位ずれ，眼球運動制限および筋の拘縮の有無によって，弱化手術，強化手術および筋移動術を単独または組み合わせて術式を決定する。
- 共同性斜視で第1眼位の偏位量が大きい場合には，斜視眼のみの後転−短縮術では眼球運動障害が強くなるため，斜視眼と僚眼に分けて等量の手術を行う(例：間欠性外斜視に対する両外直筋後転術)。
- 麻痺性斜視に対しては，病状に応じて麻痺筋の強化手術，麻痺筋の拮抗筋の弱化手術，健常筋の筋移動術，健常眼のともむき筋の弱化手術から術式を選択する。
- 乳児内斜視に対する術式は両側の内直筋後転術が最も一般的であるが，下斜筋過動があれば下斜筋後転を併施する。

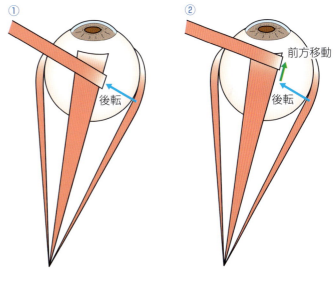

図6　下斜筋後転−前方移動術
軽症の下斜筋過動への弱化手術は下斜筋後転術のみを行い(①)，up-shootの重症度に応じて前方移動術を加えて下斜筋の上転作用をさらに弱化する(②)。

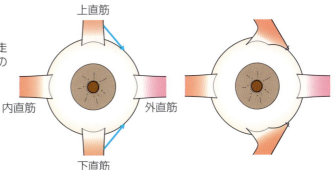

図7　外転神経麻痺に対する上下直筋全幅移動術(西田法)
麻痺筋と隣り合う2つの直筋を，対称に麻痺筋の走向に近づけることによって，麻痺筋の作用方向への張力が増強される。

- 間欠性外斜視では，片眼遮閉またはプリズムアダプテーションで得られた最大斜視角に対して，水平筋の斜視手術（外直筋後転術，内直筋短縮術の単独または併施）の術量を決定する。開散過多が認められれば外直筋後転術，輻湊不全が認められれば内直筋短縮術を選択する。
- Duane症候群の水平偏位では，水平筋の後転術または上下直筋移動術を選択する。水平筋の強化手術は，眼球陥凹やup-shoot，down-shootを悪化させることがあるので避ける。Duane症候群の上下斜視には，外直筋のY-splitting，外直筋後部縫着術，内直筋後転術と外直筋後転術との併施などが選択される。
- 先天滑車神経麻痺では，牽引試験での上斜筋の弛緩があれば上斜筋腱の縫い上げ術，外方回旋が症状の主体であれば原田－伊藤法，下斜筋過動に対して下斜筋弱化手術，上下斜視に対して健常眼の下直筋後転（外方回旋に対しては鼻側移動の併施）を選択する。
- 乳児眼振症候群では，静止位のある場合には異常頭位を矯正する目的で両眼のともむき筋の後転術（Anderson法）または後転－短縮術（Kestenbaum法）が，静止位のない場合には眼振の振幅を減弱する目的で水平4直筋の大量後転術が選択される。

 点眼麻酔の適応について教えてください。

 残余斜視の手術や整容的意味合いが強い斜視手術では，術中定量が可能な点眼麻酔下での施行が望ましいと考えられます。二筋までの直筋手術が点眼麻酔のよい適応になりますが，甲状腺眼症などの機械的斜視で正中に至らない眼球運動制限がある場合は適応外です。また，小児では事前に外来で模擬体験をしていただき，開瞼器をかけて疼痛がないこと，手術筋の付着部が露出されるように側方視または上下方視が持続できること，結膜を鑷子で把持して疼痛がないことを確認してもらったうえで，患児・家族と相談し麻酔法を選択します。

小児眼科

小児の眼瞼手術

小児の眼瞼手術の特徴
- 小児の眼瞼手術で頻度の高い疾患として，先天眼瞼下垂，睫毛内反症，霰粒腫などがある。
- 局所麻酔下では施行不可能なことが多く，全身麻酔下で行うことが多い。
- 眼瞼下垂手術での術中定量は，手術終了時に開瞼程度を十分にとり，低矯正にならないように注意する。

先天眼瞼下垂の手術
- 先天眼瞼下垂ではほとんどの症例で挙筋機能がなく，手術は前頭筋吊り上げ術が第一選択となるが，程度の軽い下垂や挙筋機能が5mm以上ある場合には挙筋短縮術が選択される。
- 前頭筋吊り上げ術には，ナイロン糸などを埋没して行う方法と，GORE-TEX®や大腿筋膜などを使用して眼瞼と前頭筋を連動させる方法がある。

挙筋短縮術（図1）
- 先天眼瞼下垂の場合は挙筋機能が若干存在していても挙筋の伸展は弱く，大量の挙筋短縮は術後兎眼残存の原因となるため，挙筋短縮術の適応は慎重になされなければならない。
- 先天眼瞼下垂に対する挙筋短縮施行時には，挙筋腱膜およびMüller筋の同時前転である挙筋群短縮術が原則である。挙筋腱膜のみの短縮では前転量が多くなりすぎるため，術後兎眼が残存する可能性が高い。
- 抜糸が困難な小児の場合は吸収糸で皮膚縫合を行う（7-0または8-0Vicryl®糸など）。

図1 小児の挙筋短縮術
①瞼板から挙筋腱膜を剥離
②結膜とMüller筋の剥離
③眼窩隔膜の切開
④挙筋腱膜とMüller筋を前転
⑤重瞼形成
⑥Vicryl®糸による皮膚縫合

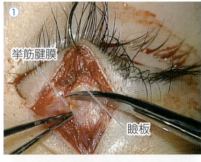
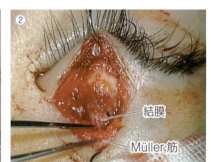
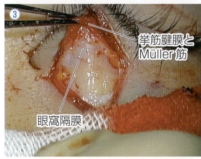
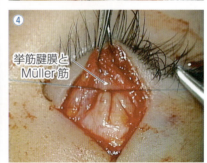
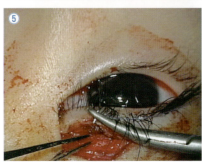
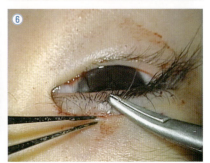

ナイロン糸による吊り上げ術(図2)

- 先天眼瞼下垂に対する吊り上げ術のなかでは最も簡便な術式である。
- 術後の糸の露出や感染の心配もほとんどないのが利点であるが,前頭筋吊り上げ術と比較すると徐々に吊り上げ効果が減弱し,平均して約2年で下垂がほぼ再発する。
- 3歳未満で眼瞼下垂の程度が重度であり,早期に開瞼程度の改善が望ましいと判断される場合に手術適応となる。
- 3歳以降に前頭筋吊り上げ術を要することを術前に家族に伝えておく。
- 術中定量では,上方の角膜輪部付近まで挙上しておく。

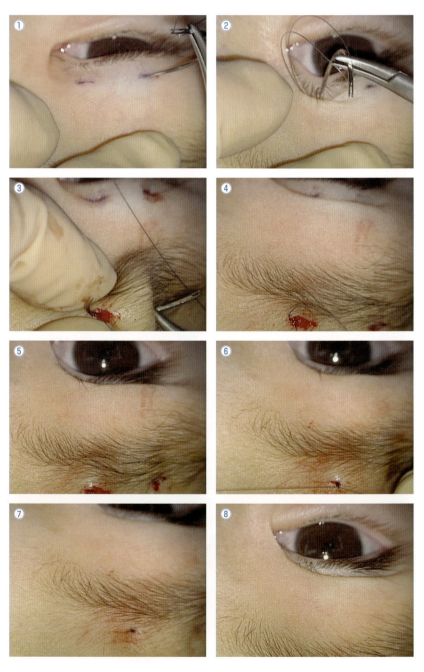

図2　ナイロン糸による吊り上げ術
①重瞼ライン上の切開創に通糸
②重瞼ライン上で針を出し,眉毛上へ通糸
③眉毛上のマーキング間に通糸
④通糸の終了
⑤ナイロン糸を仮締めし,上眼瞼の挙上量および瞼縁の形を調整
⑥挙上量の決定
⑦糸を切断し埋没
⑧手術終了

GORE-TEX®などによる吊り上げ術（図3）

- 眉毛上の前頭筋と上眼瞼間の眼輪筋下にトンネルを作り、吊り上げ材料を前頭筋と瞼板に固定する術式である。眉毛が挙上することで眼瞼も連動して挙上する。
- 吊り上げ材料のなかで、人工材料であるGORE-TEX®が比較的よく選択される。吊り上げ効果は高く持続性もよいが、異物であるために術後のGORE-TEX®の露出や感染、肉芽形成などが問題となることがある。
- 大腿筋膜などの生体材料による吊り上げ術では、異物反応や感染はほとんどないが、大腿から筋膜を採取することによる学校や日常生活復帰への遅れや、10年以上経過した後に強い拘縮をきたし、重度の兎眼、角膜障害の原因となることなどの欠点がある。
- 術中定量では、上方の角膜輪部付近まで挙上しておく。
- 抜糸が困難な小児の場合は吸収糸で皮膚縫合を行う（7-0または8-0Vicryl®糸など）。

図3 GORE-TEX®による吊り上げ術

①瞼板の露出

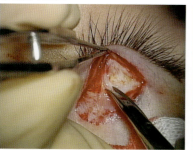

②眉毛上の切開創からトンネル作製

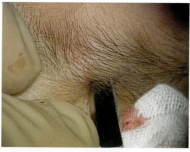

③上眼瞼へトンネル作製

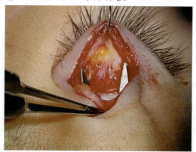

④GORE-TEX®の固定（瞼板）

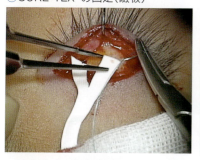

⑤GORE-TEX®を眉毛上へ

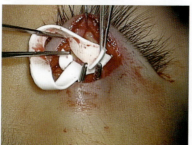

⑥術中定量

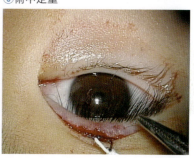

⑦GORE-TEX®の固定（前頭筋）

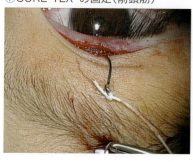

⑧重瞼形成

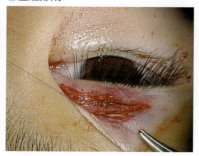

⑨眉毛上の創縫合

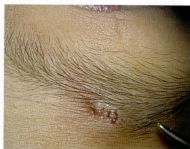

- 瞼裂狭小症候群に対しては，先天眼瞼下垂に対して前頭筋吊り上げ術，逆内眼角贅皮に対して内眥形成術(内田法など)および睫毛内反手術(Hotz変法)，内眼角間開大に対しての内眥靱帯短縮術を施行する(図4)。

睫毛内反症の手術

- 睫毛内反症は先天内反症ともよばれ，眼瞼の位置は正常であるが眼瞼余剰皮膚によって睫毛が眼球方向へ押されている状態である。
- 睫毛内反症に対する手術は，切開法であるHotz変法の内反矯正効果が高い。
- Hotz変法は，皮下と瞼板もしくは瞼板上組織を糸で固定し，皮膚切開線に溝を作り，睫毛を外反させる術式である(図5)。皮膚切除を併用することもある。
- 通糸法や埋没法は，Hotz変法と比較すると再発率がやや高い。
- 内眼角贅皮が鼻側の睫毛内反症の主な原因となっている場合には，内眥形成術を併用する(Z形成，内田法など)。

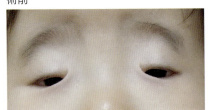

図4　瞼裂狭小症候群に対する眼瞼手術
術前　　　術後

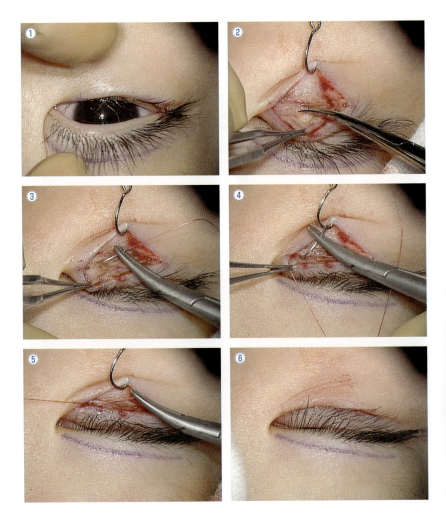

図5　Hotz変法
①下眼瞼睫毛内反
②瞼板の露出
③瞼板へ通糸(6-0Vicryl®糸)
④皮下へ通糸
⑤縫合
⑥数カ所縫合固定し内反改善

霰粒腫摘出術

- 経皮膚法，経結膜法それぞれの利点と欠点を理解したうえで，霰粒腫の大きさ，皮膚への炎症浸潤の程度（ruptureしているかどうか）を考慮して術式を選択する。

経結膜法（図6）

- 経結膜法は，霰粒腫が比較的大きいが皮膚側にruptureしておらず，皮膚側に炎症が及んでいない場合によい適応である。
- 瞼板を縦方向に切開し，鋭匙，ガーゼなどを用いて貯留した肉芽腫・脂質を可及的に摘出する。挟瞼器を用いると手術しやすい。
- バイポーラまたは指で圧迫止血を行い，止血できたことを確認して終了する。

経皮膚法（図7）

- 経皮膚法は，すでに皮膚側に霰粒腫がruptureしている場合や，皮膚に発赤・炎症が強く及んでいる場合によい適応である。
- 皮膚切開は，重瞼線または皮膚がruptureした部分から行う。
- 貯留した肉芽腫を可及的に摘出し，肥厚した瞼板前壁を必要に応じて切除する。
- 皮膚は愛護的に扱い，健常と思われる組織は残す。

図6　経結膜法

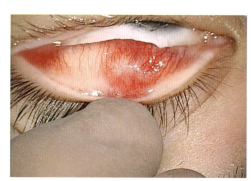
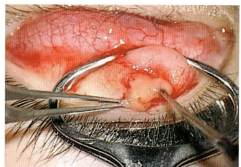

図7　経皮膚法

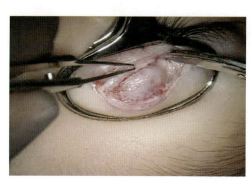
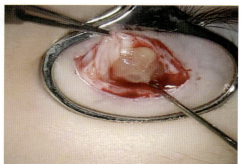

Q 小児の先天眼瞼下垂に対して挙筋短縮術を選択する場合の注意点を教えてください。

A 先天眼瞼下垂は多くの場合挙筋機能がありません。以前の教科書などには，Whitnall Slingという大量挙筋前転術が記載されていますが，挙筋機能がない場合は術後閉瞼不全を生じやすく，よい適応とはいえません。GORE-TEX®などによる吊り上げ術をお勧めします。挙筋機能が中等度以上ある先天眼瞼下垂には挙筋短縮術がよい適応で，吊り上げ術は不適応です。いずれにしても術前の挙筋機能に基づいて術式を決定することが重要です。

小児の網膜レーザー治療，硝子体手術

小児の網膜レーザー治療

- 小児では手術室，低出生体重児(乳児)はNICUでレーザー治療を行う．
- 対象は，乳児の網膜血管増殖性疾患や網膜裂孔，Coats病などである(表1)．
- 双眼倒像眼底鏡に付属した装置によるレーザー照射は，片手で非球面レンズで眼底を観察しつつ，もう一方の手で眼球圧迫操作ができるので便利である(図1)．
- 単眼倒像眼底鏡タイプでは圧迫には介助が必要だが周辺部網膜に焦点を合わせやすい．

図1 倒像鏡を用いたレーザー治療

双眼鏡では片手で眼球圧迫操作ができるので便利である．単眼鏡では圧迫には介助が必要だが周辺部網膜に焦点を合わせやすい．

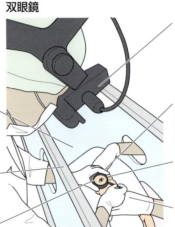

双眼鏡

- スポットサイズを調整できるタイプの双眼鏡もある
- ワーキングディスタンスで凝固斑の大きさ・強さが変わるので注意
- 角膜を乾燥させない
- 患児の体位をこまめに動かす
- クベースのケース越しになる場合はケースをよくレンズ拭きで磨いておく
- クベースのフレームがじゃまになるため顔の向きをこまめに変える
- 28Dのレンズがよい

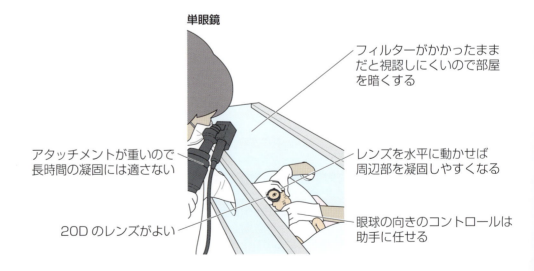

単眼鏡

- フィルターがかかったままだと視認しにくいので部屋を暗くする
- レンズを水平に動かせば周辺部を凝固しやすくなる
- 眼球の向きのコントロールは助手に任せる
- アタッチメントが重いので長時間の凝固には適さない
- 20Dのレンズがよい

乳児の網膜血管増殖性疾患

- 未熟児網膜症や家族性滲出性硝子体網膜症，色素失調症が対象疾患である。
- 網膜無血管（虚血性変化）による網膜新生血管の治療や，線維血管増殖膜の形成による硝子体出血や牽引性網膜剥離の予防が目的である。
- 未熟児網膜症は非劇症型と劇症型に分けられる。レーザー治療の適応の違いは『眼科診療マイスター Ⅱ巻』p.278，「乳児・小児の眼底疾患，未熟児網膜症」を参照のこと。
- 家族性滲出性硝子体網膜症，色素失調症では治療適応は明確でないものの，蛍光眼底造影検査で新生血管の活動性が明らかであるか，無血管領域が広範囲であれば治療を検討する（図2）。家族性滲出性硝子体網膜症は周辺網膜に無血管領域が生じやすいが，色素失調症は不規則である。
- 網膜無血管領域から有血管領域の境界までレーザー凝固を行う。ただし，新生血管が有血管領域にも多発している場合はその範囲もカバーする。活動性の高い症例では凝固斑の隙間はスポットサイズの1/2を目安にする。

網膜裂孔に対するレーザー治療

- 成人の網膜裂孔に準じて治療する。家族性滲出性硝子体網膜症では無血管領域は硝子体と網膜の癒着のために経時的に裂孔が発生しやすい。比較的広い範囲をカバーしておくほうがよい。
- Stickler症候群は15歳前後に裂孔原性網膜剥離を生じやすい。濃厚な裂孔原性網膜剥離の家族歴がある場合や片眼に網膜剥離を起こした症例など，リスクが高い症例は早めにレーザー凝固を検討する。

表1 小児網膜レーザー治療の適応疾患

適応疾患	対象となる病態と治療目的	注意すべき眼底所見
未熟児網膜症	網膜無血管（虚血性変化）による網膜新生血管。線維血管増殖膜の形成による硝子体出血や牽引性網膜剥離を予防する	境界線，網膜新生血管，硝子体混濁・出血，後極部血管の拡張・蛇行
家族性滲出性硝子体網膜症，色素失調症		網膜新生血管，血管の拡張・蛇行，硝子体出血
家族性滲出性硝子体網膜症，Stickler症候群	網膜裂孔，網膜剥離の予防	網膜裂孔，網膜（格子状）変性
Coats病	血管拡張・網膜血管閉塞，網膜血管からの漏出性変化（滲出性網膜剥離）の治療	網膜血管腫様変化，毛細血管瘤，滲出斑，漿液性網膜剥離

図2 色素失調症に対するレーザー治療

①耳側に広がる無血管領域と新生血管　②無血管領域と新生血管のある領域にレーザーを行った。

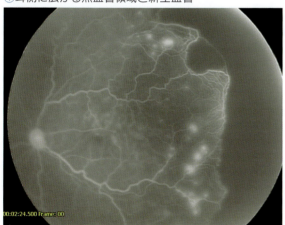
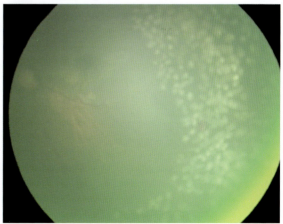

Coats病

- 特徴的な滲出性病変や網膜剥離を起こす原因不明の疾患である。新生血管や漏出を起こす毛細血管瘤とともに周辺部の血管拡張や無血管がみられる。
- 網膜剥離が進行すると，緑内障を併発し難治である。早期に発見してレーザー治療を行う(図3)。
- レーザー治療は蛍光眼底造影所見を参考に血管拡張・網膜血管閉塞領域に行う。網膜剥離があっても軽症であればレーザー治療は可能である。重症例では硝子体手術や網膜下液排液を併用してレーザー治療を行う。
- 抗血管内皮細胞増殖因子(抗VEGF薬)の硝子体注射が重症化の抑止に有効とされ，レーザー治療との併用が注目されている。

小児の硝子体手術
その特殊性

- 小児は硝子体と網膜の癒着が強く後部硝子体剥離がない(図4)。術中に無理に硝子体膜を剥離しようとすると多発裂孔を形成しやすい。しかし，術後に硝子体膜が残存すると再増殖の足場となり網膜(再)剥離を起こしやすい。
- 硝子体の液化が年齢に比べて高度なことが多く，胞状の網膜剥離となりやすい。しかし，安易な硝子体手術の選択は避けるべきで，まずバックル手術で治療できないか検討する。
- 小児の網膜剥離症例は何らかの基礎疾患があると考える。

図3 Coats病
①眼底所見。上方に滲出斑と網膜新生血管，出血斑がある。
②蛍光眼底造影検査。漏出所見を参考に治療範囲を決める。

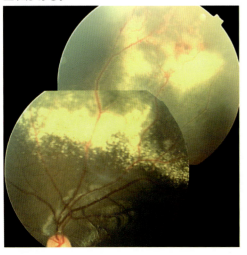
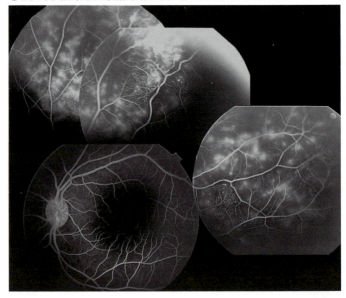

図4 成人の網膜剥離と小児の網膜剥離の違い
①成人では後部硝子体剥離が生じている(a)。
②小児では硝子体膜と網膜とが強固に接着しており，一見後部硝子体剥離が生じているようにみえても，網膜表面に硝子体膜が残っている(b)。

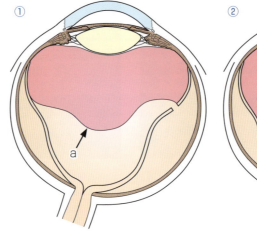
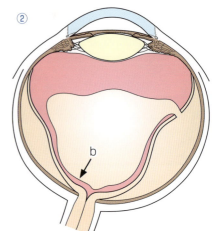

眼球の大きさと強膜創の作製
- 小児で最も注意しなければならないのは強膜創の作製である。
- 毛様体の長さは年齢により異なる(表2)。成人よりは角膜側に強膜創を作製する。
- 特に未熟児網膜症や胎生血管系遺残では毛様体の発達が不良であるだけでなく，増殖組織が周辺部網膜を牽引していることが多く，強膜創作製により網膜を損傷しやすい。
- 強膜創を作製する位置に眼内照明を強膜に押し当て，圧迫しながら広角観察システムで眼内を観察すると強膜創の位置がわかる(図5)。毛様体の発育が不良な場合には試みる価値がある。
- 水晶体を温存する場合，灌流カニューラは先端の短い特殊なものを用いるか，灌流チューブの向きを調節して先端が水晶体を損傷しないように気を付ける。

基本操作
- 基本操作は成人の場合と同様であるが，全身麻酔で頭位が固定され，眼球が小さく瞼裂が狭いために，術野の確保が困難である。
- ReSight®などの広角観察システムは有用である。ただし瞼裂が狭いと硝子体器具に前置レンズが当たりやすく，レンズを十分下げることができない。このため多少周辺部が観察しにくい。
- コンタクトレンズで眼底を観察する場合，強膜創が角膜寄りのことが多く，通常のレンズフレームでは固定が困難である。特に角膜径の小さい症例は専用のレンズとフレームが必要である。
- 残存した硝子体の牽引を緩和するために強膜輪状締結が有効な場合がある。
- 強膜が薄いため，縫合は必須である。

表2 年齢による毛様体の長さ

年齢		毛様体の長さ(mm)
未熟児	6カ月未満	2
	6カ月〜3歳	3
	3歳以上	4
成熟児	1歳未満	4
	1〜3歳	5
	1〜5歳	6

文献1)より引用

図5 眼内照明を用いた強膜創の位置の確認

①強膜創を作る位置に眼内照明を押し当てて圧迫する。

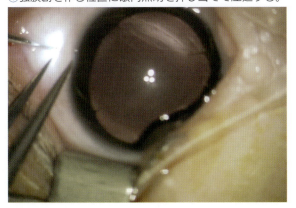

②広角観察システムで眼内を観察すれば強膜創の位置が確認できる。

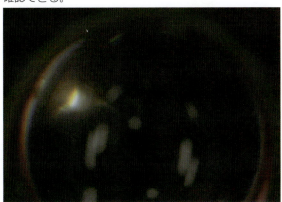

水晶体の処理・タンポナーデ物質

- 小児では水晶体の切除によって屈折性弱視を起こしやすいので可能であれば温存する。ただし増殖網膜症など周辺部の硝子体を十分切除するためには水晶体切除が必要である。完全な無水晶体とするか，眼内レンズを挿入するかは症例により異なる。
- ガス注入が必要な症例では水晶体嚢を残しておくとタンポナーデ物質の前房への迷入を避けることができる。ただし，術後に嚢は混濁しやすい。後嚢温存は前房にフィブリン反応が起こりやすく（図6），瞳孔ブロックを避けるために硝子体カッターで周辺虹彩切除をするほうがよい。前嚢温存はシリコーンオイルで混濁しやすい。
- 小児は術後に腹臥位を維持するのが困難であり，ガスよりもシリコーンオイルでタンポナーデを行うことが多い。乳児などで硝子体膜が残存している症例ではシリコーンオイル留置下で網膜前増殖が起こりやすい。1〜2カ月を目安に成人より早めに抜去したほうがよい。オイルの使用が困難な症例では，12% C_3F_8 ガスを用いる。

図6 白内障手術併用硝子体手術後の炎症所見

① 硝子体トリプル手術後のフィブリン形成により瞳孔閉鎖となり眼底が透見不能となった症例。

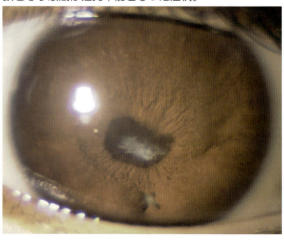

② 再手術によりフィブリンを切除し眼底の透見は回復した。

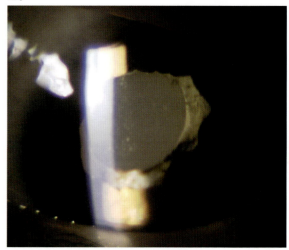

Q レーザー凝固を上手に行うコツは？

A 小児では倒像眼底鏡で眼底を観察しながらレーザー凝固を行うことが多いのですが，細隙灯顕微鏡のレーザーシステムと異なり，凝固斑の大きさや強さが不均一となりやすいのが難点です。焦点がやや甘いほうが凝固斑は大きくなります。網膜は後極よりも周辺のほうが薄く過凝固になりやすいので，部位や状況に応じてレーザーの出力をこまめに調節するのがポイントです。また，強膜圧迫でレーザー光が斜めに照射されると凝固斑が出にくいので過度に圧迫しないようにしましょう。将来凝固斑が網膜裂孔とならないためにやや大きめの凝固斑を心掛けたほうがいいでしょう。焦点が過度にずれると水晶体や虹彩を照射する危険性があるのでピントが大きくずれないように注意します。

● 文献
1) 向野利寛：小児の眼疾患．眼科手術書4　硝子体（大島健司，編）1996：233-255，金原出版

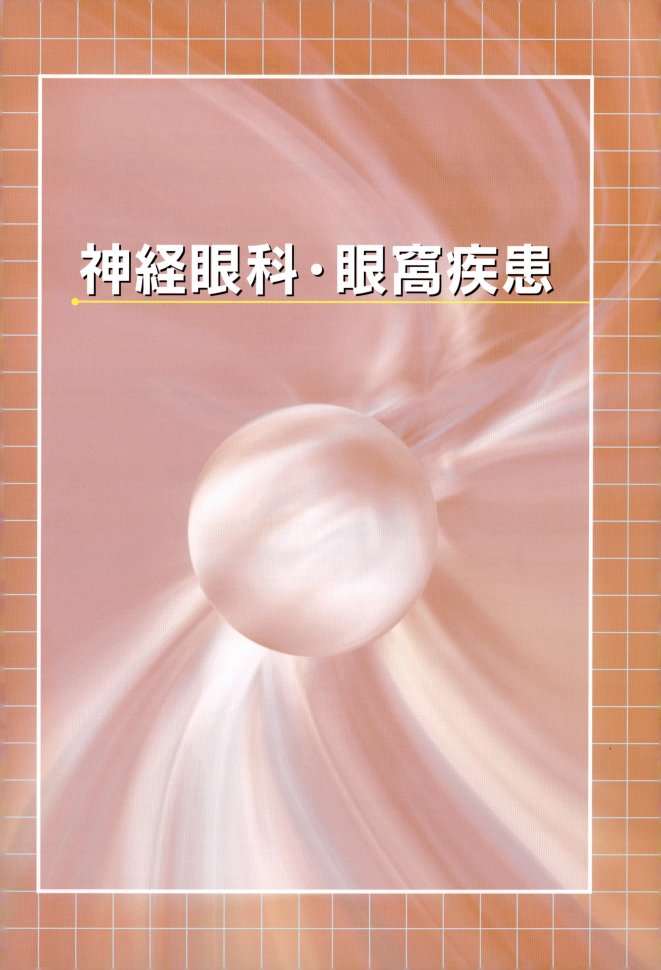
神経眼科・眼窩疾患

神経眼科・眼窩疾患／神経眼科疾患の外科手術

麻痺性斜視に対する斜視手術

麻痺性斜視の種類
- 眼球運動異常は，神経原性麻痺性斜視と斜視特殊型（筋原性斜視，機械的斜視）とに大きく分けられる（表1）。
- 神経原性麻痺性斜視の原因部位は，核上，核間，核下に分けられ，核上性の障害では注視麻痺，開散麻痺，輻湊麻痺など，核間の障害では核間麻痺（MLF症候群）とdouble elevator palsy，核下性の障害では動眼神経麻痺，滑車神経麻痺，外転神経麻痺，全眼筋神経麻痺がそれぞれ生じる。
- 筋原性斜視は，神経筋接合部障害である重症筋無力症および甲状腺眼症や外眼筋炎などの外眼筋障害であり，機械的斜視は，眼球周囲組織の病変，例えば眼窩底骨折や眼窩腫瘍などで生じるものである。
- 一般的に麻痺性斜視といわれるのは神経原性麻痺性斜視であるので，ここでは神経原性麻痺性斜視について著者が施行している手術方法を述べる。

神経原性麻痺の程度分類
- 直筋の麻痺は，麻痺の程度から不全麻痺と完全麻痺とに分けられる。
- 厳密には，筋電図検査などでこの両者を区別すべきであるが，臨床では便宜上，水平の動きの場合は，角膜中央が麻痺筋側へ正中線を越えれば不全麻痺，越えなければ完全麻痺，垂直の動きの場合も同様に，上下の正中線を越えれば不全麻痺，越えなければ完全麻痺としている。

麻痺性斜視に対する手術の基本
核上性障害
- 注視麻痺には，主に上方注視麻痺と水平注視麻痺とがある。
- 上方注視麻痺は，不全麻痺の場合は上直筋の短縮と下直筋の後転を，完全麻痺の場合はKnapp法（図1）などの水平筋の上方移動術を行う。

図1　Knapp法

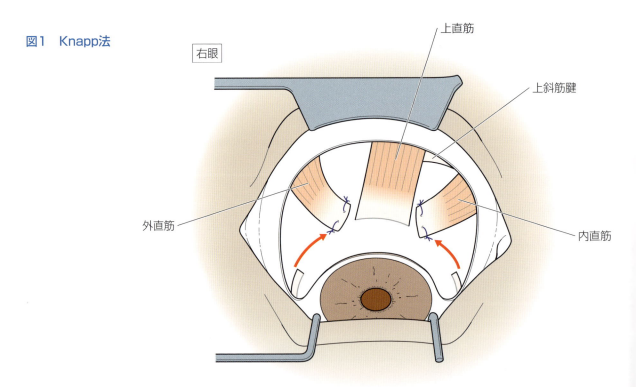

- 同様に水平注視麻痺では，不全麻痺の場合は麻痺側筋の短縮とその拮抗筋の後転を，完全麻痺の場合はJensen（変）法（図2）などの上下直筋の移動術を行う（表2）。
- 開散麻痺は内斜視角が小さければ内直筋後転で，大きければ外直筋短縮で対処し，輻湊麻痺は外斜視角が小さければ外直筋後転で，大きければ内直筋短縮を行う（表3）。

図2　Jensen変法

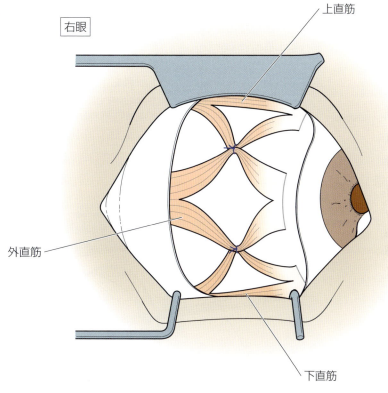

表1　眼球運動異常の種類

神経原性麻痺性斜視	核上性障害	・注視麻痺 ・開散麻痺 ・輻湊麻痺　など
	核間の障害	・核間麻痺（MLF症候群） ・double elevator palsy
	核下性障害	・動眼神経麻痺 ・滑車神経麻痺 ・外転神経麻痺 ・全眼筋神経麻痺
斜視特殊型	筋原性斜視	・神経筋接合部障害（重症筋無力症） ・外眼筋障害
	機械的斜視	・眼球周囲組織の病変（眼窩底骨折，眼窩腫瘍など）

表2　注視麻痺の手術

	角膜中央が正中線を越える	角膜中央が正中線を越えない
上方注視麻痺	上直筋短縮 下直筋後転	Knapp法など （水平筋上方移動術）
水平注視麻痺	麻痺側筋短縮 拮抗筋後転	Jensen（変）法など （上下直筋移動術）

表3　開散・輻湊麻痺の手術

開散麻痺	内直筋後転（外直筋短縮）
輻湊麻痺	外直筋後転（内直筋短縮）

核間の障害(表4)

- 核間麻痺(MLF症候群)は，MLF障害側の内転障害で第1眼位が外斜視となるので，その眼の内直筋短縮を主体に行う．
- もしも正中を越えない内直筋完全麻痺の場合は，上斜筋を内直筋付着部上方に移動する上斜筋移動術(図3)を行う．ただし，上斜筋移動術ではその眼が上転してしまうので，同時に上直筋後転を行うこともある．
- 上方偏位を嫌うなら，上下直筋の内直筋部への移動術を行う．
- double elevator palsyは，上方注視麻痺と同様に対応する．

核下性麻痺

- 手術は，不全麻痺の場合は麻痺筋の短縮と拮抗筋の後転を，完全麻痺の場合は筋移動術を主体に行う(表5)．
- 内直筋完全麻痺の場合の上斜筋移動術は，上述のように上転を引き起こしてしまうので，もともと下斜視を伴っていればそのまま上斜筋移動術のみを行うが，下斜視を伴っていなければ同時に上直筋後転を行う．
- 下斜視を伴っていない内直筋完全麻痺の場合，上下直筋の内直筋部への移動術を行う方法もある．
- 外転神経麻痺の場合，上述の水平注視麻痺のときと同様に，正中線を越えない完全麻痺の場合は

図3 上斜筋移動術

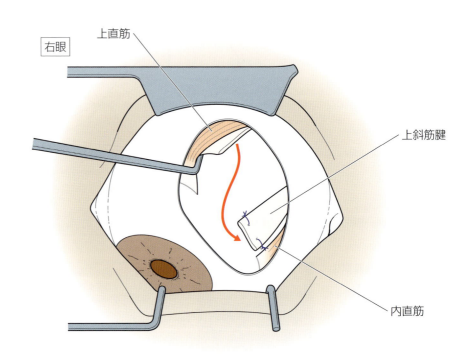

表4 核間の障害に対する手術

	角膜中央が正中線を越える	角膜中央が正中線を越えない
核間麻痺(MLF症候群)	内直筋短縮 外直筋後転	・上斜筋移動術 ・上下直筋内方移動術
double elevator palsy	上直筋短縮 下直筋後転	Knapp法など (水平筋上方移動術)

表5 麻痺性斜視の手術(直筋麻痺)

		不全麻痺	完全麻痺
動眼神経麻痺	内直筋麻痺	内直筋短縮 外直筋後転	・上斜筋移動術 ・上下直筋内方移動術
	上直筋麻痺	上直筋短縮 下直筋後転	Knapp法など (水平筋上方移動術)
	下直筋麻痺	下直筋短縮 上直筋後転	水平筋下方移動術
外転神経麻痺		外直筋短縮 内直筋後転	・Jensen(変)法 ・Hummelsheim法 ・稲富法 ・西田法　など

Jensen(変)法などの上下直筋の移動術を行う。
- 斜筋の麻痺、特に滑車神経麻痺の場合は、上下偏位と回旋偏位の矯正が必要となる。
- 上下偏位に対しては患眼上直筋後転と健眼下直筋後転で対処し、回旋偏位に対しては上下直筋の鼻側または耳側への水平移動術を行うか、上斜筋前部前転術(原田－伊藤法)(図4)を施行する(表6)。
- 上斜筋前部前転術(原田－伊藤法)は、上下偏位にほとんど影響を与えず外方回旋のみが矯正できる優れた術式である。

図4 上斜筋前部前転術(原田－伊藤法)

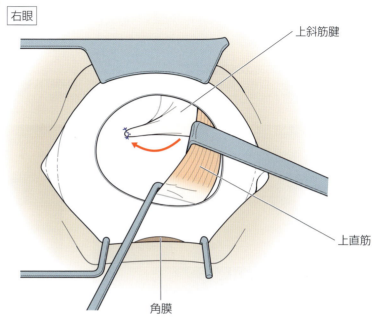

表6 麻痺性斜視の手術(滑車神経麻痺)

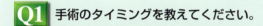

	上下偏位	(外方)回旋偏位
滑車神経麻痺	患眼上直筋後転 健眼下直筋後転	・下直筋鼻側移動術 ・上直筋耳側移動術 ・上斜筋前部前転術(原田－伊藤法)

Q1　手術のタイミングを教えてください。

A1　麻痺性斜視の場合、原因や程度によっては自然治癒することもあります。自然治癒する症例の90%以上が、麻痺した時期から約6カ月以内に治っており、1年を超えるとほぼ治癒しません。
そのため、麻痺性斜視の手術のタイミングは、「発症後6カ月を超えて治らなければ手術」と考えるべきです。

Q2　再発の頻度や追加の手術について教えてください。

A2　再発の頻度は、疾患、術式および個人個人によってまちまちです。
追加の手術は、なるべく手術していない筋を手術することで矯正が可能かを考えます。
例えば外転神経麻痺で、外直筋短縮と内直筋後転をしてある場合は、Hummelsheim法や稲富法、西田法などを考えます。また、滑車神経麻痺の外方回旋偏位を上下直筋の水平移動術で矯正しきれなかった場合は、上斜筋前部前転術(原田－伊藤法)を考慮します。

眼窩減圧術

- 甲状腺眼症は，甲状腺機能異常や自己免疫疾患が引き金となって発症し，それに伴うさまざまな眼症状を呈する。外眼筋肥大や眼窩脂肪組織が増大するため，眼窩減圧術は眼窩組織の増大に対して行われる。
- 眼窩減圧術は眼窩壁に骨窓を開き，上昇した眼窩軟部組織圧を下降させ，眼球突出および合併する眼障害の改善を目的とする手術である(図1，2)。

図1　眼窩減圧術前後の外眼部写真
活動性の甲状腺眼症症例。高度な結膜浮腫で閉瞼不能で，視神経症も発症している。ステロイド治療後も再発を繰り返し，眼窩減圧術を施行した。術後眼球突出は改善し，閉瞼可能となった。

術前　　　　　　　　　　　　　　　術後

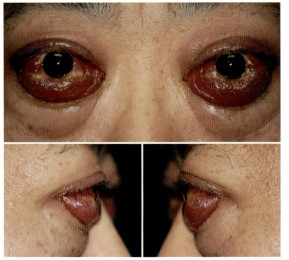
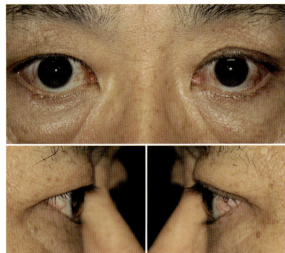

図2　眼窩減圧術前後のMRI
術前4直筋の肥大があり，圧迫性視神経症をきたしている。経上顎洞眼窩減圧術後，篩骨洞と上顎洞に外眼筋，眼窩脂肪が脱出している。

術前　　　　　　　　　　　　　　　術後

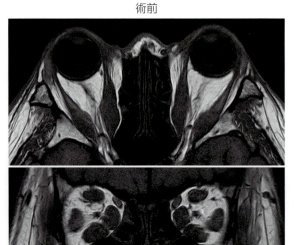
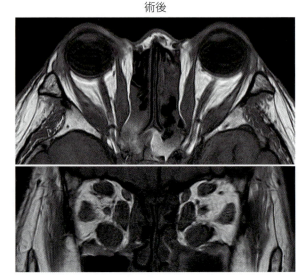

甲状腺眼症に対する眼窩減圧術

- 甲状腺眼症に対する眼窩減圧術としてはアプローチにより，経前頭洞，経上顎洞，経下眼瞼，経内眥部，経小丘，外側壁，内視鏡による鼻腔からの手術の方法がある。また，眼窩の脂肪を除去する減圧手術もある。
- 眼窩1壁開放で2～3mm程度，2壁開放で4～5mm程度の減圧効果がある。

経前頭洞の術式

- 眼窩上壁を減圧する手術である。頭蓋下に眼窩減圧する術式で，脳神経外科との連携が必要である。
- 甲状腺眼症が悪性眼球突出とよばれていたころ，眼球突出による角膜感染から眼内炎を発症し，頭蓋内への上行性感染で命を落としていたことがあり，当時眼窩減圧手術として行われていた。
- 現在はステロイドや抗菌薬による治療で，甲状腺眼症が命にかかわることはなくなっている。
- 頭蓋底にアプローチする方法で，ほかの減圧手術が功を奏さない症例で行われている。日本人では，経前頭洞眼窩減圧を施行するほどの症例は少ない。

経上顎洞の術式

- 歯齦部を切開し，上顎洞前面に骨窓を開けて，上顎洞を通して，篩骨洞まで開放し，眼窩内壁から下壁にかけて減圧する術式である。
- 視野が広く，直視下で手術操作や止血が行いやすく，外眼筋肥大による圧迫性視神経症症例では視束管の開放も可能である。
- 2壁を開放するため，減圧効果が大きい。
- 甲状腺眼症は女性の頻度が高く，皮膚に術創ができないことも利点である。
- 上顎洞からアプローチするため，上顎洞の発育不全がある症例や副鼻腔炎の急性期の症例では手術が困難な場合がある。また，眼窩下壁を開放するため，術後の複視の頻度が高い。

経下眼瞼の術式

- 上顎洞の発育が不良な症例でも手術が可能である。経皮と経結膜の方法がある。
- 経上顎洞の術式と同じで眼窩下壁を開放するため，術後の複視があり，視束管の開放は困難である。

経内眥部，経小丘の術式

- 眼窩内壁の減圧を行う術式である。
- 内壁の開放を行うため，圧迫性視神経症症例で視束管へのアプローチは容易である。
- 内壁だけでなく，下壁の開放も一部可能である。

眼窩外壁の術式

- 外眥部を切開し，眼球側から眼窩外壁を削る方法である。
- 甲状腺眼症では下直筋や内直筋の肥大例が多く，外直筋の肥大の頻度は少ないため，眼窩外壁の術式では複視の頻度が少ない。
- 眼窩外壁のみで効果が少ない場合は，眼窩内壁を同時に減圧することもある。

 甲状腺眼症における眼窩減圧術の適応について教えてください。

 甲状腺眼症における眼窩減圧術の手術適応は，高度な眼球突出症例，片眼性の眼球突出で容貌上の問題のある症例，眼球突出に伴う難治性の角膜障害のある症例，ステロイド治療に抵抗する難治性の甲状腺眼症症例です。

日本甲状腺学会による「バセドウ病悪性眼球突出症（甲状腺眼症）の診断基準と治療指針」では，眼球突出度計による測定では21mmを超える場合，重症とされています。眼球突出により容貌の変化をきたし，精神的な負担が生じる場合もあります。

甲状腺眼症は両眼性が多いですが15％程度は片眼例があり，片眼の眼球突出では容貌の変化も大きいため，眼窩減圧術の適応となります。

眼球突出に伴う難治性の角膜障害では，閉瞼不全による角膜障害をきたします。上眼瞼後退も影響しますが，眼球突出が高度な場合には眼窩減圧術と上眼瞼挙筋延長術を行う必要があります。閉瞼を可能にし，角膜の露出を改善すると，重症な角膜障害が速やかに改善します。

活動性の甲状腺眼症の治療は消炎治療ですが，ステロイド治療や放射線治療に抵抗性の難治例や再発例，圧迫性の視神経症症例では，球後組織の炎症を抑えるために眼窩減圧術が必要となります。前述の治療指針でも，ステロイド治療で改善のない視神経症症例では早期の減圧手術が推奨されています。

神経眼科・眼窩疾患

ボツリヌス毒素注射

意義
- ボツリヌス毒素は運動神経の神経末端から神経筋接合部へのアセチルコリン放出を阻害することで筋麻痺作用を起こすが，時間とともに再神経支配がみられるため，作用を持続させるためには反復注射を行う必要がある。
- 眼瞼けいれんおよび片側顔面けいれんでは顔面の表在筋に経皮的に注射を行うが，外眼筋は眼窩深部に存在するため筋電図で確認しながら行うか結膜切開後直視下で行うべきである。また，それぞれの施注には講習会の受講が義務付けられている。

眼瞼けいれんおよび片側顔面けいれん
- 注射部位：眼瞼けいれんには本態性，薬剤性，症候性のものがあるが，治療は同様で通常は眼輪筋12カ所(図1)に施注する。片側顔面けいれんでは眼瞼のみでは6カ所，頬部にも及べば8カ所(図2)に施注する。

図1 眼瞼けいれんへの標準的注射部位
×印にそれぞれ1.25単位または2.5単位を注射する。

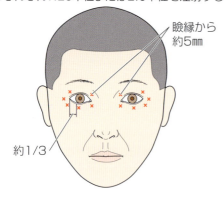

図2 眼症状で受診する片側顔面けいれんへの標準的注射部位
攣縮が眼瞼部に留まれば×印に注射を，さらに頬部に及べば●印に追加する。

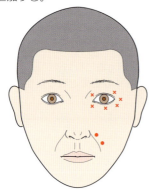

- 注射量：原則ボトックス®50単位製剤を生理的食塩水4mLまたは2mLで溶解し，1カ所1.25～2.5単位を注射する。
- 合併症：しばしば眼瞼下垂，まれに複視を訴える。

斜視
- 注射部位：内斜視では内直筋，外斜視では外直筋，上下斜視では下斜視眼の下直筋に経結膜的(図3)または直視下に1.25～5.0単位を注射する。
- 筋電図：外眼筋への注射には筋電計および27Gディスポ皮下注入電極(図4)を用いる。
- 直視下注入：結膜切開または斜視手術時に手術用顕微鏡下に32G注射針で施注する(図5)。
- 合併症：内直筋では約10%，外直筋でもまれに眼瞼下垂を認める。

図3 右内直筋にディスポ皮下注入針を経結膜的に刺入しているところ
点眼麻酔を3分ごと4回点眼後に行う。

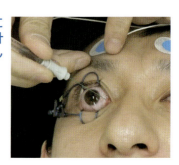

図4 外眼筋注射用の筋電計(日本光電製MEM-8301ニューロパックn1)とディスポ皮下注入電極(NM-3371)

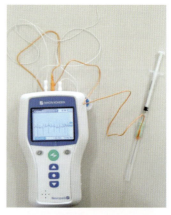

図5 露出した右内直筋へ直接ボツリヌス毒素を注射しているところ
綿棒で押さえているのが内直筋，注射後内直筋を後転した。

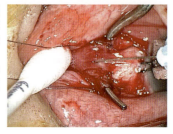

Q1 眼瞼けいれんでは最初効果があったのに徐々に効果が弱くなってきたと患者にいわれています。そのようなことはあるのでしょうか？また，ボツリヌス毒素注射の効果持続期間について教えてください。

A1 長期観察例での効果持続期間の検討では，むしろ延長する患者のほうが短縮する患者の2倍ほどになります。また，本来のボツリヌス毒素の効果持続期間は3～4カ月ですが，患者の効果を自覚できる期間は注射量や疾患によって異なります。1カ所2.5単位の注射では眼瞼けいれんで平均3カ月，片側顔面けいれんで4カ月，斜視で2～3カ月です。濃度を上げると効果持続期間は少し長く，下げると少しだけですが短くなります(表1)。

表1　眼瞼けいれん治験時の濃度別効果持続期間

1カ所当たり投与量（単位）	例数	平均効果持続期間（週）	標準偏差（週）
1.25	21	12.9	3.5
2.50	19	13.5	4.1
5.00	7	16.4	1.1

文献1)より引用

Q2 眼瞼けいれんではボツリヌス毒素注射でも効果を自覚しない，あるいは反復注射で効果減弱を自覚する患者がいます。このような患者ではどのようにしたらよいのでしょうか？

A2 1つの方法は注射濃度を上げる方法ですが，50単位製剤では限度があり，むしろ注射部位を増加させるほうが患者の満足度が高いようです。私たちの施設では，皺眉筋に2カ所，鼻根筋に1カ所などに，計17カ所前後注射しています(図6，7)。それでも無効であれば最終的に両上眼瞼眼輪筋切除とMüller筋縫縮術を行います。

図6　眼瞼けいれん難治例，効果減弱例への注射部位1
●印が追加注射部位，それぞれ2.5単位を注射する。

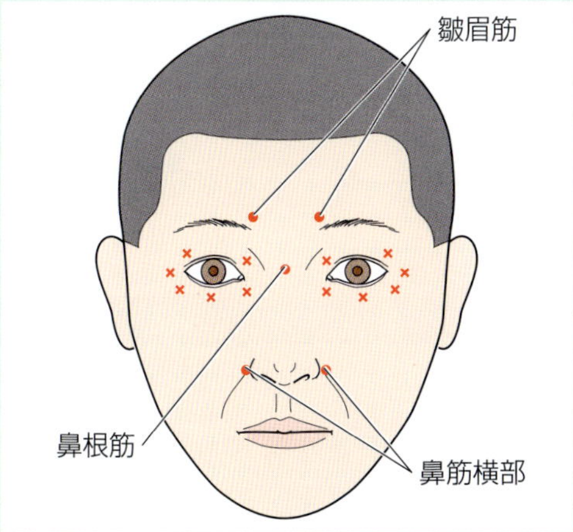

図7　眼瞼けいれん難治例，効果減弱例への注射部位2
●印にそれぞれ2.5単位を追加する。

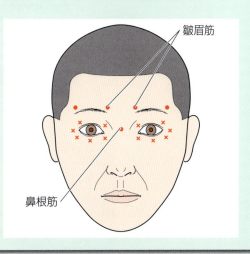

● 文献
1) 丸尾敏夫，ほか：A型ボツリヌス毒素製剤 AGN191622の眼瞼痙攣に対する有用性の検討－多施設共同試験．眼臨 1995；89：340-344.

眼窩腫瘍の生検・切除

神経眼科・眼窩疾患

- 眼窩腫瘍は通常眼科で扱う疾患とは異なり外来では病巣を直接見ることはできない。
- 眼球突出や眼瞼腫脹、眼球運動制限による複視などを契機に受診し疑われる場合が多いが、脳ドックなど他の目的で撮影した頭部画像で偶然発見される場合もある。
- 初診以降の診断の流れを図1に示した。

初期診察

- 視診にて眼球突出、眼球偏位、眼球運動制限、眼瞼の発赤、腫脹の有無を評価する。
- 眼球運動制限があった場合は牽引試験(forced duction test)を行うと機械的な制限か麻痺かを鑑別できる。
- 触診では病変が眼窩縁まで進展している場合は眼窩骨の縁を確認し、その縁に指の腹を当て指先を奥に押し込むようにすると占拠性病変に触れやすい。ただし眼瞼皮下の浅い部分に扁平に進展している病変は押し込むより優しく触れるほうが有無を判断しやすい。
- 問診も重要であり、痛みの有無や症状の経過、既往歴を確認する。痛みがある場合は炎症性疾患、急性の経過をたどるものは高悪性度の悪性腫瘍(びまん性大細胞型B細胞性リンパ腫など)、乳癌や肺癌などの既往があれば転移性腫瘍を疑う。

画像診断および採血

- 眼窩部の単純CTと造影MRIを撮影する。腫瘍を立体的に把握するために水平断と冠状断を撮影する。水平断のみでは腫脹した上直筋や下直筋を腫瘍と誤る場合がある。CT, MRIで判断できること、および見るべきことなどを表1に示した。

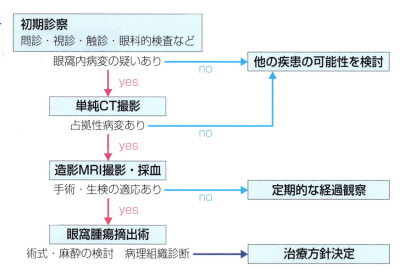

図1 眼窩腫瘍診断の流れ

表1 画像診断

	単純CT	MRI	補足
片側性か両側性か	○	○	両側性の場合は対称性も確認
眼窩内の位置	○	○	筋円錐内・涙腺部・涙腺部を除く筋円錐外のいずれにあるかを確認
境界の状態	○	○	境界は鮮明か否か、また不整か否か
骨の状態	○	×	骨壁の非薄化、骨破壊の有無の確認
内部の性状	×	○	T1およびT2強調画像での信号強度、内部の均一性、造影効果の確認

・立体的に把握するため必ず水平断と冠状断を撮影する。
・MRIは可能な限り造影を行う。

- 初診時は，撮影時間が短くて患者負担が少なくアーチファクトも少ない単純CTを撮影する。脂肪を抑制する軟部組織撮影条件が，腫瘍の局在，片側性／両側性，辺縁の性状（明瞭か否か）などを評価することに適しており，骨の破壊や菲薄化も評価できる。例えば，多形腺腫ではCTにて特徴的な骨のリモデリング（骨改造）所見を認める。
- 眼窩内の局在は外眼筋に囲まれた筋円錐内，涙腺部，涙腺部以外の筋円錐外に分けて考えるのがよい。それぞれの部位でみられやすい腫瘍が知られており鑑別の一助になる。
- 占拠性病変がみられた場合はMRIを撮影する。T1強調画像，T2強調画像，ガドリニウム造影を行い内部の均一性や造影効果を確認し鑑別を進める。造影しても病変が造影されない場合や被膜周辺のみに造影効果を認める場合は分離腫，囊胞性腫瘍，異物，膿瘍などを疑う。問診上大きな外傷，手術の既往があれば術後囊腫の可能性がある。成人の主な腫瘍性病変の特徴を示す（表2参照）。
- 両眼性涙腺部病変では，涙腺炎，IgG4関連眼疾患，悪性リンパ腫を含むリンパ増殖性疾患などが疑われる。
- IgG4関連眼疾患は，IgG4陽性形質細胞浸潤を伴う眼窩炎症である。さまざまな眼窩内腫瘤を形成するが，その大部分は両側性涙腺腫脹を伴う。
- IgG4関連眼疾患は上眼窩神経，下眼窩神経の腫大がみられる場合があり疾患特異性が高い（図2）。外眼筋腫脹がみられる場合もある。また，悪性リンパ腫が合併していることもあり，確定診断には血液学的，病理組織学的検査が必要である。

図2　IgG4関連眼疾患
▶：腫脹した涙腺，➡：肥厚した上眼窩神経・下眼窩神経

①単純CT

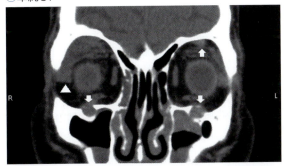

②造影MRI

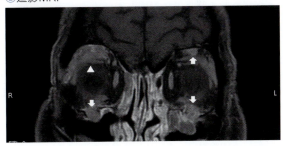

表2　主な眼窩腫瘍

疾患	主な発生部位	片側性or両側性	骨破壊像	画像上の特徴	その他
IgG4関連眼疾患	涙腺部	左右対称な両側性が多い	なし	上眼窩・下眼窩神経の腫大は疾患特異性が高い	血清IgG4高値
リンパ増殖性疾患	全部位（涙腺部に多い）	片側性だが両側性もあり	なし	眼球や外眼筋などの構造物の隙間に浸潤	悪性リンパ腫の過半数はMALTリンパ腫
涙腺多形腺腫	涙腺部	片側性	なし	MRIで内部不均一	癌化，再発のリスクが高く，全摘出が必要
涙腺癌腺様嚢胞癌	涙腺部	片側性	あり	MRIで内部不均一	
海綿状血管腫	筋円錐内	片側性	なし	ダイナミックMRIで造影効果が緩徐に拡大	
視神経鞘髄膜腫	筋円錐内	片側性	なし	造影でtram-track sign	
神経鞘腫	全部位（主に筋円錐内）	片側性	なし	卵形，MRIで内部不均一なことあり	
転移性腫瘍	全部位	片側性（まれに両側性）	あり	さまざまだが一般にT1強調で外眼筋と等信号，T2強調で脂肪よりやや低い信号	推測される原発腫瘍のマーカー検査，既往歴の問診

- 悪性リンパ腫では周囲組織の反応性腫脹を伴い周囲組織の隙間に入り込むように進展する傾向がある(モルディング)。
- 筋円錐内病変は神経膠腫や視神経鞘髄膜腫，海綿状血管腫などが多い。
- 視神経鞘髄膜腫は造影MRI軸断にて視神経を挟んだ高輝度領域が軌道様に併走する所見(tram-track sign)を認めることが多い。
- 海綿状血管腫は一般に境界明瞭でほぼ球形を呈し，経時的に造影状態を評価するダイナミックMRIで診断できることが多い。腫瘍の流入抵抗が高いため，数分以上を要して緩徐に造影効果が拡大する(造影遅延)。
- 涙腺部以外の筋円錐外病変では悪性リンパ腫，血管腫，転移性腫瘍，囊胞性腫瘍などが考えられる。
- 辺縁が不鮮明な場合は眼窩炎症症候群の可能性がある。採血で炎症所見を確認する。
- 眼窩内の位置によらず骨破壊像を認める場合は悪性腫瘍を疑う。転移性腫瘍，隣接組織からの浸潤などを考え原発巣に対応した腫瘍マーカーの検査を行う。

手術および病理学的検査

- 図3に皮膚切開および骨切りの位置を示しておく。
- 腫瘍の位置や性状，疑われる疾患により全摘出の要否，術式を検討する。
- 腫瘍が前方にあり眼窩の奥まで進展していない場合や奥まで進展していてもリンパ増殖性疾患を疑う生検目的の場合は，局所麻酔での執刀が可能な前方アプローチでの手術でよいが，腫瘍が耳側かつ眼窩の奥まで進展している場合や上皮性腫瘍が疑われる場合，筋円錐内にある場合などでは，全身麻酔で眼窩外側壁の骨切りを行う側方アプローチ(Kroenlein（クレーンライン)法)を選択する。
- 前方アプローチは眼窩内の腫瘍の位置により眼窩縁の最適な位置から腫瘍にアプローチを行う。通常は皮膚切開で行うが鼻側，下方の場合は結膜切開で行う場合もある。著者らは合併症を避ける意味で上鼻側，下鼻側，上耳側，下耳側で行うことが多い(図3A②)。側方アプローチの皮膚切開は腫瘍の位置，大きさに合わせて上下するが，耳側縁眉毛下から頬骨弓上を外耳道孔に向けS字状に行う(図3A①およびB)。

図3 皮膚切開および骨切り(左側)

A 皮膚切開の位置
①側方アプローチ時
Wright切開。創口を広くとるためS字状に。
②前方アプローチ時
神経，上眼瞼挙筋，内眼角動脈損傷を避ける。

B 骨上の切開線
青線：骨切り最大，赤線：著者らの骨切り，緑線：皮膚切開の位置

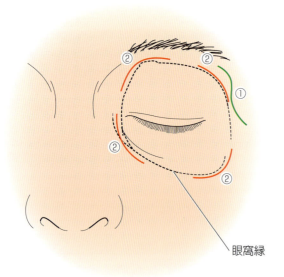

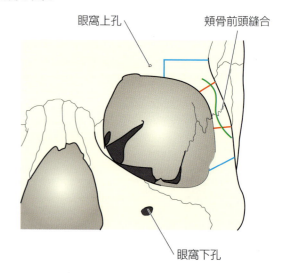

- 両アプローチともに皮膚切開は必要最小限（側方アプローチでも4cm未満）とし，局所麻酔では中村式開創鉤を，全身麻酔では硬膜鉤を用い，創周囲の皮膚を伸展させて十分な術野を得る。
- 皮下組織，眼輪筋などを鈍的に剥離していくが，創が深くなるごとに鉤をより深くかけ直していくと出血が少なく，創を拡大しやすい。
- 前方アプローチでは眼窩隔膜を傷つけないように注意し，隔膜切開の際は断端を吸収糸でマークし腫瘍摘出後確実に隔膜を閉じる。側方アプローチの際は眼窩外壁の骨膜を十分に露出後，眼窩縁から1〜2mm離れた位置で眼窩縁と平行に骨膜切開を行い，その両端を切開線に垂直に切開しておく。眼窩外壁の内，外側骨膜を剥離後，骨膜の断端を吸収糸でマークし骨窓閉鎖後の縫合の助けとする。骨窓作製はサージャートームなどの電動鋸と骨ノミで行うが，頬骨前頭縫合部位を避け，骨切り位置に事前に骨ノミで切痕を入れておくとよい。軟部組織からの出血のほとんどはボスミン®ガーゼを併用した圧迫で止血可能だが，骨からの出血には骨蠟を用いることもある。
- 筋円錐の内外にかかわらず腫瘍が内方，上方の眼窩深部に位置している場合には，脳外科の協力を仰ぎ経頭蓋アプローチで行う場合もある。
- 腫瘍摘出は牽引糸をかけるか冷凍凝固装置を用いて牽引しつつ腫瘍と周囲の癒着を剥がし，可能な限り全摘出を行う。眼窩内の比較的奥の腫瘍や軟らかい腫瘍は冷凍凝固装置での牽引が有効である。特に多形腺腫は取り残した場合に数年を経て癌化，再発することがあり，疑われる際には冷凍凝固装置などを用いて偽被膜を損傷しないよう慎重に全摘出せねばならない。
- IgG4関連眼疾患やリンパ増殖性疾患では全摘出にこだわる必要はなく，十分量の部分摘出でもよい。これらの疾患では周囲の脂肪組織が炎症により肥厚，硬化し腫瘍に見える場合があり，術中十分に注意する。
- 悪性リンパ腫を疑う場合は採取した検体を長軸方向3つに切り分け，50％を病理組織学的検査，30％をフローサイトメトリーへ提出し，残り20％は遺伝子再構成に備えての凍結保存とする。他の腫瘍の場合は病理組織学的検査への提出のみ行う場合もあります。
- 術後は1〜数日の間は圧迫眼帯を当て血腫を予防する。

どのようなときに涙腺腫瘍を疑いますか？

上眼瞼の発赤や腫脹がある場合，眼球の下方への偏位，眼球突出がみられる場合，眼球運動制限がみられる場合などです。眼瞼の発赤や腫脹は投薬で改善する場合がありますが，繰り返す場合などは疑う必要があります。実際，片側の眼瞼腫脹の症例で抗アレルギー薬投与で眼瞼の腫脹は引いたがMRIで両側涙腺腫脹を認め，生検にてIgG4関連眼疾患と診断された症例があります。眼球の下方偏位や眼球突出は片眼性のときにわかりやすいです。ただし眼球突出は甲状腺眼症などの他疾患の可能性もあります。

涙腺の腫大がみられた場合はどう考えますか？

涙腺腫瘍が疑われる両側性涙腺腫大であればIgG4関連眼疾患，リンパ増殖性疾患を考え，血清IgG，IgG4，腫瘍マーカーなどの検索を行います。IgG4関連眼疾患でも悪性リンパ腫の合併を伴うことがあり，確定診断には生検による病理学的検索を要します。片側性であれば，上記に加え，多形腺腫や涙腺癌，腺様嚢胞癌などを疑います。

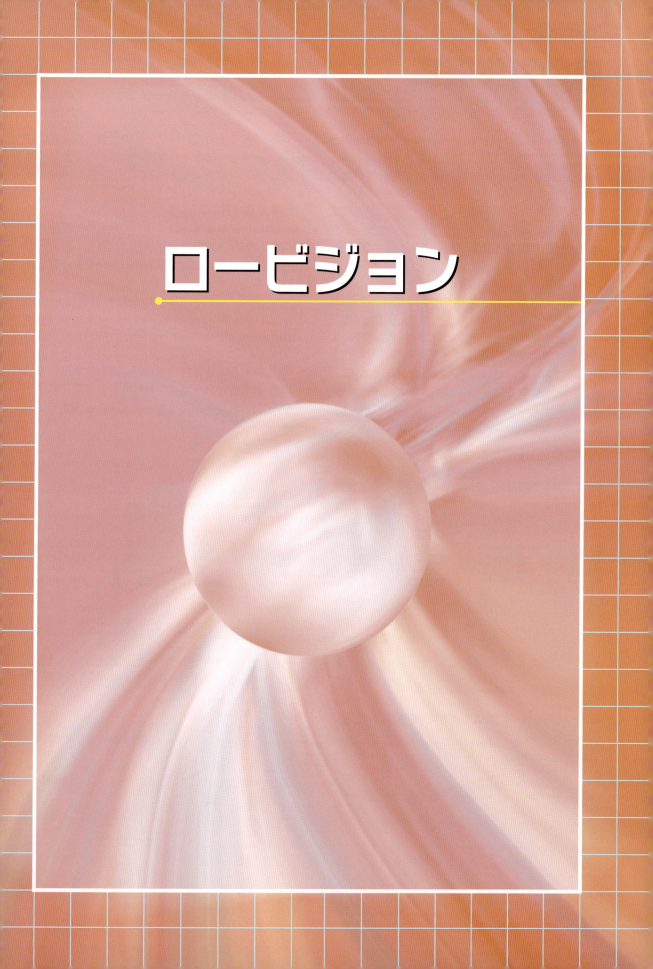

眼の再生医療

- 再生医療とは，けがや病気で傷ついたり働きが失われたりした組織や臓器を，細胞培養や組織工学といった最新の技術を応用して作製した組織や臓器で補ったり置き換えたりして修復する治療である。
- 眼科領域では根本的治療法のない角膜，網膜疾患への治療開発が進められている。

角膜上皮の再生医療

- 角膜の表面(上皮組織)の再生医療は，角膜上皮の幹細胞が障害されて生じるStevens-Johnson症候群，眼類天疱瘡，熱・化学外傷などの難治性眼表面疾患が主な対象となり，片眼性の疾患では健常眼より角膜上皮細胞を採取した後に培養して移植する培養角膜上皮移植術，両眼性の疾患では自己の口腔粘膜上皮を採取して培養シートを作製し，移植に使用する培養口腔粘膜上皮移植術(cultivated oral mucosal epithelium transplantation；COMET)の適応となる。
- どちらも手術方法は同じで，眼表面の結膜瘢痕組織を切除して健康な角膜実質を露出した後に，角膜表面に上皮シートを移植する(図1)。国内での治験が予定されている。

角膜内皮の再生医療

- 角膜の内皮が障害されて生じる水疱性角膜症を対象に，ドナー角膜の内皮細胞を培養して前房内に注入する，角膜内皮細胞移植の臨床研究が行われている。
- 水疱性角膜症に対しては全層角膜移植から現在では角膜内皮移植(Descemet's membrane stripping automated endothelial keratoplasty；DSAEK)の適応が主流になっているが，角膜内皮細胞移植はさらに侵襲が少なく，角膜の屈折力への影響も少ないと考えられるため，予後は現在より改善の可能性が高まると推測される(図2)。

図1 培養口腔粘膜上皮による角膜上皮の再生医療

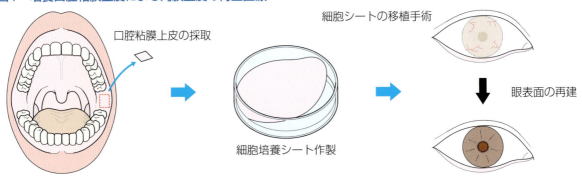

図2 培養角膜内皮細胞による角膜内皮の再生医療

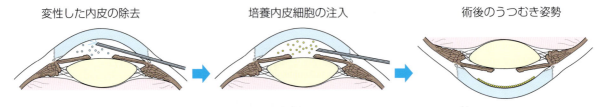

網膜の再生医療

- 網膜色素変性や黄斑変性といった網膜変性疾患では，網膜を構成する細胞のなかでも，光刺激を受け取る視細胞や，その視細胞の維持の役割をもつ網膜色素上皮(retinal pigment epithelium；RPE)細胞が失われることがその原因となっている。
- そのため，視細胞やRPE細胞を移植することにより視力を回復するということが考えられていたが，治療に必要なこれらの細胞を採取することも増殖させることも難しく，また移植しても治療対象の網膜のニューロンと接続できなければ視力を回復させることはできない。

ES・iPS細胞の利用

- 胚性幹細胞(embryonic stem cell；ES細胞)や人工多能性幹細胞(induced pluripotent stem cell；iPS細胞)といった「多能性幹細胞」とよばれる細胞が，移植する網膜細胞を作る材料として注目されることになった(図3)。
- 多能性幹細胞とは，細胞の性質が変わることなく，限りなく増殖することができ(自己複製能)，一方で細胞の性質が変わることにより，体のさまざまな部分の組織や細胞に変化することができる(分化多能性)という2つの特徴的な性質がある。
- 上記のことが治療に必要な細胞を大量に準備するという再生医療の目的に適しており，そのなかでも10年以上前からES細胞を用いた研究で網膜の細胞が作製できることがわかっており，また体の他の臓器と比べて少ない細胞の量で治療することができるという点から，網膜は多能性幹細胞による再生医療の実用化が早期に実現可能な候補とされていた。

図3　ヒトiPS細胞から作製したRPE細胞シート

①レーザーでカットした断片を網膜下へ移植する。

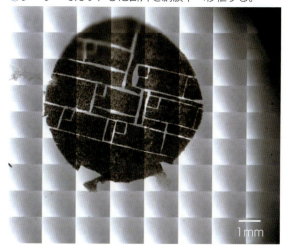

②色素を有する多角形の細胞が敷石状に配列されシートを形成する。

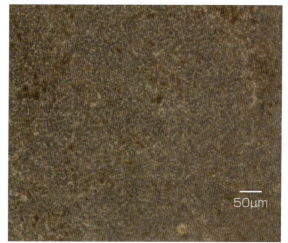

網膜色素上皮の再生医療

- 2014年に加齢黄斑変性の患者に患者自身のiPS細胞から作製した網膜の細胞（RPE細胞）を移植する最初の手術が行われた．手術後，細胞そのものや手術に伴う重篤な合併症はなく，治療を追加されない状態で視力は維持されている．
- 現在1例ではあるが安全性が確認されたことから，今後iPS細胞から作製した網膜の細胞を用いたさまざまな眼の疾患の治療開発が進められることになると考えられる（図4）．

図4　加齢黄斑変性に対するiPS細胞由来RPE細胞による再生医療

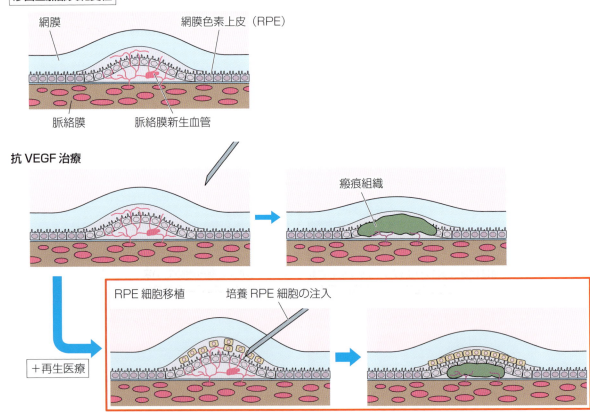

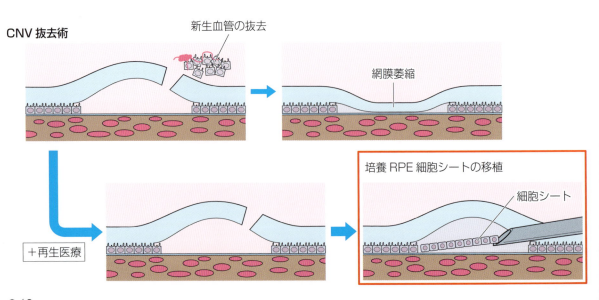

視細胞の再生医療

●網膜色素変性などで失われた視細胞を移植して視力を回復させる治療法は，視細胞を選別して純化する方法や，移植された細胞と残存する網膜との接続などの課題があったが，ES細胞から網膜が自己組織化することが報告され，視細胞を含む網膜シートの作製が可能になったため，視細胞の移植治療も実現に向けて開発が進んでいる(図5)。

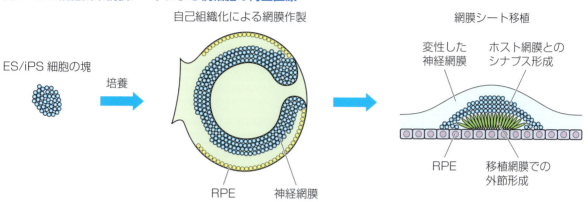

図5　iPS細胞由来網膜シートによる視細胞の再生医療

 再生医療でどのくらいの視力が得られるのでしょうか？

 再生医療は確かに失われた機能を回復するという目標に向かって進み始めていますが，まだ大きな効果が得られる治療とはいえません。加齢黄斑変性に対する細胞の移植で期待される効果は視力の維持であり，網膜色素変性に対する視細胞の移植治療が可能になったとしても，まずは光覚の回復を確認することが当初の目標と考えられています。したがって，再生医療単独の治療で得られる視力や視野の回復は，実用化の当初には治療を待ち望んでいる人々の期待とはかけ離れたものでしょう。

そこで，再生医療で得られたわずかな効果を活用するには，実生活での利便性を最大限に上げるためのリハビリテーションを同時に提供することが大切です。それは，いわゆるロービジョンケアとして拡大鏡や遮光眼鏡などの補装具の使用，歩行訓練や固視訓練，パソコンや日常生活を便利にするグッズの活用や，近年ではタブレット端末の利用も進んでいます。これらによってさまざまな行動が「見えにくくてもできる」ようになることで患者の社会復帰を促すことができます。

人工網膜―人工網膜でどこまで見えるようになるのか？

人工網膜とは

- 外界からの視覚情報を取り出すため網膜の視細胞がまず光情報を受け取り，網膜内の情報処理過程を経て網膜神経節細胞に伝えられ，網膜神経節細胞から視神経を通して外側膝状体，大脳視覚中枢へと視覚情報が伝えられる。
- 網膜色素変性などの遺伝性の網膜変性疾患では，何らかの遺伝子異常により視細胞が変性し，視力低下や視野狭窄が生じる。視細胞は変性し細胞死に陥ると二度と再生しないため，視力低下や視野狭窄は残存する。網膜色素変性では視細胞の変性の進行を止める手段は現在確立されていないため，患者の多くは変性が進行しやがて失明に至る。
- 上記に対し，人工網膜は視細胞の代替として，多点電極を用いて視細胞以降の網膜内層の神経細胞を電気刺激して視覚情報を伝える装置である。視細胞が主に障害され，視細胞以降の網膜内層の神経細胞が比較的保たれている疾患が対象となる。一方，緑内障や視神経萎縮など視神経が障害される疾患は，現在開発が進んでいる網膜刺激型人工網膜の適応にはならない。

現在開発中の人工網膜の種類とそれぞれの臨床応用の現状

- 現在，人工網膜は主に3つの方式で開発が進んでおり，刺激電極を眼球に埋植する場所によって，網膜上刺激型人工網膜，網膜下刺激型人工網膜，脈絡膜上刺激型人工網膜に分類されている（図1）。
- それぞれの方式に一長一短があり，どの方式が優れているか結論は出ていない。

網膜上刺激型人工網膜

- 多点電極を硝子体側から網膜上に設置して網膜に電気刺激を行う方式である。
- いくつかの研究グループが開発を進めているが，現在，最も進んでいるのが米国のSecond Sight Medical Products (SSMP) (http://www.secondsight.com/) が開発した人工網膜「ARGUSⅡ」である。
- ARGUSⅡは60極の電極を備えており，また刺激電極と接続されている眼外の体内刺激装置も小型化されており，装置全体が眼窩内に収まるように設計されている。患者はカメラがついた専用のゴーグルをかけ，小型の情報処理装置を肩にかけて，無線で体内刺激装置に視覚情報が送られる仕組みになっており，非常に完成された装置となっている。
- SSMPは米国やヨーロッパで2007年から2009年にかけて10施設で30例の光覚弁の網膜色素変性患者に埋植した。
- 有効性については，患者の89.3％が人工網膜使用時に対象物の位置を把握することができるようになり，55.6％の患者で縞視標による視力検査が可能であった。視力検査が可能であった患者の人工網膜使用時の視力は平均2.5logMAR（視力0.003に相当）であった。最も良い症例では1.9logMAR（視力0.013に相当）に改善した。患者のなかには街中で実際に人工網膜を使って障害物を避けなが

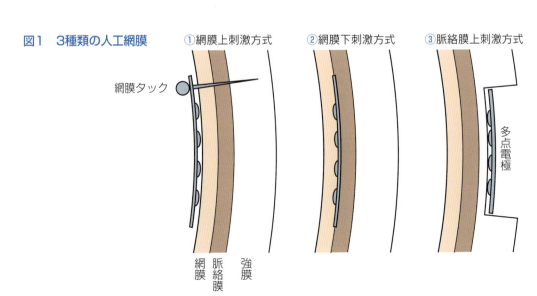

図1　3種類の人工網膜

ら歩行が可能な患者も報告されている。
- 有害事象については，36.7％の患者で何らかの有害事象が報告され，眼内炎（10％），低眼圧（13.3％），広範な結膜びらん（13.3％）などが報告されている[1]。
- 上記のように眼内に大きな電極を埋植するために合併症が生じるリスクがあるものの，SSMPは2011年にCEマークを取得し，EU圏内での販売が可能になり，2013年には米国食品医薬品局（FDA）の承認を受け，北米での販売が可能になった。現在世界で市販されている唯一の人工網膜である（2016年6月現在）。

網膜下刺激型人工網膜

- 撮像素子を備えた多点電極を網膜下に埋植し，網膜を刺激する方式である。
- 太陽電池のように光によって電気を発生させ発生した電気を用いて網膜を刺激する方式である。
- 外部カメラが必要なく，外界の映像に直接電極が反応し，かつ眼球運動に連動しているため，他の方式の人工網膜と異なり，患者の視線方向と一致した画像を捉えることができる。
- 現在いくつかの研究グループが開発中であるが，最も進んでいるのはドイツのRetinal implant AG（http://www.retina-implant.de/en/default.aspx）が開発した「Alpha IMS」である。
- Alpha IMSは高密度な1,500極の多点電極と撮像素子を備えているが電極のみでは網膜を刺激するのに十分な電力を供給できないため，電極板に電気刺激用の電極も備えており，そこからケーブルとつながった体内刺激装置が一体となっている。
- Retinal implant AGは，Alpha IMSを用いて，2010年から1年間まず第一期試験としてドイツのチュービンゲン大学で9人の網膜色素変性患者に埋植し，第二期試験としてドイツ，イギリス，香港などの施設で合計20人の網膜色素変性患者に埋植した。
- 有効性については，患者の86％で電極の刺激による擬似光覚が得られ，患者の59％で対象物の位置の把握が可能であった。4人の患者（14％）が視力検査や文字の認識が可能であった[2]。視力検査では，視力0.010，0.033，0.034に相当する3種類のLandolt環視標が用いられ，2人の患者が視力0.010であった。また，患者のなかには街中で実際に人工網膜を使って障害物を避けながら歩行が可能となった，レストランで食事をする際にナイフとフォークの識別や水と水以外の飲み物を色の違いで判断できたなど日常生活の改善が報告されている。
- 有害事象については，第一期の試験のみの結果であるが，9例中1例で裂孔原性網膜剥離，1例で眼圧上昇がみられた。
- 電極の耐久性に問題があり，埋植1年を経過すると電極の反応が低下する。現在，より耐久性のある電極の開発が行われている。

脈絡膜上刺激型人工網膜

- 著者らやオーストリアで開発されている人工網膜の方式である。
- 強膜にトンネルを作製し，そこから脈絡膜上に多点電極を設置し，脈絡膜を通して網膜を刺激する方式である（図2）。

図2　脈絡膜上刺激方式

①脈絡膜上多点電極と硝子体電極
強膜トンネルを作製し，多点電極を脈絡膜上に挿入し，硝子体側に硝子体電極を帰還電極として挿入し網膜に電気刺激を行う。

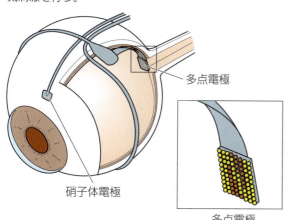

②外部装置
メガネに内蔵されたビデオカメラの映像を画像処理装置に送り，画像情報を電気信号に変換し，外部コイルから体内刺激装置に電気信号を送るとともに電力を供給する。

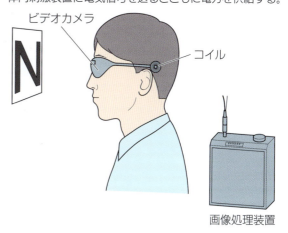

- 電極を直接網膜に触れさせないため網膜に対する組織損傷は低いが、一方、網膜から電極が離れているため刺激電流の強度がやや高くなると考えられる。しかし著者らの臨床試験の結果では、特に大きな差はなかった。
- 著者らは、NIDEKと共同でこの方式の人工網膜の開発を2000年から開始しており、患者に埋植可能な一体型の人工網膜（第一世代）（図3）を開発し、2010年に2人の網膜色素変性の患者に1カ月間埋植した。埋植術および術後の合併症は認めず、2人とも電極による刺激によって擬似光覚が得られ、対象物の位置の同定や2つの太さの異なる棒の識別は可能であった[3]。
- 第一世代では49極電極のうち刺激可能な電極は9極であったが、第二世代では49極すべて刺激可能で、装置のサイズがやや小さくなった人工網膜を開発し、2014年に3人の患者に1年間埋植した（図4）。
- 視機能検査の結果では、電極による刺激によって擬似光覚が得られ、対象物の位置の同定以外に、歩行テストで改善がみられ、茶碗と箸の区別がつくなど視機能の改善がみられた[4]。また1人の患者では人工網膜を埋植している眼で見える視覚と埋植していない反対眼の残存視覚をうまく組み合わせて日常生活で利用していると述べている。
- 有害事象は3人中2人で虹彩炎が発症したが、それ以外の重篤な合併症はみられなかった。
- オーストラリアのグループもBionic Vision Australia（http://bionicvision.org.au/）を立ち上げ、2012年に3人の網膜色素変性患者に対して1年間埋植した。手術直後は広範な網膜下出血を生じるが徐々に消退し、視機能検査では電極による刺激によって擬似光覚が得られ、対象物の位置の同定が可能であることが報告されている[5]。また、Bionic Vision Technology（http://bionicvis.com）が設立され、製品化に向けて開発が進められている。

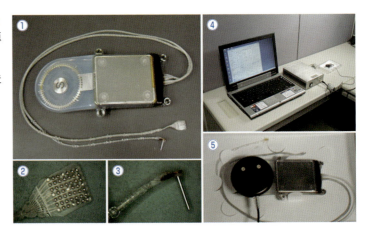

図3　脈絡膜上刺激型人工網膜（第一世代）
内部装置：①体内刺激装置，②脈絡膜上多点電極，③硝子体電極（帰還電極）。
外部装置：④画像情報処理装置，⑤コイル。
コイル（黒色）は頭皮上から頭部に埋植された体内刺激装置と磁力でくっつく。

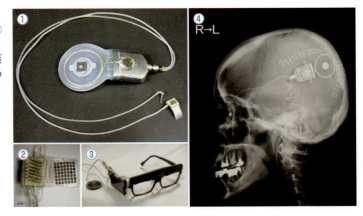

図4　第二世代脈絡膜上刺激型人工網膜
人工網膜装置：①内部装置，②多点電極，③ビデオカメラ付きメガネとコイル。
④実際に埋植した患者の頭部X線写真。刺激装置は側頭部に，電極は眼球に埋植されていることが確認できる。

人工網膜の今後の課題

- 人工網膜の研究開発については装置自体の開発は一定の段階を終え，臨床試験の段階あるいはそれを終えて米国のSSMPのように製品販売の段階に達している企業も現れてきている．特に現時点では，唯一市販されているSSMPのARGUS IIを埋植する患者が増えてきている．
- 今後著者らを含め人工網膜を開発しているグループは臨床試験を経て製品販売することを目標としており，将来的には3種類の人工網膜が販売され，患者は利点欠点を考えながら製品を選択する時代になると考える．
- 上記に伴い，臨床データが蓄積され，現状の人工網膜でどこまで見えるか，あるいはどこまで自立した生活が送れるかなど解析が進められデータが蓄積されていくと思われる．
- 人工内耳のように埋植した患者のリハビリテーションをどのようにしていくかなども今後の課題となる．
- 製品開発についても，電極数が増えれば解像度が上がり鮮明に物が見えると考えられていたが，これまでの臨床試験の結果から，そのように単純な話ではなく，残存している網膜内層の神経細胞の数や機能，刺激電流の広がりなどが影響し，単に高密度の電極を開発すればよいというわけではない．また人工網膜による視覚(prosthetic vision)と人間本来の視覚(natural vision)が同じではなく，両者を組み合わせることが重要であることがわかってきた．
- 画像情報をどのように処理して特徴を抽出し，どのような電気刺激をすれば少ない電気刺激量で効率よく患者が認識できるかなども今後の課題となる．
- 人工網膜の視機能回復の目標は，単に視力や視野を上げる(Quality of Vision；QOV)のではなく，患者が日常生活において独立して自由に生活できる(Quality of Life；QOL)ことを目指している．

人工網膜でどこまで視機能は回復しますか？

現在想定されている電極間距離から推定される最高視力は0.1であり，単に視力を上げるだけでは物足りません．しかしながら，実際に人工網膜を埋植した患者のなかには，それ以上の視力改善や，家族と面と向かって話をすることができるようになる，街中での歩行が可能になるなど，QOLの改善例も多いです．つまり従来の視力検査や視野検査では評価が難しいですが，人工網膜による視覚(prosthetic vision)と人間本来の視覚(natural vision)をうまく組み合わせることによってQOV，QOLが改善すると考えます．

●文献
1) Ho AC, et al. : Argus II Study Group: Long-Term Results from an Epiretinal Prosthesis to Restore Sight to the Blind. Ophthalmology 2015 ; 122 : 1547-1554.
2) Zrenner E, et al. : Subretinal electronic chips allow blind patients to read letters and combine them to words. Proc Biol Sci 2011 ; 278 : 1489-1497.
3) Fujikado T, et al. : Testing of semichronically implanted retinal prosthesis by suprachoroidal-transretinal stimulation in patients with retinitis pigmentosa. Invest Ophthalmol Vis Sci 2011 ; 52 : 4726-4733.
4) 神田寛行，ほか：人工網膜による視覚再生，再生医療 2016 ; 15 : 22-32.
5) Ayton LN, et al. : Bionic Vision Australia Research Consortium. First-in-human trial of a novel suprachoroidal retinal prosthesis. PLoS One 2014 ; 9 : e115239.

索 引

あ
悪性眼瞼腫瘍切除術 ……………………………… 38
アセタゾラミド ……………………………………… 149
アトピー性角結膜炎 ……………………………… 94
アトピー性皮膚炎 …………………………………… 2
アプラクロニジン …………………………………… 149
アプラネーションコーン（圧平コーン） ……… 11
アベロメータ ………………………………………… 124
アルゴンレーザー線維柱帯形成術 ……………… 150

い・え・お
意図的裂孔に対する網膜光凝固 ………………… 167
イメージガイダンスシステム …………………… 124
インドシアニングリーン ………………… 165,170,175
栄養障害性潰瘍 ……………………………………… 90
液空気置換 …………………………………… 166,181
エキシマレーザー ………………………………… 8,12
液体パーフルオロカーボン ……………… 118,165,187
円蓋部基底結膜弁 …………………………… 134,137
黄斑下出血 ………………………………………… 176

か
開散麻痺 ……………………………………………… 224
回旋斜視 ……………………………………………… 210
外転神経麻痺 ……………………………………… 224
海綿状血管腫 ……………………………………… 234
カウヒッチ法 ……………………………………… 115
化学外傷 ……………………………………………… 90
核下性麻痺 ………………………………………… 226
核間麻痺（MLF症候群） ………………………… 226
角板 …………………………………………………… 86
核分割鑷子 ………………………………………… 112
角膜移植 ……………………………………… 66,238
角膜潰瘍 ……………………………………… 90,92,94
角膜拡張症 …………………………………………… 2
角膜径計測 ………………………………………… 19
角膜後面沈着物 …………………………………… 196
角膜混濁眼の白内障手術 ………………………… 106
角膜上皮の再生医療 ……………………………… 238
角膜穿孔 ………………………………………… 82,90
角膜鉄片異物 ……………………………………… 82
角膜びらん ………………………………………… 94
下斜筋前方移動術 ………………………………… 211
カスタムLASIK …………………………………… 13
ガス置換 …………………………………………… 166
滑車神経麻痺 ……………………………………… 224
仮道 …………………………………………………… 50
カプセルエキスパンダー ………………………… 112
加齢黄斑変性 ………………………………… 176,190
眼圧上昇 …………………………………………… 152
眼窩減圧術 ………………………………………… 229
眼窩腫瘍 …………………………………………… 232
眼球運動異常 ……………………………………… 225
眼球突出 …………………………………………… 86

間欠性外斜視 ……………………………………… 212
眼瞼形成手術に必要な器具 ……………………… 24
眼瞼けいれん ……………………………………… 230
眼瞼腫瘍 ………………………………………… 36,40
眼瞼の解剖 ………………………………………… 43
眼瞼の再建方法 …………………………………… 36
眼瞼メニスカス …………………………………… 78
眼瞼裂傷 …………………………………………… 42
感染性眼内炎 ……………………………………… 115
眼内ジアテルミー ………………………………… 166
眼内照明 …………………………………………… 107
眼内光凝固 ………………………………………… 166
眼内レンズ縫着術 ………………………………… 114
顔面神経麻痺 ……………………………………… 86
灌流バッグ ………………………………………… 103
眼類天疱瘡 ………………………………………… 89

き
基底細胞癌 ………………………………………… 38
ギムザ染色 ………………………………………… 200
吸収糸 ……………………………………………… 213
急性網膜壊死 ……………………………………… 201
挟瞼器 …………………………………………… 25,34
共同性斜視 ………………………………………… 211
強度近視 ………………………………………… 2,19
強膜創の作製 ……………………………………… 164
強膜バックリング ………………………………… 179
強膜弁作製 ………………………………………… 135
挙筋腱膜縫着術 …………………………………… 26
挙筋短縮術 …………………………………… 27,213
局所皮弁 …………………………………………… 38
巨大結膜乳頭 ……………………………………… 92
巨大裂孔網膜剥離 ………………………………… 182
筋移動術 …………………………………………… 210
筋切除術 …………………………………………… 209
筋電図 ……………………………………………… 230

く
隅角鏡 ………………………………………… 145,151
隅角固定型phakic IOL …………………………… 14
隅角切開術 ………………………………………… 143
隅角の構造 ………………………………………… 140
隅角癒着解離術 …………………………………… 144

け
経結膜切開 ………………………………………… 32
経皮膚切開 ………………………………………… 32
血管新生緑内障 ……………………………… 152,186
血管内皮細胞増殖因子 ……………………… 166,192
血腫移動術 ………………………………………… 178
結膜・毛様充血 …………………………………… 196
結膜下出血 ………………………………………… 78
結膜下線維組織の除去 …………………………… 71
結膜下注射 ………………………………………… 80

結膜弛緩症・・・ 78
結膜乳頭切除術・・・・・・・・・・・・・・・・・・・・・・・・・・・・・・・・・・・・・ 92
結膜浮腫・・・ 196
結膜弁作製・・・ 134
結膜有茎弁・・・ 72
結膜遊離弁・・・ 72
ケラトエクタジア・・・・・・・・・・・・・・・・・・・・・・・・・・・・・・・・・・・・・ 2
牽引試験・・・ 232
牽引性網膜剥離・・・・・・・・・・・・・・・・・・・・・・・・・・・・・・・・・・・・・・・ 184
腱延長術・・・ 209
腱切除術・・・ 209
原発開放隅角緑内障・・・・・・・・・・・・・・・・・・・・・・・・・・・・・・・ 140,151
原発性眼内リンパ腫・・・・・・・・・・・・・・・・・・・・・・・・・・・・・・・・・ 200
原発閉塞隅角緑内障・・・・・・・・・・・・・・・・・・・・・・・・・・・・・・・・・ 140
瞼板縫合・・・ 44,86
瞼裂狭小症候群・・・・・・・・・・・・・・・・・・・・・・・・・・・・・・・・・・・・・ 216

こ

広角観察システム・・・・・・・・・・・・・・・・・・・・・・・・・・・・・・・ 168,182
高眼圧・・・ 147
抗菌薬・・・ 84,197
抗血管内皮細胞増殖因子(抗VEGF薬)・・・・・・・ 147,190,220
虹彩炎・・・ 150
虹彩支持型phakic IOL・・・・・・・・・・・・・・・・・・・・・・・・・・・・・・・ 14
虹彩損傷・・・ 83
虹彩紋理認証機能・・・・・・・・・・・・・・・・・・・・・・・・・・・・・・・・・・・・ 12
虹彩リトラクター・・・・・・・・・・・・・・・・・・・・・・・・・・・・・・・・・・・ 112
甲状腺眼症・・ 229
後部硝子体剥離作製・・・・・・・・・・・・・・・・・・・・・・・・・・・・・・・・・ 169
後房型phakic IOL・・・・・・・・・・・・・・・・・・・・・・・・・・・・・・・・・・・ 14
極低侵襲緑内障手術・・・・・・・・・・・・・・・・・・・・・・・・・・・・・・・・・ 144
骨窓作製・・・ 55
コマ収差・・・ 70
コラーゲンプラグ・・・・・・・・・・・・・・・・・・・・・・・・・・・・・・・・・・・・ 74
コロボーマ・・ 113
コントラスト感度・・・・・・・・・・・・・・・・・・・・・・・・・・・・・・・・・・・・・ 3

さ

サージ・・・ 104
細菌性眼内炎・・ 196
サイトカイン測定・・・・・・・・・・・・・・・・・・・・・・・・・・・・・・・・・・ 200
再発翼状片・・・ 89
細胞診・・・ 200
サクションリング・・・・・・・・・・・・・・・・・・・・・・・・・・・・・・・ 11,129
霰粒腫・・・・・・・・・・・・・・・・・・・・・・・・・・・・・・・・・・・・・ 32,36,207,217

し

シース誘導チューブ挿入法・・・・・・・・・・・・・・・・・・・・・・・・・・ 49
シース誘導内視鏡下穿破法・・・・・・・・・・・・・・・・・・・・・・・・・・ 48
止血・・ 41
視細胞の再生医療・・・・・・・・・・・・・・・・・・・・・・・・・・・・・・・・・・・ 241
視神経鞘髄膜腫・・・・・・・・・・・・・・・・・・・・・・・・・・・・・・・・・・・・・ 234
脂腺癌・・・ 35,36
斜視手術・・ 208
シャンデリア照明・・・・・・・・・・・・・・・・・・・・・・・・・・・・・・・・・・ 108
周辺虹彩切除・・・・・・・・・・・・・・・・・・・・・・・・・・・・・・・・・・・・ 115,137
周辺虹彩前癒着・・・・・・・・・・・・・・・・・・・・・・・・・・・・・・・・・・・・・ 144
周辺部硝子体処理・・・・・・・・・・・・・・・・・・・・・・・・・・・・・・・・・・・ 169
術後眼内炎・・ 196

術後の一過性眼圧上昇・・・・・・・・・・・・・・・・・・・・・・・・・・・・・・ 145
春季カタル・・・ 92
硝子体カッター・・・・・・・・・・・・・・・・・・・・・・・・・・・・・・・・・・・・ 164
硝子体混濁・・ 196
硝子体手術・・・・・・・・・・・・・・・・・・・・・・・・・・・・・・・・・・・・・・ 146,181
硝子体出血・・ 184
硝子体生検・・ 200
硝子体切除・・ 165
硝子体内ガス注入術・・・・・・・・・・・・・・・・・・・・・・・・・・・・・・・・ 176
硝子体内注射・・・・・・・・・・・・・・・・・・・・・・・・・・・・・・・・・・・・・・・ 203
上斜筋腱縫い上げ術・・・・・・・・・・・・・・・・・・・・・・・・・・・・・・・・ 209
上斜筋前部前転術(原田−伊藤法)・・・・・・・・・・・・・・ 208,227
小瞳孔・・・ 113
小児の眼瞼手術・・・・・・・・・・・・・・・・・・・・・・・・・・・・・・・・・・・・・ 213
小児の霰粒腫に対する注射・・・・・・・・・・・・・・・・・・・・・・・・・ 207
小児の硝子体手術・・・・・・・・・・・・・・・・・・・・・・・・・・・・・・・・・・ 220
小児の点眼・・ 206
小児の網膜レーザー治療・・・・・・・・・・・・・・・・・・・・・・・・・・・ 218
小児白内障手術・・・・・・・・・・・・・・・・・・・・・・・・・・・・・・・・・・・・・ 130
上方注視麻痺・・・・・・・・・・・・・・・・・・・・・・・・・・・・・・・・・・・・・・・ 224
睫毛内反症・・ 216
ジョーンズチューブ・・・・・・・・・・・・・・・・・・・・・・・・・・・・・・・・・ 58
シリコーンオイル・・・・・・・・・・・・・・・・・・・・・・・・・・・・・・・ 167,222
シリコーン製プラグ・・・・・・・・・・・・・・・・・・・・・・・・・・・・・・・・・ 77
神経鞘腫・・ 233
人工網膜・・ 242
滲出性加齢黄斑変性・・・・・・・・・・・・・・・・・・・・・・・・・・・・・・・・ 240

す

水晶体核へのレーザー照射・・・・・・・・・・・・・・・・・・・・・・・・・ 128
水平注視麻痺・・・・・・・・・・・・・・・・・・・・・・・・・・・・・・・・・・・・・・・ 225
水平直筋移動術・・・・・・・・・・・・・・・・・・・・・・・・・・・・・・・・・・・・・ 210
水疱性角膜症・・・・・・・・・・・・・・・・・・・・・・・・・・・・・・・・・・・・・ 89,150
ステロイド・・・・・・・・・・・・・・・・・・・・・・・・・・・・・・・ 79,92,156,190
ステロイド緑内障・・・・・・・・・・・・・・・・・・・・・・・・・・・・・・・・・・ 140
スプリングハンドル・・・・・・・・・・・・・・・・・・・・・・・・・・・・・・・・・ 93
スリット照明を用いた眼内照明・・・・・・・・・・・・・・・・・・・・ 108

せ

制御糸・・・ 134
接触型広角観察用レンズ・・・・・・・・・・・・・・・・・・・・・・・・・・・ 168
切除縫合法[結膜弛緩症手術]・・・・・・・・・・・・・・・・・・・・・・・ 79
セフタジジム・・・・・・・・・・・・・・・・・・・・・・・・・・・・・・・・・・・・・・・ 198
線維血管性増殖膜・・・・・・・・・・・・・・・・・・・・・・・・・・・・・・・・・・・ 184
線維柱帯切開術・・・・・・・・・・・・・・・・・・・・・・・・・・・・・・・・・・・・・ 140
遷延性上皮欠損・・・・・・・・・・・・・・・・・・・・・・・・・・・・・・・・・ 86,90,94
全眼筋神経麻痺・・・・・・・・・・・・・・・・・・・・・・・・・・・・・・・・・・・・・ 224
前眼部OCT・・・・・・・・・・・・・・・・・・・・・・・・・・・・・・・・・・・・・・・ 66,82
前眼部写真法・・・・・・・・・・・・・・・・・・・・・・・・・・・・・・・・・・・・・・・ 123
浅前房・・ 17
全層角膜移植術・・・・・・・・・・・・・・・・・・・・・・・・・・・・・・・・・・・・・・ 66
選択的線維柱帯形成術・・・・・・・・・・・・・・・・・・・・・・・・・・・・・・ 144
先天滑車神経麻痺・・・・・・・・・・・・・・・・・・・・・・・・・・・・・・・・・・・ 212
先天眼瞼下垂・・・・・・・・・・・・・・・・・・・・・・・・・・・・・・・・・・・・ 28,213
前頭筋吊り上げ術・・・・・・・・・・・・・・・・・・・・・・・・・・・・・・・ 28,213
前嚢切開・・ 110,127
前部硝子体切除・・・・・・・・・・・・・・・・・・・・・・・・・・・・・・・・・・・・・ 114
前部増殖性硝子体網膜症・・・・・・・・・・・・・・・・・・・・・・・・・・・ 187
前房水生検・・ 200

前房蓄膿……………………………………… 196
前房内出血…………………………………… 140
前房メインテナー…………………………… 197

そ
増殖性アトピー性角結膜炎………………… 92
増殖性硝子体網膜症………………………… 187
増殖糖尿病網膜症…………………………… 184
続発緑内障…………………………………… 201
組織プラスミノーゲンアクチベータ……… 176

た・ち
ダイオードレーザー………………………… 154
ダブルニードル法(山根法)………………… 120
チストトーム………………………………… 110
注視麻痺……………………………………… 224
超音波水晶体乳化吸引術………………… 98,106
調節麻痺薬の点眼…………………………… 206
直筋移動術…………………………………… 210
直像接触型硝子体手術用レンズ…………… 168
直乱視………………………………………… 130
治療用ソフトコンタクトレンズ…………… 73

つ・て
通糸法………………………………………… 216
釣り針鉤……………………………………… 25
低眼圧………………………………………… 147
低侵襲緑内障手術…………………………… 158
デキサメタゾン……………………………… 80
転移性腫瘍…………………………………… 233
転移性内因性眼内炎………………………… 196
点状表層角膜症……………………………… 94

と
動眼神経麻痺………………………………… 224
瞳孔ブロック………………………………… 149
糖尿病黄斑浮腫……………………………… 190
トーリックIOL……………………………… 124
兎眼…………………………………………… 86
ドライアイ…………………………… 2,74,78,86
トラベクロトーム…………………………… 143
トリアムシノロン……………… 120,165,170,202

な
内境界膜………………………………… 165,170
内視鏡直接穿破法…………………………… 48
内眥靭帯……………………………………… 63
　　──短縮術……………………………… 216
内直筋後部縫着術…………………………… 209
ナイロン糸による吊り上げ術……………… 214
難治性角膜潰瘍……………………………… 86

に
ニードリング………………………………… 139
肉芽腫………………………………………… 77
乳児眼振症候群……………………………… 212
乳児内斜視…………………………………… 211
乳児の網膜血管増殖性疾患………………… 219

ね・の
ネジ式挟瞼器………………………………… 34
粘弾性物質……… 83,104,110,118,125,142,156,173,197
囊胞様黄斑浮腫……………………………… 202

は
パーフルオロカーボン……………………… 174
胚性幹細胞…………………………………… 239
ハイドロダイセクション…………………… 128
バイポーラによる止血……………………… 23
培養口腔粘膜上皮移植術…………………… 238
白内障…………………………………… 19,83
バクレン……………………………………… 41
破傷風予防…………………………………… 45
パターンスキャンレーザー………………… 192
バックフラッシュニードル………… 118,166,174
抜糸…………………………………………… 66
発達緑内障…………………………………… 140
鼻の内視鏡…………………………………… 57
バネ式挟瞼器………………………………… 34
パパニコロウ染色…………………………… 200
波面収差解析………………………………… 71
バヨネット型バイポーラ…………………… 25
半月ひだ……………………………………… 80
バンコマイシン……………………………… 198
半波長Nd:YAGレーザー…………………… 144
汎網膜光凝固…………………………… 152,184,192

ひ
皮質吸引………………………………… 99,111
非接触型広角観察システム………………… 168
ひだ形成術…………………………………… 209
眉毛下皮膚切除術…………………………… 29
表層角膜移植術……………………………… 66
病的近視……………………………………… 190
鼻涙管閉塞……………………………… 50,54
ピロカルピン………………………………… 149

ふ
フィブリン……………………………… 196,222
フェムトセカンドレーザー………… 4,9,11,126,129
フォールダブル眼内レンズ…………… 106,117
輻湊麻痺……………………………………… 224
不正乱視……………………………………… 10
ぶどう膜炎……………………………… 152,200
プラーク……………………………………… 92
フラップずれ………………………………… 13
ブリリアントブルーG………………… 165,170,175
フルオロメトロン…………………………… 10
分割フック…………………………………… 108

へ
ベタメタゾン…………………………… 10,156
ペリスタルティックポンプ………………… 98
弁状裂孔……………………………………… 182
片側顔面けいれん…………………………… 230
ベンチュリーポンプ………………………… 98
扁平部縫着術………………………………… 114

ほ

ボツリヌス毒素注射	230
母斑	36
ポリープ状脈絡膜血管症	176
ポリメチルメタクリレート	117

ま

マーキング	80
マイクロケラトーム	4
マイクロニードル	177
マイトマイシンC	71,92,136,148
埋没法	216
麻痺性斜視	211,224
慢性閉塞隅角緑内障	144
慢性涙囊炎	56
マンニトール	149

み・む・め

脈絡膜上刺激型人工網膜	243
脈絡膜新生血管	190
無虹彩症	155
無鉤鑷子	138
霧視	141
免疫抑制薬点眼	94

も

網膜下刺激型人工網膜	243
網膜血管増殖性疾患	218
網膜細動脈瘤	176
網膜色素上皮の再生医療	240
網膜出血	184
網膜上刺激型人工網膜	242
網膜静脈閉塞症	190
網膜光凝固	152,169
網膜裂孔	218
毛様溝縫着術	114
毛様充血	82
毛様体破壊術	154
毛様体光凝固術	152

ゆ・よ

有鉤鑷子	93
羊膜移植	89,94
翼状片	70
横井式カレーシスマーカー	80

ら

ライトガイド	164
落屑緑内障	140,151
乱視	10
乱視軸マーキング	122

り

リドカイン	134
流出路再建術	140
流涙	58
緑内障インプラント手術	144
緑内障に対するレーザー治療	149
リンパ増殖性疾患	233
輪部基底結膜弁作製	135,138

る

涙管チューブ	52,62
涙骨上顎骨縫合	54
涙小管炎	51
涙小管結石	51
涙小管断裂	62
涙小管閉塞	58
涙腺多形腺腫	233
涙腺の腫大	235
涙点プラグ	74
涙道ステント	58
涙道チューブ	48
涙道内視鏡	53
涙囊炎	54,58
涙囊鼻腔吻合術	54

れ

レーザー強膜弁縫合切糸術	139
レーザー隅角形成術	144,151
レーザー虹彩切開術	149
レーザー切糸術	150
レーザー線維柱帯形成術	144
レーザー前囊切開	127
レーザー瞳孔形成術	151
レーザー網膜光凝固	192
裂孔原性網膜剥離	179
連続縫合	68

ろ

老視	6
老人性角化症	36
濾過胞	138,196

A

ab internoトラベクロトミー[/トラベクレクトミー]	160
acute retinal necrosis(ARN)	201
anterior PVR	187
argon laser trabeculoplasty(ALT)	150
astigmatic keratotomy(AK)	129
axis registration法	122

B

Bell麻痺	86
blood reflux	141
bony flap法	56
Bowmanブジー	59
Bモード超音波断層検査	196

C

C_3F_8	166,176
capsular tension ring(CTR)	111
Coats病	219
continuous curvilinear capsulotomy	127
continuous curvilinear capsulorrhexis(CCC)	110
corneal thickness(CT)	17
cultivated oral mucosal epithelium transplantation (COMET)	238
cystoid macular edema(CME)	202

D

Descemet's membrane stripping automated endothelial keratoplasty(DSAEK)	238
diffuse lamellar keratitis(DLK)	5
dimple	50
direct endoscopic probing(DEP)	48
double elevator palsy	226
drainage-air-cryo-encircling(DACE)	180
Duane症候群	211
dufourmental flap	38

E

embryonic stem cell(ES細胞)	239
endonasal dacryocystorhinostomy(En-DCR)	54
esthetic line	32
esthetic unit	22,38

F

femtosecond lenticule extraction(FLEx)	8
fibrovascular membrane(FVM)	184
flangedテクニック	120
forced duction test	232

G

glaucoma drainage device(GDD)	144,158
glaucoma drainage implant(GDI)	146
Goldmann三面鏡	151
goniosynechialysis(GSL)	144
goniotomy	143
GORE-TEX®	29,215
gray line	44,87

H

haptic externalization法	119
Horner筋	62
Hotz変法	216

I

ICL™の手術	15
IgG4関連眼疾患	233
induced pluripotent stem cell(iPS細胞)	239
internal limiting membrane(ILM)	165,170
intraocular lens(IOL)	106
――強膜内固定術	115
――計算	7
――脱臼	118
――の術後回転	125
――のトリミング	130
――偏位	115
iris registration(IR)	12
irrigation / aspiration(I/A)	99
――チップ	125

J・K

Jensen変法	225
Knapp法	224
Kroenlein法	234

L

laser capsulotomy	127
laser gonioplasty(LGP)	144
laser in situ keratomileusis(LASIK)	2,126
――術後ドライアイ	7
――の合併症	5
――の禁忌	13
――の適応と禁忌	2
laser iridectomy(LI)	17
laser suture lysis(LSL)	139
laser trabeculoplasty(LTP)	144

M

Marchesani症候群	113
Marfan症候群	113
maxillary line	54
microincision vitrectomy surgery(MIVS)	184
minimally[micro]-invasive glaucoma surgeries (MIGS)	144,158

N・O

neovascular glaucoma(NVG)	186
open treatment	36
Osher Toric Alignment System(OTAS)	123

P

panretinal photocoagulation(PRP)	184,192
partial iridectomy(PI)	17
peripheral anterior synechia(PAS)	144,151
peripheral iridectomy(PI)	115
phacoemulsification and aspiration(PEA)	98,106
phakic IOL	14
photorefractive keratectomy(PRK)	13

polymerase chain reaction(PCR)法 200
polymethyl methacrylate(PMMA) 117
polypoidal choroidal vasculopathy(PCV) 176
primary intraocular lymphoma(PIOL) 200
proliferative diabetic retinopathy(PDR) 184
proliferative vitreoretinopathy(PVR) 187

R

refractive lenticule extraction(ReLEx) 8,11
rhomboid flap(菱形皮弁) 38
rust ring 83

S

Schirmerテスト 3
selective laser trabeculoplasty(SLT) 144,151
SF_6 166
Sharwood slit 147
sheath guided intubation(SGI) 49
sheath-guided endoscopic probing(SEP) 48
Simcoe針 197
small incision lenticule extraction(SMILE) 8
Stevens-Johnson症候群 89,238
stromal hydration 129
suture trabeculotomy(s-Lot) 201

T

T-fixation technique 116
tarsorrhaphy 86
tear capsulotomy 131
Tenon囊 80,202
tissue plasminogen activator(tPA) 176
tractional retinal detachment(TRD) 184
tram-track sign 234
two forceps法 118

V

V-Y advanced flap 38
vascular endothelial growth factor(VEGF) 166,192
Vランス 147

W, Z

wide viewing system 146
wrinkle line 22
Zinn小帯脆弱例 110,129
Zinn小帯断裂 118
Z縫合 115

眼科診療マイスター［全3巻］

I巻　診察と検査（2016年10月刊行）

視機能
- 視力測定
  - 視力検査
  - 屈折検査
  - コントラスト視力・感度
- 調節検査
- 瞳孔検査
- 波面収差解析
- 色覚検査

眼瞼
- 眼瞼診察の注意点
  - 眼瞼下垂
  - 麦粒腫，霰粒腫
  - 眼瞼腫脹
- 眼瞼の画像診断

涙道
- 通水検査（涙管通水検査）
- 涙道内視鏡検査
- 涙道造影検査

角結膜
- 細隙灯顕微鏡の見方
- 角膜形状解析
- Meibom腺検査―非接触型マイボグラフィー
- フルオレセイン染色
- 涙液層検査（インターフェロメータ）
- 前眼部三次元画像解析
- 角膜内皮検査
- 角膜共焦点顕微鏡
- 塗抹検鏡検査
- PCR
- 涙液検査（アレルギー性結膜炎）

水晶体・白内障
- 細隙灯顕微鏡による水晶体の観察
- 眼軸長測定法
- 眼内レンズ度数計算
- トーリックIOLを選択する際に必要な検査
- 多焦点IOLを選択する場合に必要な検査
- 白内障手術における前眼部三次元画像解析

緑内障
- 各種眼圧検査
- 隅角鏡による隅角検査
- 隅角画像検査
- 眼底検査
- OCT
  - 視神経と乳頭周囲
  - 黄斑部
- 各種視野検査と視野の読み方
  - 動的視野検査
  - 静的視野検査
- 緑内障検診

網膜疾患
- 眼底診察
  - 倒像鏡検査
  - 前置レンズの種類と使い方
- OCT
  - 撮影の基本
  - 正常所見
  - 代表的な異常所見
  - OCT angiography
- 眼底撮影
  - 眼底写真
  - 蛍光眼底造影
  - 超広角眼底撮影（Optos®）
- 眼底自発蛍光
- レーザースペックル・フローグラフィー
- 電気生理検査
  - 全視野網膜電図（full-field ERG）
  - 局所／多局所ERG
  - 視覚誘発電位（VEP）
- 超音波検査
- 小児の眼底検査

ぶどう膜炎
- 細隙灯顕微鏡検査
- 眼底検査
- 蛍光眼底検査
- OCT
- 検体検査（前房水，硝子体生検）
- 採血，画像検査

小児眼科
- 小児診察のコツ
- 視力・屈折検査
- 眼位検査
- 両眼視機能検査
- 遺伝学的検査，遺伝カウンセリング

神経眼科，眼窩
- 眼球突出の検査と診断
- 眼位異常の検査と診断
- 眼瞼けいれん診察のコツ
- 神経眼科疾患の視野検査
- 神経眼科，眼窩疾患の画像検査

ロービジョン，QOL
- ロービジョン診察のコツ
- 健康関連QOLの評価方法

医療文書
- 医療文書の書き方

II巻　診断と治療（2017年1月刊行）

視機能
- 眼精疲労
- 老視
- 近視矯正手術の適応と術式選択
- コンタクトレンズフィッティングのコツ
- 色覚異常の診断と指導

眼瞼
- 眼瞼下垂の識別判断と治療選択
- 睫毛乱生
- 兎眼
- 眼瞼腫瘍
- 眼瞼内反・外反

涙道
- 流涙症の原因の鑑別方法
- 涙小管炎
- 涙嚢炎
- 先天鼻涙管閉塞
- 抗がん薬内服後の涙道狭窄

角結膜
- 角膜混濁の診断
- アレルギー性結膜炎
- ドライアイ
- 円錐角膜
- 円錐角膜に対するコンタクトレンズ処方のコツ
- Stevens-Johnson症候群
- 角膜化学腐食
- 感染性角膜炎
- オルソケラトロジー

水晶体・白内障
- 白内障の薬物治療
- 非球面眼内レンズ
- トーリック眼内レンズ，多焦点眼内レンズの概要，術後経過観察ポイント
- 前嚢収縮と後発白内障
- グリスニング，ホワイトニング
- Zinn小帯脆弱白内障
- コロボーマ・小眼球における白内障
- 小児白内障

緑内障
- 緑内障治療薬一覧
- 病型別緑内障の診断と治療
  - 原発開放隅角緑内障（狭義）
  - 正常眼圧緑内障
  - 原発閉塞隅角緑内障
  - 続発緑内障
  - 発達緑内障

網膜疾患
- 網膜硝子体界面症候群
- 糖尿病網膜症
- 網膜静脈閉塞症
- その他の網膜血管疾患
- 加齢黄斑変性と新生血管黄斑症
- 中心性漿液性脈絡網膜症
- 強度近視と類縁疾患
- 裂孔原性網膜剥離
- 網膜色素変性と網膜変性疾患
- acute zonal occult outer retinopathy（AZOOR）complex
- 白色斑を生じる疾患の鑑別
- 網膜剥離を合併する視神経乳頭異常
- 脈絡膜腫瘍

ぶどう膜炎
- 非感染性ぶどう膜炎（眼内悪性リンパ腫除く）
- 眼内悪性リンパ腫
- 感染性ぶどう膜炎
- 細菌性眼内炎
- 副腎皮質ステロイドの使い方
- 薬物治療（ステロイド以外）

小児眼科
- 小児の眼鏡処方
- 弱視治療
- 小児の眼瞼疾患
- 小児の霰粒腫
- 乳児・小児の眼底疾患，未熟児網膜症

神経眼科，眼窩
- 視神経炎
- 視神経炎以外の視神経症
- IgG4関連眼疾患
- 眼瞼けいれんの診断と治療方針の決定
- 甲状腺眼症，重症筋無力症，特発性眼窩筋炎
- 眼窩腫瘍

ロービジョン
- ロービジョンケアの実際
- タブレットを用いたロービジョンケア

眼科診療マイスター
Ⅲ. 処置と手術手技

2017年3月10日　第1版第1刷発行

- ■編　集　飯田知弘　いいだともひろ
　　　　　　中澤　徹　なかざわとおる
　　　　　　堀　裕一　ほりゆういち

- ■発行者　鳥羽清治

- ■発行所　株式会社メジカルビュー社
　　　　　　〒162-0845 東京都新宿区市谷本村町2-30
　　　　　　電話　03(5228)2050(代表)
　　　　　　ホームページ　http://www.medicalview.co.jp/

　　　　　　営業部　FAX 03(5228)2059
　　　　　　　　　　E-mail eigyo@medicalview.co.jp

　　　　　　編集部　FAX 03(5228)2062
　　　　　　　　　　E-mail ed@medicalview.co.jp

- ■印刷所　シナノ印刷株式会社

ISBN978-4-7583-1628-6 C3347

©MEDICAL VIEW, 2017.　Printed in Japan

- ・本書に掲載された著作物の複写・複製・転載・翻訳・データベースへの取り込みおよび送信（送信可能化権を含む）・上映・譲渡に関する許諾権は，(株)メジカルビュー社が保有しています．

- ・JCOPY〈出版者著作権管理機構　委託出版物〉
本書の無断複製は著作権法上での例外を除き禁じられています．複製される場合は，そのつど事前に，出版者著作権管理機構（電話 03-3513-6969，FAX 03-3513-6979，e-mail：info@jcopy.or.jp）の許諾を得てください．

- ・本書をコピー，スキャン，デジタルデータ化するなどの複製を無許諾で行う行為は，著作権法上での限られた例外（「私的使用のための複製」など）を除き禁じられています．大学，病院，企業などにおいて，研究活動，診察を含み業務上使用する目的で上記の行為を行うことは私的使用には該当せず違法です．また私的使用のためであっても，代行業者等の第三者に依頼して上記の行為を行うことは違法となります．